中医药畅销书选粹·方药存真

# 古方方义与方名考释

赵存义 著

中国中医药出版社·北京

**图书在版编目（CIP）数据**

古方方义与方名考释/赵存义著 . —2 版 . —北京：中国中医药出版社，2012.8

（中医药畅销书选粹 . 方药存真）

ISBN 978 - 7 - 5132 - 1077 - 5

Ⅰ . ①古… Ⅱ . ①赵… Ⅲ . ①方剂学—研究 Ⅳ . ①R289

中国版本图书馆 CIP 数据核字（2012）第 167492 号

中国中医药出版社出版

北京市朝阳区北三环东路 28 号易亨大厦 16 层

邮政编码 100013

传真 010 64405750

北京市泽明印刷厂印刷

各地新华书店经销

\*

开本 880×1230 1/32 印张 11 字数 282 千字

2012 年 8 月第 2 版 2012 年 8 月第 1 次印刷

书号 ISBN 978 - 7 - 5132 - 1077 - 5

\*

定价 25.00 元

网址 www.cptcm.com

# ◆出版者的话

　　中国中医药出版社作为直属于国家中医药管理局的唯一国家级中医药专业出版社，自创办以来，始终定位于"弘扬中医药文化的窗口，交流中医药学术的阵地，传播中医药文化的载体，培养中医药人才的摇篮"，不断锐意进取，实现了由小到大、由弱到强、由稚嫩到成熟的跨越式发展，短短的20多年间累计出版图书3600余种，出书范围涉及全国各级各类中医药教材和教学参考书；中医药理论、临床著作，科普读物；中医药古籍点校、注释、语译；中医药译著和少数民族文本；中医药政策法规汇编、年鉴等。基本实现了"只要是中医药书我社最多，只要是中医药教材我社最全，只要是中医药书我社最有权威性"的目标，在中医药界和社会上产生了广泛的影响。2009年我社被国家新闻出版总署评为"全国百佳图书出版单位"。

　　为了进一步扩大我社中医药图书的传播效应，充分利用优秀中医药图书的价值，满足更多读者，尤其是一线中医药工作者的需求，我们在努力策划、出版更多更好新书的同时，从早期出版的专业学术图书中精心挑选了一批读者喜欢、篇幅适中、至今仍有很高实用价值和指导意义的品种，以"中医药畅销书选粹"系列图书的形式重新统一修订、刊印。整套图书约100种，根据内容大致分为七个专辑："入门进阶"主要是中医入门、启蒙进阶类基础读物；"医经索微"是对中医经典的体悟、阐释；"名医传薪"记录、传承名医大家宝贵的临证经验；"针推精华"精选针灸、推拿临床经验；"特技绝活"展现传统中医丰富多样的特色疗法；"方药存真"则是中药、方剂的精编和临床应用；"临证精华"汇集临床各科精妙之法。可以说基本涵盖了中医各主要学科领域，对于广大读者学习中医、认识中医和应用中医大有裨益。

今年是"十二五计划"的开局之年，我们将牢牢抓住机遇，迎接挑战，不断创新，不辱中医药出版人的使命，出版更多、更好的中医药图书，为弘扬、传播中医药文化知识作出更大的贡献。

中国中医药出版社

2011 年 12 月

# 内容提要

　　祖国方书浩瀚，数以万计，然对方名作诠释的专著却较少见，因此撰辑本书。书名为《古方方义与方名考释》者，是因本书从古代一万首名方中，选取了方名颇具风趣的方剂230余首，加以诠释考证，故名。每首方剂，主要包括有两个内容，一释方义，二释方名。

　　在选释的237首方剂中，方名取自《书》、《诗》、《礼》、《春秋》等经书的有30余首，取自《周易》的40余首，取自道家的30余首，取自佛家的4首。另外，方名取自古代文化其他方面的100余首。

　　本书既剖析了方剂义理，又阐释了方名寓意及立方大旨。故此，裨益于临床，便利于教学，可供中医临床工作者及中医院校师生参考；同时，本书所载诸方，其命名与中国古代文化联系甚密，故亦可供社会各层人士阅读。

# 施　序

　　方剂的形成，历史悠久。《甲乙经·序》载有商汤时代的伊尹"撰用《神农本草》以为汤液"之说，大家认为这是方剂汤液的起始。但方剂之有方名，虽早见于《内经》，但以方名反映该方的功能主治，作者立方之旨……以及医药学理论与中国古代文化的关系，当推东汉张仲景《伤寒杂病论》为始。然而仲景当时只是以证立方而并无方解，故对方剂药物配伍的意义，以及对方名的取义，未能从理论上和方剂的起源上予以系统的解释，使得学者往往只是知其然而不知其所以然，故有奥义难明之感。迨至金代成无己《伤寒明理论》摘取《伤寒论》20方，加以方解，并对其中约半数之方的方名，进行了诠释，起到了画龙点睛的作用，对启迪后学，学习《伤寒论》和仲景学说发挥了重要作用，并为后世方剂学的发展作出了重要贡献。但成氏对方名的解释，语言过简，只使读者略知端绪。至明代吴崑著《医方考》，列方七百余，因病分门，词旨明爽。然对方名释义，亦与成氏相仿，未能加以阐发。关于方剂的命名，有的以君药为名者，有的以主要功能主治为名者，有的针对主要病证为名者，有的示以用法、有的冠以著方人名，有的标以药物组成的数字……。其中有的方名，看来也并无深意，但不少方名，它可以反映著方者学术观点，或者内含我国古代文化——天文、地理、哲学以及儒、释、道的各家思想。这些内容值得我们去进一步研讨。如果我们不了解中医理论和古代文化的内在联系，我们就不能理解中医药的理论实质，所以从方剂的方名，去研究方剂创始人的立方本意，不仔细分析方名与我国古代文化的有关内容，就不知道其方剂的宗旨和来源，也就不能更好地运用本方于临床，也不能触类旁通。

今山西新绛赵存义同志，是一位饱学之士，不仅对中医学，而且对我国古代文化、《易经》的研究，造诣颇深。他鉴于方剂方名的重要意义，多年来究心于此道，精研覃思，将一些方剂的方名蕴有深意者，探颐索隐，澄本求源，细加诠释。不仅进一步阐述了原方的立方宗旨，而且能够帮助读者了解中医药学的理论与我国古代文化等方面的联系，因此使读者扩大了知识面。我读后深感获益匪浅，不揣浅陋，聊书数语为之序。

施奠邦

1993 年月

序于中国中医研究院

# 自　序

　　少时学医，每每赍汤头习诵"四君子汤中和义"云云。奈师训所秉，无非诵记而已。及长，于名义惑疑之处，遂访师询问或浏览方书，仍多有不解，是以潜心玩索有年。于今苦以日短，辑余所识方剂名释凡二百三十余首援笔记之，不求炫世，唯期功于前贤，益于后人。方之有名，自灵素十三方始，汉以降首推仲景以其为制方之祖。伤寒论百十三方，除土瓜根不知何物、禹余粮丸有名无方外。实则方载一百一十一方，名存一百一十有二。老子曰："无名天地之始，有名天地之母。"方与名，实乃纲与目也。名为方纲，撮其精英，然后可知方之大略。故郑玄谓"举一纲而万目张，解一卷而众篇明，于力则鲜，于思则寡"。窃闻，"知者观其象辞，则思过半矣"。愚乃僻壤一芥，孤陋寡闻，不揣愚瞀，蠡方释为一帙，意在抛砖引玉，俟明哲赐片言首肯，犹胜黄庭一卷耳。

赵存义

1993 年　仲夏于

晋·绛守居园池畔

祖国医学的方剂浩如烟海，融化于我国历代文化及方书专著之中，起存邦先生选择《书》、《诗》、《礼》、《春秋》、《周易》与儒、道、释大著中的古方237首剂，详释其方名寓意及选方遣药的立方学旨，可谓颇费匠心，为中医同道也觉研考方术价的学术思想具有激进作用是一部不可多得的好书。有鉴于此，欣述连篇弱句，以求于同道共勉。

胡熙明

一九九〇年四月于旧金山

Dr. Zhao Cun Yi

Excavate Ancient Prescriptions
And Medicine For The Services
of Mankind

Richard Loh, anm

President of The American
Institute of Chinese
Medicine.

San Francisco, U.S.A

April 28, 1994.

# 前　言

　　方剂，是中医理、法、方、药中一个重要组成部分。它是在辨证审因，决定治疗方法后，将理、法、方、药具体运用于临床实践中的工具之一。

　　随着方剂的产生，便出现了对方剂的命名。《荀子·心术》："物固有形，形固有名。"不仅有形之物，即使无形之现象也有其名，所谓形以定名，名以定事，事以验名。方之所以取名，不单单是为了区别，更重要的是为了表达立方人的思想感情，以方名提示方剂内涵，或寓希望于方内。因此，在学习研究方剂时，应该同研究方剂的命名结合起来，这样才能够全面、深入地理解方剂的含义，并得心应手地将方剂运用于临床。如麻黄、杏仁、甘草三味药物所组成的方剂，方名称"三拗汤"，"拗"（niū）就是这一方名的关键，拗有固执、不顺从的意思。因为方中三味药物，立方人有意识的让违拗炮制常规去使用，虽使用方法执拗，但其发散解表力强，故名曰"三拗"。

　　自汉之后，方书充栋，方名亦浩如烟海，虽数目繁多，就其方剂命名，基本可归纳为五类：

　　（一）以方剂的组成药物命名：①以方中主要药物命名：以主药一味命名，如麻黄汤、桂枝汤；以主药二味命名，如桑菊饮、银翘散；以三味主药命名，如麻黄连翘赤小豆汤等。②以方中全部组成药物命名：按组成各味药物全名命名，如麻黄杏仁甘草石膏汤；取组成药品中各一个字命名，如参桂术甘汤；按组成药物味数命名，如四物汤；按组成药物味数与功效、作用结合命名，如四君子汤、四神丸等。③以方中药物入药部分命名：如三子养亲汤。④以方中药物采集特点命名：如二至丸。⑤以在方中有特殊作用的药物命名：如十枣汤。⑥以方中主药的别名命名：如鸡苏散中，薄荷别名鸡苏，故名。⑦以方中主药与功效或主治结合命名：如人参养荣丸等。

（二）以方剂的主要功效作用命名：按主要功效命名，如增液汤。按间接功效命名，如生化汤，是通过活血化瘀的作用，使瘀去新生，故名。按次要功效命名，如承气汤，则是通过通里攻下，荡涤实热积滞，以达到顺气的目的，故名。按药味多少，药力强弱分以大小而命名，如大、小承气汤；大、小建中汤等。

（三）以方剂主治病症命名：如痛泻要方，主治腹痛泻泄；止嗽散，主治咳嗽等。

（四）以方剂用法、制剂等特点命名：按制剂特点命名，如五行丸，在制剂时由于使用了金、木、水、火、土五种物质，故名。按炮制方法命名，如十灰散，因方中十味药物均须烧灰，故名。按服药时间命名，如鸡鸣散，因在鸡鸣时服药效果较佳，故名。按服用药量命名，如一字散，每次因用一字之量，故名。按合方用量之比命名，如桂枝麻黄各半汤等。

（五）以立方者"表达自我"命名：方剂命名，虽然分类较多，但每一个方名不论运用何种手法去表现（如比喻、比拟、取类比象等），都无不包含着立方人的思想内容。不过，这种命名方法往往比较特殊，有着纵的或横的联系，寓意也较深。如白虎汤，重在清热。以白虎命名者，是因白虎为西方金神，掌司秋令。一旦秋金令行，炎暑即退，故名白虎汤。吴婆散，载于《苏沈良方》，主治瘦若乞儿的"疳证"。所以，立方者选取"伍相吹箫在吴门，韩王寄食于漂母"两个典故，名为吴婆散。又如补中益气汤是我们临床常用的一个方剂，为李东垣所创制。补中，即言补中气；益气，乃为升发阳气。益，不能作增加解，而是含有升发之意。李东垣选"益"字用在这里，是按照《易》之益卦讲的。益，下震上巽，震为动，巽为顺，谓只要下面一经震动，上面的巽就顺了。故李东垣说："震，动也。人感之生足少阳甲胆也。"

综上所述，说明方剂不论以何种方法命名，无不与立方者的"思维确定"有关，不少方义之旨，确实蕴于名内。因此，在学习方剂学的时候，应当同时重视对方名的研究，这将对方剂的理解和应用大有裨益。

作者

1993 年 10 月于山西新绛

# 目　录

# 一　画

## 一　字　散

【出处】《杨氏家藏方》

【组成】雄黄 0.3 克（别研），蝎梢 7 枚，猪牙皂角 7 锭，白矾（生研）3 克，芦荟 3 克。

【用法】上药为细末。每用一字（0.3 克），吹入鼻中，即时吐出顽涎，立愈。

【功用】豁痰开窍，泻火解毒。

【主治】喉痹气塞不通。

【方义】本方证因风热搏结于外，火毒积盛于内，肺失清肃火动痰生，痰火邪毒停聚咽喉所致。治宜豁痰开窍，泻火解毒。故方中用雄黄祛痰、解毒，蝎梢熄风、开窍、解毒，皂角辛药专窜，入鼻则嚏。引领诸药直趋病灶、豁痰开窍，白矾解毒消肿，芦荟极苦大寒，以泻火清热。

【方名释】方名"一字散"，是依所用药量而命名的。因为每次用"一字"之量，故名。在古代量取药物时（主要是散剂），用一铸有"开元通宝"四字的钱币，抄取药末，使药末占一个字的地方，即填去一字之量，就称为一字。一字药散，约合一分（草木药散较轻些），折现代用量为 0.3 克。本方治疗喉痹，用一字的药量吹入鼻中，故以"一字散"名之。

## 一　炁　丹

【出处】《景岳全书》

【组成】人参、制附子各等分。

【用法】炼白蜜为丸，如绿豆大。每服 1 ~ 3 克，白开水送下。

【功用】益气温阳。

【主治】脾肾虚寒，不时易泻，腹痛阳痿，怯寒神疲。

【方义】该方为参附汤之变方，旨在益气温阳。若元气大亏，脾肾虚寒，则会出现腹痛腹泻，怯寒阳痿等症。故方中用人参大补元气，以使后天之气得充；用附子温补元阳，以使先天之气自旺。二药相须，益气温阳。"能瞬息化气于乌有之乡，顷刻生阳于命门之内。"

【方名释】本方名为"一炁丹"。炁，为"气"之古字，一炁亦作"一气"。

一气，指混沌之气，古人认为这是构成万物的本原。《庄子·大宗师》："彼方且与造物者为人，而游乎天地之一气。"明·王廷相《答何粹夫》中，亦曰："天地未判之前只有一气而已，一气之中即有阴阳。"

一炁，即一气，多见于道教中。《云笈七签》："元始天王于大罗天上，在宇宙未分，阴阳混沌之时，为一元炁之神化。"故素有"元始一炁化三清"之说。后道家多以"炁"，用以指人的元气。《关尹子·六匕》中说："以神存炁，以炁存形。"即指人身之元气。

元气，本为占代哲学用语，汉·工充《论衡·谈天》："元气未分，浑沌为一。"并曰："万物之生，皆禀元气。"说明元气是形成天体时的混沌状态，亦称一气、一炁。后来中医学取元气之说，用以指全身各种之气或肾中精气所化生之气。本方所治诸症，其致病之因为元气亏损，故以益气温阳、培补元气为旨，所以张景岳将此命名为"一炁丹"。

# 一 贯 煎

【出处】《柳州医话》

【组成】北沙参 10 克，麦冬 10 克，当归 10 克，生地黄 30 克，枸杞子 12 克，川楝子 5 克。

【用法】水煎，去滓温服。

【功用】滋养肝肾，疏肝理气。

【主治】肝肾阴虚，肝气不舒。胸脘胁痛，嗳气吞酸，咽干口燥，舌红少津，脉弦细弱。

【方义】肝为刚脏，性喜条达。若肝肾阴虚，肝气横逆，则会出现胸脘胁痛等症。治宜滋阴疏肝。故方中重用生地，滋阴养血以补肝肾；沙参、麦冬、当归、枸杞子配合主药滋阴养血，以生津柔肝；川楝子疏肝解郁，以平其横逆。诸药合用，以共奏滋养肝肾，疏肝理气之功效。

【方名释】"一贯煎"一方，原载于《续名医类案·卷十八心胃痛》中，为清代魏之琇（别名柳州）所创制。后为王孟英所崇，遂辑入《柳州医话》。魏之琇说："余自创一方，名一贯煎。……可统治胁痛、吞酸、疝瘕，一切肝病。"因此，本方立意、用药、遣方全都从肝着眼，并有养肝血、滋肝阴、泄肝气、补肝体、和肝用，统治一切肝病的功效，合"吾道一以贯之"之说，故名曰"一贯煎"。

一贯，语出《论语·里仁》，其云："子曰：'参乎！吾道一以贯之。'曾子曰：'唯'子出，门人问曰：'何谓也？'曾子曰：'夫子之道，忠恕而已矣。'"在这里，孔子明确告诉曾参说："我的学说是用一个根本的观点贯穿着的。"曾子说："老师的学说，概括起来就是忠恕两个字罢了。"所以邢昺在这里注疏时说："言夫子之道唯以忠恕，一理以统天下万事之理。"后泛指一种思想或理论贯穿始终，亦称为"一贯"。

《汉书·王莽传》："而公包其始终，一以贯之，可以备矣。"宋·叶适《宜兴县修学记》："上该千世，旁括百家，异流殊方，如出一贯。"尽言万事万物，都贯穿在一个道理中。柳州此方，治病求于本，着眼于肝，用滋水涵木、清金制木、培土抑木三法，全力围绕肝木，统治一切肝病，谓一理贯穿始终，故以"一贯"而名之。

# 二　画

## 二　至　丸

【出处】《医方集解》

【组成】冬青子（即女贞子）、旱莲草各适量。

【用法】二药加桑椹熬膏为丸，每丸约15克，早晚各服一丸，开水送下。

【功用】补肾养肝。

【主治】肝肾阴虚，口苦咽干，头晕眼花，失眠多梦，腰膝酸软，下肢痿软，遗精，早年发白等。

【方义】女贞子甘苦凉，为少阴之精，其草隆冬不凋，且色青黑，故能益肝补肾；旱莲甘寒，为益精凉血之品，且能入肾，有益下荣上，强阴黑发之功。

【方名释】女贞子，又名冬青子。为木犀科植物女贞的果实。冬季果实成熟时采摘，尤以冬至采摘者为佳，略熏后，晒干备用。女贞子，味苦，甘平，入足少阴经，有补肝肾，强腰膝，壮筋骨，乌发髭之功效。旱莲草，又名金陵草，为菊科草本植物鳢肠的全草。夏季割取全草，尤以夏至日采割者为佳。本品味甘，酸寒，归肝肾二经，有凉血止血，益肾养阴之功效，常与女贞子同用。本方药仅二味，其性平和，能补阴血而不滋腻，实为平补肝肾之剂。因女贞子冬至日采，旱莲草夏至日收，故名"二至"，剂型为丸，因名"二至丸"。

# 二　妙　散

【出处】《丹溪心法》

【组成】黄柏（炒）、苍术（米泔浸炒）各 15 克。

【用法】各等分，为末，每服 3 ~ 5 克。亦可水煎服。

【功用】清热燥湿。

【主治】湿热走注，筋骨疼痛，或湿热下注，两足痿软无力等。

【方义】本方证的病机属湿热下注，由于湿热着于下肢，阻滞经脉，而出现筋脉弛缓，下肢痿软，或足膝红肿热痛等。方中黄柏偏入下焦，清热且能燥湿，苍术苦温也能燥湿健脾，故二药相伍，可湿去热清，诸证自退。

【方名释】二妙散治湿热盛于下焦，而成痿证者。方中苍术，辛苦而温，芳香而燥，可直达中州燥湿强脾，黄柏以苦寒下降，入肝肾直清下焦湿热，二药相配，阴阳相济，标本兼治，中下两宣，在临床上运用此二味之方，治阴分之湿热，颇称得手，有如鼓应桴之妙，故名为"二妙散"。

# 二　陈　汤

【出处】《太平惠民和剂局方》

【组成】半夏（汤洗七次）、橘红各 15 克，白茯苓 9 克，炙甘草 5 克。

【用法】加生姜 3 克，乌梅一个，水煎服。

【功用】燥湿化痰，理气和中。

【主治】湿痰咳嗽。

【方义】本方为治疗湿痰证的主方，因半夏辛温，体滑性燥，而能行水利痰。又因痰为气滞故用陈皮利气降痰。且痰由湿生故用茯苓渗湿，并用甘草益脾补中制湿，从而达到燥湿化痰，理气和中的目的。

【方名释】方中所用半夏、陈皮均为辛温之品，有燥湿化痰，利气宽中的作用。然而二药燥散之性过猛，所用当选陈久者为宜，因为陈久者烈气已消，可以防止燥散之弊，虽温中而不燥烈。《成方便读》说："局方陈皮、半夏贵陈久，则少燥烈之性，故名二陈汤。"

# 七　厘　散

【出处】《良方集腋》

【组成】血竭30克，麝香、冰片各0.4克，乳香、没药、红花各5克，朱砂4克，儿茶7.5克。

【用法】上药共碾为极细末，密闭贮存备用，每服"七厘"，黄酒或温开水送服，外用适量。

【功用】活血散瘀，止痛止血。

【主治】跌打损伤，或筋断骨折之瘀血肿痛，或刀伤出血，并治一切无名肿毒，烧伤烫伤等。

【方义】本方为外科常用方，方中血竭、红花可祛瘀生新，并能敛疮生肌；乳香、没药可消肿止痛；儿茶长于清热收湿，敛疮止血；冰片、麝香辛香走窜，散肿止痛，外用又可解毒防腐；朱砂镇心安神。凡跌打损伤，金疮出血等证，用之内服外敷，收效甚捷。

【方名释】本方是一张专治跌打损伤血流不止的伤科良方，全方活续兼顾，通止并用，确有活血祛瘀、消肿止血之功效，外用内服均可，内服时量不能过大，一般每服七厘（0.22~1.5克），故名为"七厘散"。

# 七宝美髯丹

【出处】《医方集解》

【组成】何首乌 500 克，白茯苓 150 克，怀牛膝 150 克，当归 150 克，枸杞、菟丝子各 150 克，破故纸 120 克。

【用法】碾细，炼蜜丸，每丸重 10 克，早晚各一丸，淡盐开水送服。

【功用】滋肾水，益肝血。

【主治】肝肾不足，须发早白，齿牙动摇，梦遗滑精，腰膝酸软等证。

【方义】此方为肝肾不足而设，重在滋肾填精，养血而乌须发。何首乌为君，佐以牛膝，可补肝肾，坚筋骨，枸杞、菟丝子、当归均为益精血乌须发之品，补骨脂温助肾阳以暖丹田，但补无泄，恐有碍于膀胱之泄浊，故掺以茯苓以泄浊，诸药合用可使营卫调适，气血太和，以达到滋肾水，益肝血之目的。

【方名释】七宝美髯丹，全方药共七味，有滋肾填精益血乌须发之功效。方中君药何首乌，因有填精益髓，乌髭发之功效而得名。相传在唐代，"首乌"这种药就开始使用。一人名叫何能嗣，五十八岁时尚无妻子，服用"首乌"七天后，方产生了人伦之念，继以娶妻生子。其子名何延秀，亦经常服用这种药，竟寿域宏开活到了一百六十岁。到了能嗣孙子的时候，也依然服用此药，活到一百三十余岁。一百岁时此人髭发乌黑，故将这种能够延寿黑发的药物，赐名为"何首乌"。到了明代嘉靖年间，世宗无子，方士邵应节进"七宝美髯丹"，让世宗服用。世宗服用后果然连生皇子。髯，指颊须，这里泛指须发，此方药用七味，有补肝肾，益精血，美髭髯之效，故名。此后，"七宝美髯丹"遂盛行于世。

# 八 正 散

【出处】《太平惠民和剂局方》

【组成】车前子、瞿麦、萹蓄、滑石、山栀子仁、甘草、木通、大黄各 500 克。

【用法】为散，每服 6~9 克。亦可作汤剂。

【功用】清热泻火，利水通淋。

【主治】湿热下注。热淋、血淋，小便浑赤，溺时涩痛，淋沥不畅，甚或癃闭不通。

【方义】本方主治湿热下注，结于膀胱，气化不行所致的湿热淋证。方中萹蓄、瞿麦、木通、车前可利湿通淋，栀子、大黄能泻火通淋，导湿热下行，甘草既可缓其急迫，又能防止苦寒太过，故本方为治热淋之常用方剂。

【方名释】《史记·律书》："律历，天所以通五行八正之气，天所以成熟万物也。"这就是说，音律和历法，是天用来贯通五行八节之气，以成熟万事万物。八正，即八节，指立春、春分、立夏、夏至、立秋、秋分、立冬、冬至八个节气。方中所列八味药物，除滑石全年皆可开采外，其余诸药，尽在"八节"中采集。木通，在正月、二月立春和春分前后采制；车前、萹蓄，在四月立夏后或五月夏至前后采制；瞿麦，在七月立秋时采集；山栀，在十月霜后的立冬节前后采制；大黄，在立冬前后采集；甘草，一年两采，多在春分秋分的二月、八月"除日"采制。建除家认为，建日为吉日，除日为去旧迎新的日子，故甘草在二月、八月的"除日"采集为宜。"八正散"中诸药，正是应"八正"（或称"八节"）之时而采制。天以"八正"，成熟万物，药应"八正"，匡正驱邪，以达到三焦通利，导热下行，清热泻火，利水通淋的目的，故本方以方中诸药采制时令所对应的"八正"而命名为"八正散"。

# 八 风 丹

【出处】《太平惠民和剂局方》

【组成】滑石、天麻各 30 克，龙脑、麝香各 0.3 克，白僵蚕、白附子各 15 克，半夏 60 克，寒水石 250 克。

【用法】上药捣罗为细末，炼蜜为丸，如樱桃大。每服1丸，细嚼，食后温荆芥汤或清茶送下。

【功用】疏风，清热，祛痰。

【主治】诸风及痰热上攻，头痛面赤，头晕目眩，鼻塞咽干，颈项不利等症。

【方义】本方治风疾及痰热上攻所致诸症，故用天麻化痰开窍，天麻专入肝经，以治头目眩晕为长；僵蚕化痰、祛风、泄热；半夏、白附子燥湿祛痰；滑石、寒水石苦寒泻热；龙脑、麝香芳香走窜，开窍醒神。诸药合用，以共奏疏风、清热、祛痰之效。

【方名释】方名"八风丹"者，是因本方能够治疗诸风，故名。风，生于大气之激烈流动。凡正顺应时之风，则能长养万物；若不正之虚邪贼风，则会残害万物。是以风为六淫之首，百病之始。八风丹言其治疗诸风之功捷效，虽有"八风"外袭，治则易如反掌耳，故名"八风丹"。

八风者，谓八方之风。《吕氏春秋·有始》："何谓八风？东北曰炎风，东方曰滔风，东南曰熏风，南方曰巨风，西南曰凄风，西方曰飓风，西北曰厉风，北方曰寒风。"《说文·风部》："风，八风也。东方曰明庶风，东南曰清明风，南方曰景风，西南曰凉风，西方曰阊阖风，西北曰不周风，北方曰广莫风，东北曰融风。"由于八风的变化，能够影响人的机体变化，所以在《灵枢·九宫八风》具体列举了八风所引起的各种病变。详见图1。

此外，在《淮南子·地形训》、《左传·隐公五年》等篇中，对八风均有不同的解释，然而，八风总归为八方之风。

# 人参养营汤

【出处】《和剂局方》

【组成】白芍9克，当归、肉桂、炙甘草、陈皮、人参、

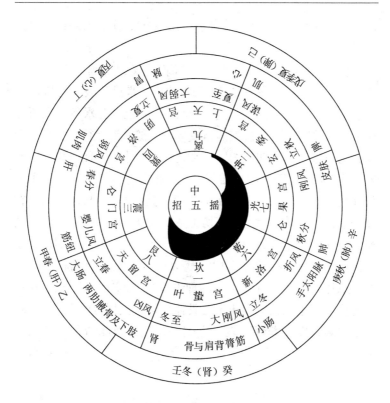

**图1　八卦九宫八风图**

炒白术、黄芪各 30 克，熟地、五味子、茯苓各 22 克，炒远志
15 克。

【用法】上十二味药，为粗末，每服 12 克，姜枣汤送服。
（或酌量水煎服）。

【功用】益气补血，养心安神。

【主治】积劳虚损，呼吸少气，心虚惊悸等。

【方义】本方主要治疗因肺、脾、肾三脏气虚、营血不足
所引起的病证。方中参、芪、术、草、茯苓、陈皮以补气，
归、芍、熟地以补血。同时用远志养心安神、五味收敛肺气、
熟地补肾、归芍养肝、术草补脾，并加肉桂增进心阳，鼓舞气
血，引导诸药生血。于是五脏俱补，气血并生、诸证自除。故

薛立斋曰："气血两虚，变生诸症，不问脉病，但服此汤，诸症羞退。"

【方名释】本方是一张益气补血，又以养血为目的的方剂。故方名以补气药人参为代表，以"养营"表示本方的作用。人参，能大补元气。而"营者"，血也，乃水谷精微所化生的精气之一，它是血液的组成部分，随血液运行，以营养全身，与血液的基本功能相同，又同行于脉中，不能分离，因此营与血通称。张璐说："盖气与血，两相维附，气不得血则散而无统，血不得气，则凝而不流。"这就说明气与血之间存在着相互依存，相互为用的密切关系。气既能生血，血又为气之母。气旺则化生血的功能强；气虚，则化生血的功能弱，甚至导致血虚。所以在治疗血虚的病人时，补血药要和补气药配合，以体现"血无气不生"的理论。"人参养营汤"正是这种气能生血理论在临床实践中的具体应用，故以补气药"人参"代表方名，以"养营"表示方剂的作用，因此命名为"人参养营汤"。

# 十　灰　散

【出处】《十药神书》

【组成】大蓟、小蓟、荷叶、侧柏叶、茅根、茜草、山栀、大黄、棕榈皮、丹皮各等分。

【用法】各药烧存性，为末，用藕汁或萝卜汁磨京墨适量，调服9克。

【功用】凉血止血。

【主治】血热妄行。呕血、吐血、咯血等。

【方义】本方主治热性出血证，可作应急之用。方中用了大队凉血止血药物，并用大黄、栀子清肝泻火，丹皮、棕榈祛瘀收涩，使热清血止而无留瘀之弊。

【方名释】本方集中了十味凉血止血药物，全部炒炭存性，古人认为，红为火之色，黑为水之色，水能胜火，红见黑止，所以，将十味药物全部烧灰取黑，这样就增加了药物的收敛性能，加强了本方的止血作用。正由于十味药，均烧灰为散服用，故名"十灰散"。

# 十 枣 汤

【出处】《伤寒论》

【组成】芫花（熬）、甘遂、大戟各等分。

【用法】上药三味等分为末，每服 0.6~1 克，每日一次，以大枣肥者十枚煎汤送服。

【功用】攻逐水饮。

【主治】①悬饮；②水肿实证。

【方义】本方主要用于水饮停蓄胸胁之胸水、腹水而性属实者。此种水饮实证，非一般化饮渗利之品所能胜任，必须峻攻猛逐，速战速决，方克有济。方中遂、戟、芫花均为逐水峻药，可使脏腑、经隧、胸胁积水迅速去除。方中并配伍大枣缓和诸药烈性，培补脾胃正气，以共奏攻逐水饮之功。

【方名释】此方在仲景治水方中，为最峻烈的一方。遂、戟、芫花禀性最毒，三者举而并用，有夹攻水邪窠穴之力，如此必然会伤及脾胃，故取大而肥者红枣十枚煎汤送服，一则顾其脾胃，防攻逐伤正，且能益土胜水，一则缓其峻毒和诸药烈性，实为以毒攻毒又尽善尽美之代表方，为了告诫人们驱邪不忘扶正，故以"十枣"命名。

# 三　画

## 三　才　汤

【出处】《温病条辨》

【组成】天冬 6 克，人参 9 克，干地黄 15 克。

【用法】上药用水 1 升，浓煎 400 毫升，分二次温服。

【功用】滋阴降火，两复阴阳。

【主治】暑温已久，寝卧不安，不思饮食，元气阴液两伤者。

【方义】本方出自吴瑭《温病条辨》。吴瑭曰："凡热病久入下焦，消烁真阴，必以复阴为主。其或元气亦伤，又必兼护其阳。三才汤两复阴阳，而偏于复阴为多者也。"故方中用天冬保定肺气，滋肾助元；用人参建中补脾，回元气于无何有之乡；干地黄性味平宣，可益肾水，凉心血，并有生精血之功，地黄与天冬配伍，天冬即为之使，使者可引地黄生精血至所生之处。总之，三药配合可使阴液增，元气复。

【方名释】

1. 三才说

《周易》中的《彖》、《象》在解释卦辞爻辞时，常常用自然现象的变化比拟人事的得失。其将自然现象变化的过程和法则，称之为"天道"和"地道"，将人类活动的规则称之为"人道"。如在解释"谦"卦时说："天道下济而光明，地道卑而上行。""人道恶盈而好谦。"后来，《系辞》对这种观点加以发挥，提出了"三才"之说。《系辞》曰："易之为书也，广大悉备。有天道焉，有地道焉，有人道也。兼三材而两之故六。六者非它也，三材之道也。"这里认为，《周易》一书包括了天道、地道和人道。以天地人为三材（材即才），以此解卦。把卦体上、五爻作为天，四、三爻作为人，二、初爻视为地，即言兼三才而两之，所以一卦有六爻。说明《周易》不是一般性著作，而是包括了天人道的典籍。

《周易·说卦》又曰："昔者圣人之作易也，将以顺性命之理。是以立天之道曰阴与阳，立地之道曰柔与刚，立人之道曰仁与义。兼三才而两之，故易六画而成章。"这里对三才之道进一步作了完善和发展，以此说明《周易》不仅包括了天地人之疲乏，而且兼有阴阳、刚柔、仁义之理，故言六画以成章。所以说《周易》的卦是以阴阳、刚柔的变化与推移为内容的，它又把这种变化与推移，贯穿在天道、人道、地道之中，从而构成了一个客观唯心主义的理论体系。同时，又具有高度的辩证法思想。

所谓"天道"，指的是日、月、五星和昼夜的运动、推移与变化。所谓"地道"，指的是刚柔的相推相荡和寒暑、燥湿的推移与变化。所谓"人道"，是指人们进退、吉凶、动静、善恶的变化，这些就是天、地、人三才之道的全部内容。

2. "三才汤"名释

天、地、人三才之道，后来有人称它为"三才统一观"，这种观念，对中医学的形成和发展，产生了十分深远的影响。《内经》吸取了《周易》三才之道的思想，建立了具有中医特色的"三维医学"，即人与天地相应，体现了中医整体观思想。这种思想，成为中医学重要的指导思想。《素问·天元纪大论》曰："夫变化之为用也。在天为玄，在人为道，在地为化。"《素问·六微旨大论》亦曰："何谓气交？上下之位，气交之中，人之居也。故曰：天枢之上，天气主之；天枢之下，地气主之；气交三分，人气从之，万物由之。"这些都说明了人类同天地之间的关系，形成了中医传统的"天——人——地"三才关系。吴鞠通在治疗"暑邪久热，阴液元气两伤"

时，创造了"三才汤"，方中天冬在上补肺生水，人参补脾益气而居中，又有地黄滋阴补肾治在下。恰恰天冬、人参、地黄三味药——治分上、中、下，各具天、地、人，犹如天地位育、参赞居中，正与中医传统的"天、地、人"三才关系相对应，故名"三才汤"。

# 三 合 散

【出处】《医学纲目》

【组成】白术、茯苓、黄芪、川芎、芍药、熟地黄、当归各30克，柴胡48克，黄芩18克，人参48克，半夏18克，甘草18克。

【用法】上药研为粗末，每服30克，用水150毫升，煎至75毫升，日一服。

【功用】健脾益胃，燮理阴阳，补养气血。

【主治】虚劳日久。

【方义】虚劳一证，以阴阳气血诸虚为主要见证，治宜健运脾胃，燮理阴阳，补养气血。脾胃为后天之本、为气血生化之源，故方中用四君子汤加黄芪健运脾胃，培土固本；用八珍汤双补气血；用柴胡剂和解阴阳。诸方相合，以达固本补虚之功。

【方名释】本方名为"三合散"。所谓三合，是指阴气、阳气、天气三气相合。《谷梁传·庄公三年》："独阴不生，独阳不生，独天不生，三合然后生。"杨士勋疏曰："阴能成物，阳能生物，天能养物，而总云生长。凡万物初生必须三气合。"

虚劳一证，多由先天禀赋不足，或后天劳伤过度所致。《医宗金鉴》对虚劳病因的描述，形象概括，其曰："阳虚外寒损肺经，阴虚内热从肾损，饮食劳倦自脾成。"总之，虚劳以阴阳气血诸虚为主要见证，故治宜首重脾胃，燮理阴阳，补养气血。"三合散"正具有这样的功效，能够使三气相合，故以"三合然后生"为喻，取"三合"而名之。

另外，在《杂病源流犀烛》中，亦有"三合汤"，原书云："此即乌药顺气散、二陈汤、香苏散三方合而成剂，故名三合。"

# 三　拗　汤

【出处】《和剂局方》

【组成】甘草（不炙）、麻黄（不去根，节）、杏仁（不去皮尖）各等分。

【用法】上药研为粗末，每服 15 克，水 220 毫升，加姜 5 片，同煎至 160 毫升，去滓，通口服。以衣被盖覆睡卧，取微汗为度。

【功用】疏风宣肺，止咳平喘。

【主治】感冒风邪，鼻塞声重，语音不出，或头痛目眩，咳嗽多痰，胸闷气促。

【方义】本方证是由于外感风寒，卫阳被遏，肺失宣降，鼻塞喘咳。故方中用麻黄发汗解表，宣肺平喘。用杏仁兼治喘咳，生甘草可调和诸药，并可清热解毒。三药相配共奏疏风宣肺，止咳平喘之功。

【方名释】本方系由麻黄汤去桂枝而成。麻黄汤是治疗外感风寒表实证的代表方剂。在麻黄汤中麻黄去根节，杏仁去尖，甘草要用蜜炙。这也是一般常规使用方法。但是，三拗汤在使用麻黄、杏仁、甘草三味药时，却不像麻黄汤那样用法。它没有循规蹈矩，按照习惯使用，而是违拗常规，不随和以往的炮制及用药习惯。"拗"即指固执，是不顺从的意思。"拗"有 ǎo、ào、niù 等几种读音，这里应读 niù（牛）。《续通鉴》宋神宗熙宁二年载："人言安石姦邪，毁之太过。但不晓事，又执拗也。"拗在这里即指拗戾、固执、不驯顺。在三拗汤中，麻黄不去根节，杏仁不去皮尖，甘草不制而生用，都违背了通常用药的方法，体现了"拗"。三拗汤中的三味药，虽然未能按照习惯用法使用，但在治疗上却有着一定的意义。麻黄不去根节，为发中有收，不至于过汗；杏仁留皮尖，为发中有涩，不至于过宣，连皮还有行皮之意；甘草生用取其清热解毒之长，且补中有泻。方用三味，虽然使用方法执拗，但发散风寒之力可谓最大，故名曰"三拗汤"。

# 三子养亲汤

【出处】《韩氏医通》

【组成】白芥子6克，苏子9克，莱菔子9克。

【用法】三味药捣碎，用纱布包裹，水煎服。

【功用】顺气降逆，化痰消食。

【主治】痰壅气滞。咳嗽喘逆，痰多胸痞，食少难消，舌苔白腻，脉滑。

【方义】韩氏此方，用治老年食少痰多，以致咳嗽喘逆。方中三药均为治痰之药，苏子降气行痰，白芥子畅膈除痰，莱菔子消食化痰，三者虽皆为治痰之药，然在治痰之中，又各呈其长，合用则痰化、食消、气顺、咳喘逆气皆平。

【方名释】明代医学家韩懋，选用苏子、莱菔子、芥子三子组方，治疗年高痰盛气实，如吴崑所说："飞霞子此方，为人子事亲者设也。"亲，指父母。因父母为人伦情之最至者，故曰亲。《孟子·尽心》中曰："孩提之童，无不知爱其亲者。"意思是说，两三岁的婴孩，虽还在襁褓提挈中，都没有不喜欢父母的。所以吴崑说"为人子事亲者设也"。这里的"亲"，既指父母，更泛指所有年高的老人，正好三子组方有解除老人食少痰多，痰喘气逆的功效，故名为"三子养亲汤"。

# 小 定 风 珠

【出处】《温病条辨》

【组成】鸡子黄1枚（生用），真阿胶6克，生龟板18克，童便1杯，淡菜9克。

【用法】水五杯，先煮龟版、淡菜得二杯，去滓，入阿胶上火烊化，入鸡子黄，搅令相得，再冲童便顿服。

【功用】滋阴养血，柔肝熄风。

【主治】温邪久羁下焦，烁肝液为厥，扰冲脉为哕，脉细而劲。

【方义】本方主治温病后期，邪热损伤肝肾真阴所致的阴虚风动证。方中鸡子黄，味甘入脾，镇定中焦，上通心气，下达肾气；阿胶为血肉有情之品，补血滋阴力强，二药合用，滋阴以熄风，为之主药。方中龟板，有育阴潜阳、柔肝熄风之功效。淡菜，性本清凉为补虚养肾之要药，善治肾虚有热，留结筋脉，阴虚阳动之证。"童便以浊液以归阴道"，故用之为使。诸药合用，可使阴液增，浮阳潜，虚风熄，共奏滋阴熄风之效。为治疗温病后期，虚风内动的有效方剂。

【方名释】"小定风珠"为滋阴熄风之方剂，方名之由，其义有四。

1. 方中君药"鸡子黄"

《周易·说卦传》曰"巽为鸡"，又曰"巽为木，为风"。荀爽曰："应八风也。风应节而变，变而不失时，鸡时至而鸣，与风相应也。"这里指，风吹而万物动，晨鸡鸣而人与鸟兽等起而活动，所以巽取象为鸡。而鸡子黄其形如珠，这便是"定风珠"中"珠"字之由来。鸡子黄为血肉有情之品，它可生生不已，"为奠安中焦之圣品"。鸡子黄得巽木之精，巽者，五行为木，在天为风，在脏属肝，故鸡子黄有平熄肝风的作用，在方中又为君药，所以方名为"定风珠"。

2. 方中配以龟板

吴鞠通认为："龟亦有珠，具真武之德而镇震木，震为雷，在人为胆，雷动未有无风者，雷静而风亦静矣，元阳直上巅顶，龙上于天也，制龙者，龟也。"《说卦传》曰："震动也"为雷，"震为龙"。古人认为，雷潜入地下，动于云中。龙也是如此，能潜入地下，也能飞上天。震木者，取象为龙，卦象为震，五行归木，在人属肝，在天为风。龟，"具真武之德而镇震木"，言北方水神真武，为龟蛇之合体。故龟有神性，具水神"真武"之德。叶天士曰："肝为风脏，因精衰耗，水不涵木，木少滋荣，故肝阳偏亢，内风时起。治以滋液熄风，濡养营络，补阴潜阳。"方用龟板，正是以水神之"德"，平肝熄风，育阴潜阳。名为"定风珠"者，此义二也。

3. 方中佐以淡菜，亦有潜阳镇逆，柔肝熄风之功效。淡菜，为贻贝类之贝肉，能入肝肾二经，生于浅海之咸水中，然而味淡，故古人认为淡菜有坎卦之象，坎者水也，外偶而内奇，两阴居外一阳在内，故能补阴中之阳。而且淡菜之形翕阖，又能潜真阳之上动，因此淡菜亦具有潜阳熄风之功，方名"定风珠"者，此义三也。

4. 方名"小"者：一是由于在《温病条辨》中，还有"大定风珠"一方，为了区别起见，故名为"小定风珠"。二是由于"小定风珠"，治疗厥逆，干哕为主，滋阴熄风，力量较小；而"大定风珠"是用于热伤真阴，以治疗瘛疭为主，同时可治疗有阴阳脱离之险者，养阴熄风力量较大，故名曰"大定风珠"。名分大小，与其功力有关。

以上正是"小定风珠"命名的由来，说明这是由方剂主要功用所决定的。方名所谓珠者，即言鸡子黄、龟珠其形如珠，"定风"者即言其有平定内风之功效。

# 大 成 汤

【出处】《仙授理伤续断秘方》

【组成】大黄 120 克，川芒硝、甘草、陈皮、红花、当归、苏木、木通各 60 克，枳壳 120 克，厚朴少许。

【用法】上药吹咀，每服 6 克，用水 225 毫升，煎 10～15 分钟，去滓温服，不拘时。

【功用】攻下逐瘀。

【主治】受伤甚重，瘀血不散，腹肚膨胀，大小便不通，上攻心腹，闷乱至死者。

【方义】《素问·缪刺论》："有所坠堕，恶血内留，腹中满胀，不得前后，先饮利药。"故当攻下逐瘀。方中大黄、芒硝泻下攻积，活血祛瘀；当归、红花、苏木活血祛瘀，通络止痛；厚朴、枳壳、陈皮理气调中，消胀除满；木通利小便而通血脉；甘草以调和众药。上述诸药同用，以成攻下逐瘀，宽中快膈之效。

【方名释】本方名为"大成汤"，其大成一语最早见于《易》、《诗》。

《易·井》曰："元吉在上，大成也。"井，卦名。为卦巽下坎上（䷯），是六十四卦的第四十八卦。井卦，是讲通达。因为井水取之不尽，用之不竭，养人养物而无穷困之时，故称为井。在井卦上六《象传》中曰："元吉在上，大成也。"元吉即言大吉。元吉在上，是喻井水已经提出，所以说大功已成。孔颖达疏："上六所以能获元吉者，只为居井之上，井功大成者也。"程颐曰："它卦之终，为极为变，惟井与鼎终乃为成功，是以吉也。"故大成，指大功已成。《诗·小雅·车攻》中诗曰："之子于征，有闻无声。允矣君子，展也大成。"诗中允训为信，展训为诚。"允矣君子，展也大成。"是言天子内有兴衰拨乱之志，外有揆文奋武之规，卒事有信仪，故可谓君子，诚哉！其大功成也。全诗是写天子率兵出征，治军严正，但闻其师之行而不闻其行之声，如今正肃旋归，王业维持，制治保邦，诚谓天下太平。故郑玄笺："大成，谓致太平也。"本方主治"受伤甚重，瘀血不散"。凡跌打损伤之后，必然血脉受伤，恶血留滞，壅塞于经道，瘀血不去则新血不生，且所生之新血亦不能安行无恙，终必妄行而变证多端。"大成汤"有攻下逐瘀之功，且功必大成，而致太平，故以"大成"而名。

# 大 泽 汤

【出处】《医醇剩义》

【组成】天冬6克，生地18克，人参4.5克，龟板24克，麦冬4.5克，茯神6克，柏仁6克，蛤粉12克，丹参6克，石斛6克，灯心100厘米，藕5大片。

【用法】水煎服。

【功用】滋阴生津。

【主治】阴液大亏，心火上炽，舌色绛红，边尖破碎，舌有血痕而痛者。

【方义】本方证以阴液大亏为主证，故用二冬、生地、石斛、藕等滋养阴液、润燥生津。而本方证又有阴虚火旺、心火上炎、血热妄行之证，故用龟板养阴抑阳，茯神、柏仁、灯心清心降火，丹参活血化瘀。诸药合用，共奏滋阴生津，清热降火之功。

【方名释】本方名曰"大泽汤"，其大泽是指大薮泽、大湖沼，并且含有惠泽、恩惠之意。《左传》："深山大泽，实生龙蛇。"宋·梅尧臣亦有"吕梁水注千寻险，大泽龙归万古空"的诗句，其大泽即指大的湖沼。司马相如《封禅文》："诗大泽之博，广富瑞之富。"李周翰注曰："大泽谓天子之惠泽。"即喻大泽为大恩惠。本方证治为阳邪伤阴，或热邪炽盛伤津耗液，而致阴液大亏，心火上炎。见于舌象，表现舌色绛红甚或舌有血痕。舌色绛红，说明阴虚火旺；舌有血痕，为心火上炎、心热逼血妄行之象。方中所用诸药，具有养阴抑阳、清心降火、润燥生津、凉血止血之功效，而其旨又在滋养阴液，使阴液如大泽之水，惠施于人，故名"大泽汤"。

# 大 青 龙 汤

【出处】《伤寒论》

【组成】麻黄12克（去节），桂枝4克（去皮），甘草5克（炙），杏仁6克（去皮、尖），生姜9克（切），大枣10枚，石膏20克（碎）。

【用法】上七味，用水900毫升，先煮麻黄，减200毫升，去上沫，纳诸药，煮取300毫升，去滓，温服100毫升，取微似汗，汗出多者，温粉粉之。一服汗者，停后服。

【功用】发汗解表，清热除烦。

【主治】外感风寒，兼有里热，恶寒发热，身疼痛，无汗烦躁，脉浮紧，亦治溢饮。

【方义】本方是以麻黄汤加重麻黄、甘草的用量，再加石膏、生姜、大枣所组成。麻黄汤功能是发汗解表，本方加重麻黄则发汗解表之力更强。增加石膏清内热，除烦躁，倍甘草，加姜、枣是和中气，调营卫，助汗源。诸药合用，共奏发汗解表，清热除烦之功。

【方名释】

1. 青龙说

龙，《说文·十一》曰："龙，鳞虫之长，能幽能明，能细能巨，能短能长，春分而登天，秋分而潜渊。"据此，人们视龙为神物。龙能够三栖，潜在深渊，行走陆上，还能飞腾于天空，具有变化莫测，隐现无常的性格。所以龙就成了我国古代最受崇敬的神物。而青龙之名，则源于古代人们对星辰的崇拜。远在战国时期，我国就有了"二十八宿"和"四象"的说法。"二十八宿"是古人把黄道、天赤道附近的星空，划分为二十八个星空区，以测定岁时季节。二十八宿分布于东南西北四方，每方各有七宿。东方七宿是：角、亢、氐、房、心、尾、箕。如果把这七个星宿，用想象的线条联系起来。就如同一条龙。角宿像龙角，氐房二宿像龙身，尾宿像龙尾。因为这七个星宿位于东方，按阴阳五行给五方配五色之说，东方色青，故称为青龙、又为东方之木神。见图2。

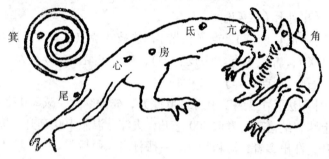

**图2　青龙形系图**

"四象"是指东南西北星空的恒星现象，古人用想象的线条把一定数目的恒星联系起来，就成了四种禽兽的形象，即东方苍龙、北方玄武、西方白虎、南方朱雀，就成为"四象"。古人把四象都尊之为神，并把"四象"画在旗帜上以饰仪仗之威。早在《诗经·载见》中就有这样的诗句：载见辟王，曰求厥章，龙旗阳阳。和铃中央。这里的"龙旗"就是"交龙之旗"即指青龙。古代"四象"不仅作为旗帜的标记，而且表示左右前后之军阵，以鼓舞士气，战无不胜。自道教兴起后，青龙就被奉为"护卫神"，《抱朴子·应杂》中叙述老子（太上老君）出巡时，左边就有十二个青龙，以壮威仪，并被人格化，把青龙叫做"孟章神君"。

2. "大青龙"汤名释

大青龙汤和小青龙汤的命名，与其功效作用有关。因为大青龙汤，能发汗解表，清热除烦，方中麻黄的用量，比麻黄汤中用的麻黄用量增加了一倍，这就更加强了发汗解表的作用，这种作用犹如龙兴云雨，故取名青龙汤。《周易·文言》曰："云从龙"。又曰："时乘六龙，以御天也，云行雨施，天下平也。"这就是说，云是跟随着龙的，龙兴云就会生，有了云就可以致雨。云行雨施，就能利济万物，天下太平。人若出现太阳无汗，又兼见烦躁，亦可"兴云致雨"，施以汗解。故喻嘉言曰："天地郁蒸，得雨则和，人身烦躁，得潜则解。"张秉成也曾说："名小青龙者，以龙为水族，大则可以兴云致雨，飞腾宇宙之间，小则亦能治水驱邪，潜隐于波涛之内。"形象地描绘了大小青龙汤的不同作用，说明大青龙汤发汗力强似龙兴云雨，小青龙汤可驱除水饮，如龙潜隐在波涛之内。

另外，吴崑在《医方考》中曾说："青龙者，东方木神，主发育万物，二方以发散为义，故名之。"《素问·阴阳应象大论》曰："东方生风，风生木……神在天为风，在地为木"。青龙为东方木神，其五季在春，五化在生，故青龙木神具有生长发散的性能，大小青龙汤也正具有这些方面的作用，所以取"青龙"名之。

# 大承气汤

【出处】《伤寒论》

【组成】大黄12克（酒洗），厚朴15克（去皮），枳实12克（炙），芒硝9克。

【用法】上四味，用水一升，先煮厚朴、枳实，取500毫升，去滓，纳大黄，更煮取200毫升，去滓，纳芒硝，再上微火煎一二沸，分二次温服。

【功用】峻下热结。

【主治】①阳明腑实证：大便不通，频转矢气，脘腹痞满，腹痛拒按，按之硬，甚或潮热谵语，手足溅然汗出，舌苔黄燥起刺，或焦黑燥裂，脉沉实。②热结旁流：下利清谷，色纯青，脐腹疼痛，按之坚硬有块，口舌干燥，脉滑实。③热厥、痉病、或发狂之由于里热实证所致者。

【方义】本方为峻下热结之剂。方中大黄苦寒泄热，荡涤里实为君；芒硝咸寒，软坚润燥，通导大便；厚朴苦温行气消胀，枳壳下气消痞。全方用药四味，即有硝、黄之泻实，又有枳、朴之下气。硝黄借枳朴宽肠下气之势，增强了对实热积滞的泻下作用，而枳朴在硝黄泻实的基础上，就能彻底根除痞满，不致伤津。这样四药全用，则热结俱下，而达"急下存阴"之目的。实为寒下法中的峻剂。

【方名释】胃是人身之本，脏腑之本，且为水谷之海，食物进入胃中，经胃气腐熟后变为食糜，再经过胃气的通降作用，传送到小肠，由小肠"泌别清浊"，其精微部分，由脾传输诸脏，其浊者下移于大肠，成为粪便，排出体外。所以《灵枢·平人绝谷》说，水谷入胃，"胃满则肠虚"，至食下，"肠满则胃虚，更虚更满，故气得上下"。这说明胃的排泄通降作用，对全身气机的升降调节有着重要意义。所以说胃主通降，以降为和，以降为顺。凡影响了胃的通降作用，人体就会出现一些病理现象，胃气也将郁滞，出现胃脘胀满、便秘等症状。如胃气上逆，则会出现嗳气、呕吐等症，这不仅直接影响中焦，而且会影响其他脏腑的功能活动，并发生变症，可见胃气降则和，不降则病，总之以息息下行为顺。

大、小承气汤，是张仲景为治疗"胃家实"而设制的两张方剂，其根本目的就在于促使胃气通降。大承气汤药用四味，峻下力大。治疗"痞、满、实、燥"四症全俱的阳明腑实证；小承气汤药用三味，不用芒硝，泻下力小。用于不见燥症，只俱"痞、满、实"三症的阳明腑实轻证。这即是大、小承气之区别。"承"者，顺也，有承顺、顺从的意思。而"承气"者，即指承顺胃气。如果胃气郁滞、正气难舒，而用"承气"者，即可使塞者利，闭者通，正气能以和顺，胃气得

以舒通，以达到承系胃腑本来下降之气的目的，故方名为
"承气汤"。

# 大 建 中 汤

【出处】《金匮要略》

【组成】蜀椒3克（炒去汗），干姜12克，人参6克。

【用法】上三味，用水400毫升，煮取200毫升，去滓，纳胶饴（饴糖）70毫升，微火煎取150毫升，分二次温服，每次相隔约一小时。药后可饮粥适量，当一日食糜，温复之。

【功用】温中补虚，降逆止痛。

【主治】脾胃虚寒，心胸中大寒痛，呕不能食，腹中寒，上冲皮起，出见有头足，上下痛而不可触近。

【方义】本方证属中阳衰弱，阴寒内盛，故需大补虚证，大温阴寒。方中饴糖甘温入脾，温阳补虚而建中，缓急止痛，故重用为主。人参甘温，大补脾肺之气，二药合用，以补虚衰之阳气。更以辛热之花椒彻上彻下之功，取其逐寒温胃，散积杀虫之长，合辛热之干姜温中散寒，和胃止呕以除内盛之阴寒，且花椒调饴糖之甘腻，饴糖之甘，又缓姜、椒之辛热。合而成为温阳补虚、降逆止痛之方，使中阳建立，寒去阳回，痛逆自平。

【方名释】

1. "建中"说

建中学说属于我国古代哲学思想的范畴，溯其源由来甚古。在《周易》中就有"黄中通理"、"安土敦仁"的说教。《易·文言传》曰："君子黄中通理，正位居体。"就是说，黄色是地之正色，位居中央，兼四方之色。居于中正之位，君子就可以得到中道，通晓事物相中相和的情理。在"建中"思想的启迪下，孔子的孙子——子思，集孔子"中庸之为德"的思想，编汇成《中庸》一书。所谓庸，就是中正，就是不

偏不倚，无过无不及。即使做人也要立定"中"道，在好、坏两个极端之间进行折中，身居上位不骄慢，身居下位不背叛，不做越位非分的事情。这一"建中"的思想纲领，在当时的历史条件下，具有进步意义。

易数在《周易》中占有相当重要的位置，它是我国古代一种数理哲学。它认为天地之数共五十有五，天数五——一三五七九；地数五——二四六八十。天数的中数是五、地数的中数是六。故言"天数二十有五，地数三十，凡天地之数五十有五"。这种"举中于数"的建中思想，正反映了《周易》"黄中通理"在易数中的具体运用。随着历史社会的进程，到东汉时，这种"建中"哲学思潮，又进一步得到发展，在一定程度上达到登峰造极的地步。东汉建初四年，即公元 79 年，章帝刘炟采用了杨终的建议，在汉宫白虎观中，召开了一次全国性的经学讨论会。这次会议由章帝亲自主持，会议记录由著名史学家、当时的典校秘书班固整理，撰集成了《白虎通德论》（简称《白虎通》）。成为一部经学法典，标志着封建社会统一经学建立的完成。《白虎通》一书，包括四十三项专题，将建中思想立为这本书的中心思想。《白虎通·五行篇》曰："土所以旺四季何？木非土不生，火非土不荣，金非土不成，水无土不高，土扶微助衰，历成其道，故五行更王，亦须土也，王四季，居中央，不名时。"突出了"土居中央"的理论。把土列为五行之首，以土为君，利用神权，巩固君权，这便是建中思想的真正内涵所在。以后，张仲景在《金匮要略》中提出"四季脾王不受邪"的理论也并不偶然，他正是受着这种"建中"思想的影响，才脱颖而出的。

张仲景是东汉时代一位伟大的医学家。他主要生活在东汉末年桓帝、灵帝、献帝三个时代。若从桓帝建和推算至章帝建初，相距仅七十年。如以张仲景《伤寒论》序中说的："余宗族素多，向余二百。建安纪年以来，犹未十稔，其死亡者，三分有二。"以这件事推算，那么建安元年（公元 196 年）与白虎观会议（公元79年）就相隔117年。在《伤寒论》序中，张仲景曰："留神医药，精究方术，上以疗君亲之疾。"并又说："天布五行，以运万物。人禀五常，以有五脏。"从张仲景的这些观点不难看出，他所处时代，封建社会的进程正在进行，白虎观会议所制定的纲常名教、五行建中学说正在笼罩着社会的各个方面。这时，张仲景创制"建中汤"，并汤名赐以"建中"，与当时儒家崇尚"建中"学说是有着直接联系的。

2．"中州"解

《济生方·脾胃虚实论》曰："夫脾者，足太阴经，位居中央，属乎己土，王于中州。"那么什么是中州？这就需要对九野、九州、九脏作以介绍。

所谓九野，就是把二十八宿，按照中央及八个方位顺序相配，把天分为九野。《吕氏春秋·有始览》载："天有九野，地有九州。"九野者，东方曰苍天，东北曰变天，东南曰阳天，北方曰玄天，西北曰幽天，西方曰颢天，西南曰朱天，南方曰炎天，中央曰钧天。在钧天有角、亢、氐三个星宿相配。既然天有九野，应之地，亦有九个分野，根据《禹贡》分野，将地分为九州，有冀州、兖州、青州、徐州、扬州、荆州、豫州、梁州、雍州。其中豫州地处中原（属河南省兼湖广襄阳、郧阳二府），故称为中州。

"天有九野，地有九州。"故人应有九脏以应之。《素问·六节藏象论》曰："生之本，本于阴阳，其气九州五脏十二节，皆通乎天气。故其生五，其气三，三而成天，三而成地，三而成人，三而三之，合则为九，九分为九野，九野为九脏，故形脏四，神脏五，合为九脏以应之地。"这里是

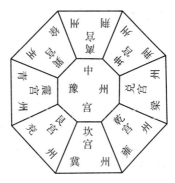

图3　九宫分野图

指，生命本于阴阳，九州的地气与天气是相通的，故有五行三气之说。天地人各有三气，三三合之即为九。在天为九野，在地有九州，在人则有九脏以应之。在九脏中有四个形脏，五个神脏。形脏为胃、大肠、小肠、膀胱，以藏有形之物。神脏指心肝脾肺肾五脏，可藏神、魂、意、魄、志，故称"神藏五"。其中脾居四脏之中，称为"中州"。如同地之中州，位居中原一样。这样，对"中州"就有了一个明确的概念。

3. "大建中"汤名释

前面通过"建中说"、"中州解"，对建中哲学思想及"中州"的来历作了一些介绍，这对我们理解"建中汤"无疑是有裨益的。"建中汤"的命名，固然与其在治疗上的作用有关，但更主要的同张仲景所生活的时代分不开。大建中汤主治中阳衰弱，阴寒内盛。故用蜀椒、干姜辛热之品温建中阳，驱散阴寒。脾胃者，位居中州，是气血升降的枢纽，为"后天之本"、"气血生化之源"。脾胃如土，布化于四时，土唯火能生，故张景岳曰："其本性则常恶寒喜暖。"今中阳衰弱，阴寒乘之，此时非大补则阳气难复，非大温则阴寒难除。为此使用温阳补虚之剂，以建立中州之阳气，故名"建中"。成无己在《伤寒明理论》中说："脾者，土也，应中央，处四脏之中，为中州，治中焦，生育荣卫，通行津液。一有不调，则荣卫失所育，津液失所行，必以此汤温建中脏，是以建中名焉"。

"建中汤"有大建中与小建中之分。大、小建中均可治疗中气虚寒之里急腹痛。大建中偏于治疗阴寒偏重的急证，且有人参大补阳气，椒姜大祛阴寒，故名曰"大"；小建中偏于治疗虚衰偏重的慢性证，效力较大建中缓和，故名曰"小"。然而，不论大小，两方目的均在于建立中州阳气，故统称为建中汤。

# 大 戊 己 丸

【出处】《秘传证治要诀类方》

【组成】荜茇、肉桂各 120 克，干姜（炮）、良姜各 180 克。

【用法】上药为末，面糊为丸，如梧桐子大。空腹时用米食送下 30 丸。

【功用】温中散寒，化浊止泻。

【主治】湿泻。

【方义】本方证主治寒湿之邪内侵，以致脾失健运，升降失调，传导失司而引起的大便泄泻。由于寒侵湿淫，脾阳被困，故方中选用一类辛热之品，温中散寒，化浊止泻。方用肉桂，辛甘大热，温中助阳，散寒止痛，以止湿盛泄泻，湿泻由因是土为木克，土不能防水所致，而肉桂可以抑肝扶脾，故五苓散、滋贤丸等行水剂中多用肉桂。荜茇、良姜、干姜俱属辛热，均有温中散寒之效，诸药合用，即可治疗寒温内侵以致泄泻的脏寒证。

【方名释】在中医方剂中，凡以"戊己"而命名的方剂可见于多处。如在《太平惠民和剂局方》、《幼幼新书》、《养生必用》、《朱氏集验方》等医籍中均同载有方剂内容不同而命名一致的"戊己丸"。在《症因脉治》中载有"戊己汤"，而这个"戊己汤"又是《伤寒论》中芍药甘草汤的异名。可见以戊己命名的方剂较多，本方为了和其他"戊己"相区别，故命名为"大戊己丸"。

"戊己"之名见于天干，天干同地支合称为干支。干有十干，即：甲、乙、丙、丁、戊、己、庚、辛、壬、癸。地支十二，即子、丑、寅、卯、辰、巳、午、未、申、酉、戌、亥。相传，干支为天皇氏所创，在黄帝时大挠开始用干支相配作六十甲子，以纪时。在汉代以前干支相配只用来纪日，到汉代建武以后，开始用干支相配纪年、月、日、时。天干是依"洛书"之数，立为十干，并依阴阳之理，分为阳干、阴干。阳干是甲、丙、戊、庚、壬；阴干是乙、丁、己、辛、癸。若将十干与五行、方位及脏腑相配，就成为：东方肝胆为甲乙木，南方心大肠为丙丁火，西方肺小肠为庚辛金，北方肾膀胱为壬癸水，中央脾胃为戊己土。故《内经·藏气法时论》曰："脾主长夏，足太阴阳明主治，其日戊己。"这里是讲，脾主长夏（六月）土之气，戊己属土又分阴阳，戊为阳土，己为阴土。阳土内应足阳明胃经，阴土内应足太阴脾经，故胃旺在戊日，脾旺在己日，所以《内经》言"其日戊己"。

由此可见，十干中戊己，即指脾胃。本方因为主治脾胃寒湿所引起的泄泻，故《秘方证治要诀方》将本方命名为"大戊己丸"。

# 大　陷　胸　汤

【出处】《伤寒论》

【组成】大黄 10 克（去皮），芒硝 10 克，甘遂 1 克。

【用法】上三味，用水 600 毫升，先煮大黄，取 200 毫升，去滓，纳芒硝、煮一两沸，纳甘遂末，温服 100 毫升。得快利，止后服。

【功用】泻热逐水，破结通便。

【主治】结胸证。不大便五六日，舌上燥而渴，日晡小有潮热，以心下至少腹硬满而痛不可近，或短气烦躁，脉沉而紧，按之有力者。

【方义】本方证为大结胸证，系热邪与水饮互结胸腹，影响津液不能输布所致。此证重而且急，病位较高，非峻剂泻热逐水，使水热速从大便而去不能为功。方中甘遂尤善峻下泻水逐饮，泄热散结，使结于胸间水与热从大小便而去；大黄苦寒长于荡涤邪热，共泻水热互结之邪，为主药；芒硝咸寒泻热软坚，助主药破除积结，推陈致新，为辅佐药。药虽三味，而量大力专效宏，为泻热逐水散结之峻剂。

【方名释】本方是泻热逐水散结峻剂，为治疗水热结实之大结胸证而设。大结胸证，是太阳病之变证，因邪气结聚，停于胸腹而发生以疼痛为主的证候。又因其邪结聚部位较为广泛，故称为大结胸证。大结胸证形成的原因，柯韵伯认为："此因误下热入，太阳寒水之邪，亦随热而内陷于胸胁间。水邪、热邪结而不散，故名曰结胸。"大结胸证见于临床有三大特征，即脉沉而紧，心下痛，按之石硬。严重时，其病位可以心下至少腹硬满疼痛而不可近。按照"结者散之"、"留者攻之"的原则，治以破结攻下、逐水泻热，方用大陷胸汤。

为了理解"陷胸"的含义和"结胸证"的病位，不妨将大陷胸汤和大承气汤加以对比。这两首方剂颇相类似，组成亦皆用大黄、芒硝，二者均系治疗里热结实之证。但因二者病因病位不同，所以在用法上亦有差别。尤在泾曰："大陷胸与大承气汤其用有心下与胃中之分。以愚观之，仲景所云心下者，正胃之谓；所云胃中者，正大小肠之谓也。胃为都会，水火并居，清浊未分，邪气入之，夹痰夹食，相解不成则成结胸；大小肠者，精华已去，糟粕独居，邪气入之，但与秽物结成燥粪而已。大承气汤主肠中燥粪，大陷胸主心下水食。"可见，大陷胸汤证治在上，大承气汤用治偏下，高位者陷之，居下者承之，势之常理。

所谓"陷"，包括下面几个意思：①《说文》曰："陷，高下也。"②《说文》又曰：陷者，"陊也"即落的意思。③《广雅》曰："城破曰城陷。"有溃散、溃破之意。④《史记·灌夫传》曰："战常陷坚。"成语中亦有"冲锋陷阵"之词，其中"陷"者，均有深入敌阵之意。以上说明，"陷"含义广泛，不仅有从高而下、从高而落之意，而且也包括深入、溃破的意思。

大结胸证，病位居上，"以心下至少腹硬满而痛不可近。"

而且病因为热与水饮互结，应当迅疾陷下。故成无己曰："结
胸为高邪，陷下以平之。故治结胸曰陷胸汤。"以使水饮秽浊
陷落而下，荡涤无余。

# 大补黄庭丸

【出处】《张氏医通》

【组成】人参30克，茯苓30克，山药60克。

【用法】上药为末，用鲜紫河车一具，河水2升，稍入白
蜜，隔水熬膏，代蜜为丸。每服9克，空腹时用淡盐汤送下。

【功用】健脾益气。

【主治】虚劳久病，食少便溏，不宜阴柔腻滞之药者。

【方义】虚劳一证，多因损及脾胃，使气血乏源，内不能
调和五脏六腑，外元以洒陈营卫经脉所致。故当重在健脾益
气。方中人参补元气，益脾气，《本草纲目》谓人参"治男妇
一切虚劳。"山药补脾气，益脾阴，《本草经》说："山药能健
脾补虚，滋精固肾，治诸虚百损，疗五劳七伤。"茯苓渗湿健
脾。紫河车益气养血。四药合用，共成健脾益气之功。

【方名释】"大补黄庭丸"，或可名谓"大补脾气丸"。因
道家认为，脾为"黄庭"，故名。"黄庭"，据王明《黄庭经
考》，认为"黄庭"一词早见于东汉晚期。桓帝延禧八年，边
韶《老子铭》云："出入丹庐，上下黄庭。"《列仙·容城公
传》："道贯黄庭，伯阳抑畴。"后《黄庭经》始沿用其义。梁
丘子在注解《上清黄庭内景经》中说："黄者中央之色也，庭
者四方之中也。外指事，即天中、地中、人中；内指事，即脑
中、心中、脾中。故曰黄庭也。"务成子在《太上黄庭外景
经》中说："黄者二仪之正色，庭者四方之中庭。近取诸身则
以脾为主，远取诸象则天理自会。"因此，一般认为人身上、
中、下三部均有"黄庭"，而以脾为其主宰。所以后世多以
"黄庭"作脾的代名词。本方意在补脾，而以黄庭替代，故名

为"大补黄庭丸"。

# 子 午 丸

【出处】《世医得效方》

【组成】榧子（去壳）60 克，莲肉（去心）、枸杞子、白龙骨、川巴戟（去心）、破故纸（炒）、真琥珀（另研）、芡实、苦楮实（去壳）、白矾（枯）、赤茯苓（去皮）、白茯苓（去皮）、文蛤、莲花须（盐蒸）、白牡蛎（煅）各 30 克。

【用法】上药为末，酒蒸肉苁蓉 560 克，烂研为丸，如梧桐子大，朱砂 45 克，研细为衣。浓煎萆薢汤，空腹时吞下。

【功用】交济心肾。

【主治】心肾俱虚，梦寐惊悸，体常自汗，烦闷短气，悲忧不乐，消渴引饮，溲下赤白，停凝浊甚，四肢无力，眼目昏花，形容瘦悴，耳鸣头晕，恶风怯冷。

【方义】本方证治心肾俱虚所致诸症，心脏属火，肾脏属水，故治宜交济心肾。方中诸药一方面用枸杞、龙骨、巴戟、牡蛎等双补肾之阴阳，一方面用莲肉、琥珀、茯苓等养心安神，使心肾相交，水火既济，而诸症自愈。

【方名释】

1. 子午说

《周易》在建立起天人合一的理论体系和阴阳转化学说之后，又通过河图和洛书之说，将五行纳入到《周易》体系。如五行在河图的配置方位是：天一生水，以地六成之，水在北方；地二生火，以地七成之，火在南方……接着《周易》、五行又同天干、地支联系起来。它们相互配合的方位是：

东方甲、乙、寅、卯木，应乎正月、二月居于震宫。

南方丙、丁、己、午火，应乎四月、五月居于离宫。

西方庚、辛、申、酉金，应乎七月、八月居于兑宫。

北方壬、癸、亥、子水，应乎十月、十一月居于坎宫。

中央戊、己、辰、戌、丑、未土，应乎三月、六月、九月、十二月，于时旺于四季，居于中宫。见图4。

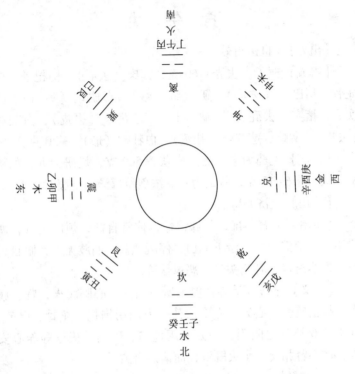

**图4　天干地支方位图**

从上图可以看出，在十二支配五行方位中，子、午、卯、酉为四正，东、西、南、北为四方。子、午分别表示北和南。

由于子为北方，属于坎水；午为南方，属于离火。所以就其方位言，二者相对；就五行言，水火相克；若以阴阳论，则二者不能匹配。所以相命家将这种情况称为"子午相冲"。相冲，即是相克。在十二地支中，因为每隔六位数就要彼此冲激一次，所以叫"六冲"。在六冲中最终的是同类相冲，所谓同类相冲就是指八字中的干支，天干相同，地支相冲。如某人的八字中既有甲子，又见甲午，其中天干甲和甲同，但地支的子午相冲。这种八字，相命家便认为不怎么样，这种人会一时禄高名重，但难免终有一失。过去，在男女缔结婚姻时，也要避开六冲。不过相命家有时也作具体分析，如果出"子午卯酉全"，也不能因为子、午在一起，就作破败定论。

2."子午"方名释

"子午丸"一方，原载元·危亦林《世医得效方》。本方所治诸症，俱为心肾虚衰所致。心，为午，指南，属于离火；肾，为子，指北，属于坎水。危氏认为心肾虚衰的原因，是由于"子午相冲"，而本方有使子午无克，水火相济之功效，故以"子午"取作方名。

# 上 池 饮

【出处】《寿世保元》

【组成】人参3克，白术4.5克，白茯苓15克，当归3.6克，川芎3.6克，白芍3克，生地3克，熟地3克，南星3克，半夏3克，羌活3.8克，陈皮2.4克，防风1.8克，天麻3克，牛膝2.4克，红花1.2克，柳枝1.8克，黄芩2.4克，黄柏0.9克，酸枣仁2.4克，乌药1.2克，炙甘草1.2克。

【用法】上锉一剂。水煎去滓，兑入竹沥、姜汁，清旦时温服。

【主治】一切中风，左瘫右痪，半身不遂，口眼歪斜，语言謇涩，头目眩晕，筋骨时痛，或头痛，心中怔悸，痰火炽盛，血气大虚者。

【方义】中风发病是在素休气虚血亏的基础上，逐渐发展，使阴阳失调，产生阴陷于下，阳亢于上，血随气逆，挟痰挟火，横窜脏腑与经络所致。故方中用大队补益气血之品，诸如八珍扶正培本，用羌活、防风、柳枝之类疏散经络中风邪，半夏、竹沥、南星等祛风豁痰，以牛膝引血下行，折其亢阳，芩柏清泻肝火，天麻平肝熄风。诸药合用，既可照顾气血，又能祛风涤痰、熄风通络，故为治疗中风之良方。

【方名释】方名上池饮，意谓此方如同上池之水，疗效卓著，故能治疗一切中风等危重病证。

"上池水"亦名半天河，是指未至地之水，如承取的露水、竹木上的水等。陶宏景曰："此竹篱头水，及空树穴中水也。"关于"上池水"，在《战国策》、《史记》中均有记载，讲的是扁鹊得道行医的一段故事传说。

扁鹊年少时，在一家客馆当主管人。那时，有一位叫长桑君的客官路经这里，客馆里的人对长桑君都很一般，只有扁鹊认为长桑君奇特不凡，所以对长桑君非常恭敬，而长桑君也认为扁鹊不是一个平常的人，因此对扁鹊也十分尊重。一天，长桑君请扁鹊要单独谈谈，谈话中，长桑君对扁鹊说："我有一个秘方，现在因为我年纪老了，想把秘方传给你，希望你不要公开和泄露出去。"扁鹊恭恭敬敬地答应了。于是，长桑君从怀中取出一些药给了扁鹊，并告诉扁鹊说："喝这些药，要用上池水调服，服用三十天后，就可以洞察事物了。"说完长桑君又将秘方拿出来，交给扁鹊，等扁鹊接受秘方后，长桑君突然不见了，扁鹊才恍然醒悟知道长桑君不是凡人。后来，扁鹊遵照长桑君的嘱咐去做，用上池水和药服用了三十天，忽然能看见站在墙那边的人。以后扁鹊就依靠这种本领看病，完全能够看见人的五脏，并且能看见腹内结块和病根。

"上池饮"的方名，就是以这段故事中所讲的上池水为比喻，说明这首方剂，犹如扁鹊饮用的上池水一样，神效不凡，故名为"上池饮"。

# 千　缩　汤

【出处】《妇人大全良方》

【组成】齐州半夏7枚（制），皂角（去皮、炙）3厘米，炙甘草3厘米，生姜如指大1块。

【用法】上药用水250毫升，煮至125毫升，顿服。

【功用】燥湿化痰，平喘。

【主治】痰喘不能卧。

【方义】本主证为湿痰壅阻胸膈，上犯于肺，治节无权，则痰喘不能卧。湿痰所生由于水湿不运，脾为湿困，而成为生痰之源。故用半夏燥湿化痰，半夏以齐州产者为佳，所以方中言齐州半夏，半夏辛温，性滑体燥，为燥湿利痰之要药。皂角可祛除顽痰，故仲景有皂角丸治咳逆上气。皂角性燥气浮能治风湿痰喘，顽痰壅塞胸膈。甘草以调和诸药，且姜草能够和中又能监制半夏燥散之性，故本方有燥湿化痰平喘之效。

【方名释】本方选自宋·陈自明《妇人大全良方》，主治"痰喘不能卧"。喘不得卧、痰涌量多成为危候，所以用半夏、皂角化痰下气，以使肺气复降，喘急得平。方名"千缗"者，言指这一方剂可使重证转危为安，痰消喘止得以平卧，故喻该方贵重如同"千缗"，价值千金。

"缗"通镪，《说文》中云："业也，买人占"。缗，是一种缗钱，也叫贯钱。一缗规定要穿钱一千。在汉代，缗钱是计算工商业者财产的单位名称，也是征收资产税的名称。凡工商业者有缗钱两千，就要交一"算"的税（一算是一百二十文）。故《史记》中有诸贾人"各以其物自占，率缗钱二千而一算"的记载。在晋代王嘉的《拾遗记》中亦云："因墀国献……玉钱千缗，其形如环。"可见，千缗汤言"千缗"者，即谓得到此方，如同得到"千缗"之钱，贵重非常。

# 乞力伽散

【出处】《妇人大全良方》

【组成】白术、白茯苓、白芍药各30克，甘草15克。

【用法】上药研为细末，每服6克，用生姜、大枣煎服。

【功用】健运脾胃，补益气血。

【主治】妇人脾虚蒸热、血虚肌热等。

【方义】本方证治妇人平素脾胃虚弱，气血不足加之产后劳伤或感伤外邪，以致腹痛肢冷，肌热自汗等，成为血风劳证者。方中白术补益脾气固表止汗，且白术内充六府，外御百邪，味重金浆、芳逾玉液，故能补虚劳而治肌热。白茯苓借松木之气，得神土之情，是为脾家要药，故能健脾益肌。方中白芍偕白术健脾补劳，并有敛阴养血之功，且白芍补而能收，可泻土中之木，可行血中之滞，故用于阴虚血热。如此脾胃兼补，热清汗止，故为妇科之良方。

【方名释】稽含南《方草木状》云："药有吃力伽，即术也。"吃力伽为音，又译为乞力伽。术，在《尔雅·释草》中说："术，枪蓟。"枪蓟将其根、干、枝、叶连在一起很像古篆字的"术"字，故将枪蓟称为术。术在古方以及《本经》中，不分苍术和白术，通称为"术"。到梁朝时，陶弘景才将术分为白术、苍术两种。枪蓟即指白术，枪者，鼓槌。古代西域诸国（即现在新疆维吾尔自治区一带）称白术为吃力伽（或乞力伽）。唐代王焘《外台秘要》中载有"吃力伽散"治妇人血虚肌热，宋代陈自明《妇人大全良方》亦载有"乞力伽散"（即本方），均因方中选用乞力伽——白术，而命名为"乞力伽散"。

# 四 画

## 六 一 散

【出处】《伤寒直格》

【组成】滑石180克，甘草30克。

【用法】上药共为细末，每服9～18克，包煎，或温开水调下，日服2～3次。

【功用】祛暑利湿。

【主治】感受暑湿证。症见身热烦渴，小便不利，或泄泻。

【方义】本方为治暑热之常用方。暑为阳邪又多挟湿，故治当清热利湿。方中滑石味淡性寒质重而滑，淡能渗湿，寒能清热，重能下降，滑能利窍，故能上清水源，下利膀胱水道，除三焦内蕴之湿热，使从小便而出，以解除暑湿邪气而致的心烦、口渴、尿涩淋痛等症。甘草甘平，生用凉而泻火，又得中和之性，有调补之功，能泻火和中，且能缓和滑石的寒滑之性，为佐使药。方中药虽两味，但构思巧妙，组方严谨，有清热而不留湿，利水而不伤正之妙，故二药合用，能使表里三焦暑湿之邪从下焦渗泄，所以用治热、渴、淋、泻诸证。

【方名释】

1. 五行生成数解

五行学说，是以阴阳为纲，以五种具有普遍意义的物质，即木、火、土、金、水生克制化的错综变化，而建立的具有一定自然哲学意义的理论。五行，最早见于《尚书·洪范》，其曰："五行，一曰水，二曰火，三曰木，四曰金，五曰土。"

东汉，郑玄在用五行解释天地之数时说："数者五行，佐天地生物成物之次也。易曰：天一地二，天三地四，天五地六，天七地八，天九地十。而五行自水始之，火次之，木次之，金次之，土为后"。郑玄认为，五行之数即《周易·系辞》说的天地之数。天地之数各有五：一、三、五、七、九，这五个奇数称为天数：二、四、六、八、十，这五个偶数称为地数。而一、二、三、四、五和六、七、八、九、十这两组数字分别表示五行水、火、木、金、土的顺序。在五行中，每一行都各具形质，其中只有水与火最为轻清，为万物造化之初，故天以一奇生水，地以二偶生火。古人认为凡物先由于水而后成形，把水视为万物之先，故水数为一。化生已兆，必分阴阳，既有天一之阳水，必有地二之阴火，故火次之，其数为二。阴阳既合，势必发生，水气生木，其数为三。发生之后，必有收杀，是以燥气生金，其数为四。土为水、火、木、金之依赖，且居中，统乎四方包藏万物，故土居全数之中，其数为五。

如果把天地之数同五行相配合，就产生了生数和成数。一、二、三、四、五就分别代表水、火、木、金、土的生数，表示生万物之数。在每个生数上再加上一个土数五（因土能生成万物），即得六、七、八、九、十，五个数，它们则分别代表水、火、木、金、土的成数，以表示成万物之数。

2. "六一散"方名释

本方名为"六一散"，又名"天水散"者，是取"天一生水，地六成之"之义。上文以五行说对天地生成数作了一些解释，说明天地之气各有五个数，天数为奇、地数为偶。如果仅有奇数，没有偶数相配，就成了有阳无阴，这样还不能生成万物。因此，一定要把五行的生数和成数相互配合。也就是将一、三、五、七、九，五个天数和二、四、六、八、十，五个地数各相配合，这样天地之气才能生化万物。具体天地生成数的配合情况是这样的：

地六配天一，即成为天一生水，地六成水。

地二配天七，即成为地二生火，天七成火。

地八配天三，即成为天三生木，地八成木。

地四配天九，即成为天四生金，地九成金。

地十配天五，即成为天五生土，地十成土。

后来，五行生成数学说，逐渐被运用到医学方面，发展成为脏象之数。《内经·金匮真言论》曰："东方色青，入通于肝……其数八；南方赤色，入通于心……其数七；中央黄色，入通于脾……其数五；西方白色，入通于肺……其数九；北方黑色，入通于肾，开窍于二阴……其数六。"这里说的八、七、五、九、六几个脏象之数，皆言成数。"六一散"，主治感受暑湿，小便不利，故用滑石利窍之品，使湿热从小便而出。本方既为利水之剂，又因其脏象之数为"六"，故依"地六配天一之说"取"天一生水，地六成水"之义名曰"六一散"，又名"天水散"。

或问：既"天一生水，地六成之"，何不以"一六"为名，反以"六一"为名者何？这是因为，天为乾，地为坤。坤居上，乾居下，而成为"泰"。就天地说，天高在上，地卑在下，二者截然是对立的。这里天反居于下，地移位于上，位置一交换，对立面反而"相反相成"达到了统一，于是天地气交万物通达，故地"六"在先，天"一"居后，取名"六一散"。

# 六 神 丸

【出处】《雷允上诵芬堂方》

【组成】珍珠粉、牛黄、麝香各4.5克，雄黄、蟾酥、冰片各3克。

【用法】依法制丸如小米大，百草霜为衣，每次服五至十粒，小儿酌减，口中噙化，或温开水送服。外涂水调适量。

【功用】清热解毒，消肿止痛。

【主治】单双乳蛾，喉风喉痛，症见咽喉肿痛，咽下困难等。

【方义】本方证是由于痰涎火毒炽盛所致的咽喉红肿疼痛，故应治以清热解毒，消肿止痛之法。方中牛黄、珍珠清热化痰；蟾酥消肿止痛；雄黄解毒散结；冰片、麝香芳香透肌，增强解毒消肿之功。诸药合用，即可清热解毒，消肿止痛。

【方名释】六神丸距今已有二百五十余年的历史。其声誉卓著，是和它悠久历史分不开的。二百多年前精于医术的雷大升（字允上、号南山），在苏州开设"诵芬堂药铺"。他在医疗实践中，积累了不少民间验方、单方，并结合自己的临床经验，对古传的六神丸处方进行了多次修改，并逐步形成了一整套独特的加工方法，从此六神丸的疗效越来越佳，因其用药六味，疗效如神，且为丸剂，故名"六神丸"，成了名扬天下的良药。

六神者，谓六宗之神。洪兴祖谓"时、寒、日、月、星、水旱"为六宗。汉代刘向《九叹·远逝》："合五岳与八灵兮，讯九魖与六神。"是言六宗之神总司人间寒热温凉。六神丸主要用于寒热所致的咽喉肿痛，如六宗之神能祛寒暑，故以"六神"名之。

# 六味地黄丸

【出处】《小儿药证直诀》

【组成】熟地黄 24 克，山萸肉、干山药各 12 克，泽泻、丹皮、云苓各 9 克。

【用法】上为末，炼蜜丸，如梧桐子大。成人每服 6～9 克，空腹淡盐汤送下。小儿每服 1.5～3 克，空腹温开水送下，每日三次。

【功用】滋肾阴，补肝血。

【主治】肝肾阴虚，头目眩晕，眼花耳聋，咽喉燥痛，腰膝酸软，自汗盗汗，骨蒸劳热，遗精早泄，消渴引饮，小便频数，尿血便血，虚火牙痛，齿龈出血，须发早白。妇女月经先期，经来量少。小儿囟开不合，羸瘦骨蒸，行迟、语迟、齿迟。舌红少苔，脉细数。

【方义】本方为补阴代表方。以滋阴补血的熟地黄作为主药，又以敛阴滋水的山萸肉加强熟地的补性，更以益气补脾的山药为助，配合而成"三补"。也可以说，以熟地滋养肾阴（足少阴），山萸肉收敛肝阴（足厥阴），山药调理脾阴（足太阴），故称"三阴并治"。实际上仍以滋养肾阴为主。由于肝肾不足，常有虚火上炎，故以泽泻泻肾火，丹皮泻肝火，茯苓渗脾湿，配合而成"三泻"。这样本方就把补虚与去邪结合起来，补中带泻，寓补于泻，以泻助补，三补与三泻，相反而相成，共奏补阴之效。

【方名释】六味地黄丸，原名地黄圆（丸），最早见于北宋钱乙之《小儿药证直诀》。钱乙（1035—1117 年），字仲阳，郓州（今山东郓城县）人。钱氏专业儿科四十年，积有丰富的临症经验。在 1114 年，他的学生阎季忠将他的理论、医案和验方加以整理，编成了《小儿药证直诀》，这是我国现存最早的一部儿科专著。钱乙是北宋年代一位杰出的医学家，其学术远溯《内》、《难》及仲景之学，近继《太平圣惠方》等医学成就，堪称儿科鼻祖，但其影响又远远超出了儿科的范围。钱乙在运用方药方面也有独到之处，他善于化裁古方和创制新方，如治小儿心热的导赤散、治消化不良的异功散、治肾阴不足的地黄丸等，大都有效，并为后世医家所常用。钱氏在五脏辨病时认识到，小儿肾病实证很少，他在《小儿药证直诀》中曰："肾主虚，无实也。惟疮疹，肾实则黑陷。"同时，他又认为小儿为纯阳之体，勿须补阳，只须补益肾阴，故立"地黄丸"方。

"地黄丸"脱胎于《金匮要略》所载的崔氏八味丸，并去掉肉桂附子，名曰："地黄丸"。从此地黄丸成为滋补肾阴的基础方。迄明，医学家薛己，对肾阴尤为注重，凡肾阴虚者，尽用地黄丸方。故《四库全书目录提要》在论及地黄丸立方时说："本后汉张机《金匮要略》所载崔氏八味丸，乙以为小儿纯阳，无须益火，除去肉桂附子二味，以为幼科补剂。明薛己承用其方，遂为直补真阴之圣药。"随之，于1529年，薛己在其所著的《正体类要》中，正式提出了"六味地黄丸"。从此，养阴学派便将"六味地黄丸"奉为补养命门真水之剂。"六味地黄丸"一方，性质和平，不寒不燥，补中有泻，补而不滞，虽为三阴并补，实以补肾阴为主。后世许多滋补肾阴的方剂皆本此而出，所以本方为滋补肾阴的基础方。

　　"六味"从字义上讲，是六味药。1114年钱氏在立地黄丸方时选用的即是此六味药，当时钱氏为何不直名"六味地黄丸"，而到四百年后才又名"六味地黄丸"？这是因为六味地黄丸较地黄丸的治疗目的更加专一，已成为"壮水之主，以制阳光"之专剂；同时，其治疗范围也扩大了，故在地黄丸前面加上了"六味"二字，尤其是方首冠以"六"字，就包含了较为深刻的意义。《说文》曰："六，易之数，阴变于六。"《易·系辞》在筮法及求爻定卦时讲，如果最后变出九，就称为老阳，如果变出六，就称为老阴，故言"阴变于六"。清·吴仪洛曰："六味地黄丸，纯阴重味，润下之方也。纯阴，肾之气；重味，肾之质；润下，肾之性。非此为能使水归其壑。"正由于"六"为老阴之数，"地黄丸"为纯阴之剂，故在方名冠之以"六"，是十分合理而又巧妙的。这是其一。其二，"六"是成水之数。《周易》以奇偶分天地之数，一、三、五、七、九，五个奇数为天数，二、四、六、八、十，五个偶数为地数，结合五行，则"天一生水，地六成之"。故"六"为成水之数。肾在人体位置居下，五行就将肾归属于水。《素问·金匮真言论》曰："阴中之阴，肾也。"又曰："北方黑色，入通于肾，……其数六。"说明"六"即为肾的代名词，因地黄丸有滋补肾阴真水的功效，故又取数于

"六"。

总之，自公元1114年地黄丸问世，至公元1529年养阴学派将地黄丸前面冠以"六味"，其间经历了四百余年。这一时期，医家对地黄丸的认识逐渐得到了统一，都把地黄丸作为"壮水之主，以制阳光"之剂，都认为有必要将地黄丸这种作用加以肯定和强调，故特意将"六"这个老阴、成水之数加在地黄丸前面，醒目的表示本方有滋阴壮水的功效，方中地黄者，李中梓曰："六味丸以之为首，天一所生之本也。"故方名"六味地黄丸"。

# 天 一 丸

【出处】《不居集》

【组成】天冬、麦冬、当归、生地各30克，茯苓、山药、黄柏、知母、酒连、黄芪各60克，五味子、朱砂（另研为末）各30克。

【用法】上药研末，炼蜜为丸，如梧桐子大，朱砂为衣。空腹时盐汤送下。

【功用】降心火，益肾水。

【主治】肾水不足，心火独旺，虚烦少寐，心悸健忘，咽干耳鸣，舌红，脉细数。

【方义】本方证治肾水不足，心火独旺，心肾不交，故见虚烦，少寐诸症，治宜降心火，益肾水，故方中用二冬、当归、生地、山药等补肾益水，用知柏、酒连清心泻火、使心火下降于肾，肾水上济于心，心肾相交，水火既济，而诸症自愈。

【方名释】本方名为"天一丸"，主治肾水不足诸症。其"天一"一语，系引自"河图五行生成数"。因"河图以天一生水"之故，取名"天一丸"。河图五行生成数渊源于《周易》。《易·系辞》曰："天一、地二、天三、地四、天五、地

六、天七、地八、天九、地十。天数五，地数五，五位相得而
各有合。"上面十个数，有奇有偶。凡奇数一、三、五、七、
九都代表天；凡偶数二、四、六、八、十都代表地。所以说天
数五，一、三、五、七、九；地数五，二、四、六、八、十。
若将天、地数各自累计相加，即得到五十五，这便是天地总
数。故《系辞》说："五位相得各有合"。张介宾在《五行生
成数解》中说："天地生成，莫不有数，圣人察河图而推定
之，其序曰：天一生水，地六成之……如草木未实，胎卵未
生，莫不先由于水，而后成形，是水为万物之先，故水数
一。"从五行生成数说明天一能够生水，本方治证为肾水不
足，所以立方者意图通过生水之法，以蠲诸症，故名"天
一"。

# 天王补心丹

【出处】《摄生总要》

【组成】生地黄 120 克，人参、丹参、元参、白茯苓、五
味子、远志、桔梗各 15 克，当归、天门冬、麦门冬、柏子仁、
酸枣仁各 60 克。

【用法】上药为末，炼蜜为小丸，朱砂为衣，每服 9 克，
温开水送下。

【功用】滋阴养血，补心安神。

【主治】阴亏血少。症见虚烦少寐，心悸神疲，梦遗健
忘，大便干结，口舌生疮，舌红少苔，脉细而数。

【方义】本方功效是滋阴养血，补心安神。方中生地滋补
肾水，滋阴降火，兼以养心安神，是为君药。天冬、麦冬、元
参皆甘寒咸寒之品，助生地滋阴清热。当归、丹参补血调血，
使心血足而神自安；人参、茯苓益气宁神；酸枣仁、五味子养
肝血，敛心神；柏子仁、远志、朱砂养心、清心、安神；桔梗
载药上浮，不使速下。诸药合用，共成滋阴安神之剂，滋中寓

清，心肾两调，标本兼治。

【方名释】传说："天王补心丹"为唐代僧人道宣所创。道宣晚年，居终南山白泉寺，为了创立佛教"律宗"派，每日在"天王殿"中诵经念佛，不舍昼夜。尤其是课诵倍加劳心，如他在"暮时课诵"的时候，先要把"南无莲池海会佛菩萨"称三遍，然后把"佛说阿弥陀经"念诵一遍，再把"往生咒"诵三遍。最后还要课诵《礼佛千悔文》、《蒙山施食仪》、《祝愿偈》、《净土文》、《三皈依》、《伽兰赞》等佛经。为此，道宣过劳其心，成为心劳。"天王"念其课诵劳心，故在道宣梦中授予此方，专于补心，名为"天王补心丹"。后来，道宣将此方公诸于世，凡劳心之人，尽可服用。近年，在甘肃敦煌莫高窟石室中发现，唐人写本佛经的末尾，有"毗沙门天王奉宣和尚补心丸方"的记载，与传说颇相吻合，方中所用药物也基本相同，故可认定"天王补心丹"一方为道宣所创。

道宣（596~667），俗姓钱，江苏镇江人，是佛教律宗南山宗的创始人，一生专究戒律，曾在长安参加玄奘译经道场。晚年居终南山，创设戒坛，制定佛教受戒仪式，从而使律学成为专门学问，开创了佛教律宗派。因道宣居终南山，故又名"南山宗"、"南山律宗"。道宣弟子有数千人，其中著名的有大慈、怀素等。道宣一生爱好医药，故与孙思邈为友，且交往甚密。

毗沙门天王，是佛教"四大天王"之一。四大天王在寺庙中都供奉在"天王殿"内，殿正中坐的是弥勒佛，分列在弥勒佛两旁的就是四大天王。这四位天王分别是：东方称持国天王，名字叫多罗吒。持国是个意译，意思是慈悲为怀，保护众生。南方称增长天王，名字叫毗琉璃。增长的意思是能传令众生，增长善根，护持佛法。西方称广目天王，名字叫毗留博叉。广目的意思是能以净天眼随时观察世界，持护人民。北方称多闻天王，名字叫毗沙门。多闻的意思是福德之名，闻于四方。据佛经载，天王补心丹就是这位天王授予道宣和尚的。

在"四大天王"中，多闻天王毗沙门，在唐宋时声名极为显赫。传说在天宝元年（公元742年），新疆安西城（现在的库车县）被蕃兵围困，有表请兵救援，只是路途遥远，救兵短时难到。所以唐明皇让不空和尚请毗沙门天王救援。毗沙门受请后，便立即赶往安西城。等他出现在安西城城北门楼时，他那金身，大放光明，并有数百名身着金甲的神兵助威，一时鼓声震闻三百里，为之地动山崩。蕃兵大惧，望风而逃。唐玄宗闻奏大悦，敕令在各州府城西北隅都要供奉天王，在佛寺中又单独把毗沙门天王别院安置。从此，毗沙门天王成了"保护神"，天王庙、天王堂在当时随处可见，就连药方中的"天王补心丹"也认为是毗沙门天王所赐。


# 专翁大生膏

【出处】《温病条辨》

【组成】人参1000克，茯苓1000克，龟板（另熬胶）500克，乌骨鸡1对，鳖甲500克（另熬胶），牡蛎500克，鲍鱼1000克，海参1000克，白芍1000克，五味子250克，麦冬1000克（不去心），羊腰子8对，猪骨髓500克，鸡子黄20枚，阿胶1000克，莲子1000克，芡实1500克，熟地黄1500克，沙苑蒺藜500克，白蜜500克，枸杞子（炒黑）500克。

【用法】上药分四铜锅（忌铁器，搅用铜勺），以有情归有情者二、无情归无情者二，文火细炼三昼夜，去滓；再熬六昼夜；陆续合为一锅，煎炼成膏，末下三胶，合蜜和匀，以方中茯苓、白芍、莲子、芡实为细末，合膏为丸。每服6克，渐加至9克，一日三次，约一日30克，期年为度。

【功用】滋养肝肾、培养阴液。

【主治】燥久伤及肝肾之阴，上盛下虚，昼凉夜热，或干咳，甚则痉厥者。

【方义】本方证治秋燥伤阴，治宜滋养肝肾，培养阴液。故方中虽药物繁多，但终究不离其宗，用有情、无情之品，滋肝肾、培阴津，而诸证自除。

【方名释】方名"专翕大生膏"，其"专翕大生"一语，系引自《周易·系辞传上》。《系辞》曰："夫乾，其静也专，其动也直，是以大生焉。夫坤，其静也翕，其动也辟，是以广生焉。"专，指纯一、集中。韩康伯注："专，专一也。"翕，指收缩、收敛。韩康伯注："翕，敛也。"《易·系辞》这段话，孔颖达在《周易正义》中，解释的颇为精当，故录如下："乾是纯阳，德能普备，无所偏主，唯专一而已。若气不发动则静而专一，故云其静也专。若其运转，则四时不忒，寒暑无差，刚而得正，故云其动也直。以其动静如此，故能大生焉。夫坤，其静也翕，其动也辟，是以广生焉者，此经明坤之德也。坤是阴柔，闭藏翕敛，故其静也翕。动则开生万物，故其动也辟，以其如此，故能广生于物焉。天体高远，故乾云大生；地体广博，故坤云广生。对则乾为物始，坤为物生，散则始亦为生，故总云生也。"

"专翕大生膏"由清·吴鞠通所拟制，载于《温病条辨·卷三》中，是为治疗秋燥伤阴而设。燥之于人，易伤及肝肾之阴，使人上盛下虚，昼凉夜热，甚则痉厥躁动不安。治当滋养肝肾，培养阴液。吴氏说："肾水足则静，自能安其专翕之性。"并不因燥而至躁动。所以，吴氏取《易·系辞》中"乾其静也专，是以大生；坤其静也翕，是以广生"之义，遂将本方命名为"专翕大生膏"。

# 水火既济丹

【出处】《惠直堂经验方》

【组成】茯苓 120 克，山药、柏子仁各 90 克，归身、生地、五味、龙眼肉、枸杞、秋石、麦冬、莲肉、元参各60克，丹参45克。

【用法】上药共为末，用芦根捣汁，打芡实粉糊为丸，如梧桐子大。每服3克，渐加至6克，早晚白汤送下。

【功用】养心血，益心气，滋肾水。

【主治】心肾两虚，失眠，健忘，遗精。

【方义】心主血藏神，肾主志藏精，精虽藏制在肾，然其主宰在心。若心火亢盛，或肾水不足，以致心肾不交，就会出现健忘、失眠、遗精等症。故本方用了两队药品，以交心肾。一队药品专以降心火，清心安神；一队药品专以滋肾水，补肾固精。

清心安神药有：茯苓、柏子仁、归身、龙眼肉、麦冬、丹参等。茯苓，寄生于松根，有依附之义，凡魂不守舍者用之，故能宁心安神。柏子仁入心可养神，入肾能定志，并能使心血与肾水相互权溉，为交心肾之品。方用归身补血，龙眼肉补心。丹参色红合于丙丁，独入心家。麦冬得西方之正色，禀秋金之微寒，可折心火，有清心除烦安神之效。

滋肾固精药有：山药、生地、枸杞、五味、秋石、莲肉、元参等。山药补肾涩精，枸杞补肾填精，生地、元参清热养阴亦为补肾之要药。枸杞、五味子不仅可益肾固精，而且有清君相之火，交济心肾的作用。秋石为人中白煅炼而成，有"滋肾水，养丹田，返本还元，归根复命"之效，故可治虚劳遗精。通过以上两队药物的应用，可使心肾交通，精固神定，故为治疗心肾两虚之良方。

【方名释】

1. "既济"解

既济，卦名，下离上坎，为《周易》六十四卦之一。既，有"已"、"尽"的意思，济，指渡水。既济，从字义上讲指大江大河已经渡过，如从卦义上讲，则指在历尽艰险之后，取得成功。所以《杂卦传》说："既济，定也。"表示大功已成，大局已定，天下太平，形势很好。就既济卦体论，上坎下离，坎为水居上，离为火就下，是水在火上。水性润下，火性炎上，二者是矛盾对立的。水火虽然不能相入，但二者可以相资，通过相资，水火可以相交为用，可以使对立面统一起来，以发挥其济物的功用。故《周易·象》曰："水在火上，既济。"另一方面，既济之六爻，阳爻初、三、五，刚居阳位，都在奇数位置；阴爻二、四、上，柔居阴位都在偶数位置，六爻全部当位，构成相应相比的局势，在易之六十四卦中唯此一卦形象最完整，从爻位关系说明阴阳保持着中和状态，这样有利于局势的稳定，故《周易·象》曰："利贞，刚柔正而当位也。"中医学法《周易》之卦象，以"既济"象心肾相交，提出"既济为心肾相谐"的理论，丰富了中医藏象学说的内容。《契秘图》中说："坎为水为月，在人为肾，肾藏精，精中有正阳之气，炎升于上；离为火为日，在人为心，心藏血，血中有真一之液，流降于下，此言坎离之交构也。"

石寿堂在《医原》中说："心属火，火性炎上，如何下降？肾属水，水性就下，如何上升？曰：心属火，而心中有血是火中有真阴，故心火随真阴下降，以交于肾。肾属水，而肾中有气，是水中有阳，故肾水随真阳上升，以交于心火。"说明心肾相交，关键在于离火中寓一真阴，坎水甲寓有真阳，如此真阴下降，真阳上升，相互交构，是以成为既济。

2. "水火既济丹"方名释

本方证主治由于水火不济，心肾不交所引起的失眠、健忘、遗精等证。这些病证的出现，主要是由于心肾水火之间的正常平衡关系遭到破坏所引起的。心与肾的关系主要是水火相济的关系，心为阳脏，位居膈上，其性属火；肾为阴脏，位居于下，其性属水。在正常情况下，心火下降于肾，以资肾阳，使肾水不寒；肾水上济于心，以资心阴，使心阳不亢。古代医家把这种心火下降，肾水上济的关系比作为坎上离下的既济卦，也称为"水火既济"。一旦心火独亢，肾水不济，心肾之间的关系失调，就会出现失眠、健忘、遗精等心肾不交的病症，古人将这种情况，称为"水火不济"。

明代医学家李中梓在《水火阴阳论》中，对水火既济曾做过这样的描述。他说："天地造化之机，水火而已矣。宜平不宜偏，宜交不宜分。火性炎上，故宜使之下，水性就下，故宜使之上。水上火下名之曰交，交则为既济，不交则未济。交者生之象，不交者死之象。故太旱物不生，火偏盛也；太涝物亦不生，水偏盛也。煦之以阳光，濡之以雨露，水火和平，物将蕃滋，自然之理也。"

本方药分两队，一队药品可使炎上之心火下降，一队药品能使润下之肾水上济，这样使水火交通而成既济，故名为"水火既济丹"。

另外，在《摄生众妙方》中载有"既济丹"，在《医醇剩义》中载有"既济汤"，在《卫生宝鉴》中，还有"既济解毒汤"等，凡名"既济"者，虽其治不同，然皆取此义。

# 水陆二仙丹

【出处】《洪氏集验方》

【组成】金樱子（去刺、子，洗清捣碎，入甑中，蒸令熟，取汁慢火成稀膏）、芡实（肉研为粉）各等分。

【用法】以上金樱膏与芡实粉和匀为丸，如梧桐子大，每服 50 丸，用盐汤送下。

【功用】补脾益肾，收涩固精。

【主治】男子遗精、白浊，女子带下。

【方义】本方具有补肾涩精功效，主治男子遗精白浊，女子带下，纯属肾亏者。方中芡实甘涩，益肾固精；金樱子酸涩，固精缩尿。本方用药二味，配方合法有制，且二药皆能入肾，具有收涩固精之功。

【方名释】本方名"水陆"者，是指方中二味药品生长的环境。芡实，是水生草本植物芡的成熟种仁，因芡禀水土之气以生，故可补脾益肾。金樱子生于山林，是常绿攀缘灌木植物金樱子的成熟的假仁，有固精缩尿之功效。其二药，一生于水，一生于陆，两药配伍。可使肾气得补，精关自固，从而遗精、白浊、带下诸症得以蠲除，其功力神奇，效如仙方，故称为"水陆二仙丹"。

# 太 一 丹

【出处】《太平惠民和剂局方》

【组成】天南星、乌蛇、天麻、附子、麻黄各15克，干蝎4.5克，白附子10克，白僵蚕12克。

【用法】上为细末，以水600毫升，调浸三日，以寒食面7.5千克拌匀，踏作曲。须六月六日，以楮叶罨七日取出，逐片用纸袋盛，挂当风，十四日可用。每曲末30克，入琥珀3克，辰砂18克，雄黄9克，甘草1.5克，令研匀，炼蜜和丸，如鸡头子大，每服1丸，温水化，不拘时候。

【功用】熄风化痰止痉。

【主治】小儿诸风惊痫，潮发搐搦，口眼相引，脊背强直，精神昏困，痰涎不利。

【方义】小儿惊痫，多由心火肝风邪气有余所致。临床以壮热抽搐为主要症候，故当清热熄风为主，同时该证常见痰涎壅盛，窍道不通，神志惊惕昏迷，故须佐以驱痰通窍，安神镇惊，以开其闭结。方中用麻黄发汗解毒，去除热邪，附子虽属热性，但可引麻黄以驱在表之风邪。方中天麻、僵蚕、全蝎均有熄风止痉之效，白附子、南星可祛风化痰，乌蛇又能祛风止痉、活络定痛，诸药合用即可祛风痰、通经络、止痉挛，使风去痰消，经络通畅，则病证可愈。为了增强定痫安神的作用，方中并用琥珀、辰砂、雄黄等和入药内，开其闭结。

【方名释】公元前157年，汉景帝刘启继位后，特别崇尚对鬼神的祭祀。当时亳县有一个叫谬忌的人向景帝上曰："天神中最尊贵的是太一，辅佐太一神的还有五位天帝。远古天子，每年春秋两季都要在国都的东南郊祭祀太一神，祭祀的祭物是牛、羊、猪三牲，祭祀到第七天，要在祭坛开设八面台阶，作为鬼神的通道。"景帝接受了这个建议，命令太祝在长安东南郊建立祭太一的神祠，并按谬忌提出的祭祀方式去进行。后来又有人上书说："春天为解祠，在这个时候举行祭祀能消灾解祸，只不过在祭黄帝时要用枭鸟、獍兽各一只当祭物，在祭太一时要用牛罢了。"景帝又采纳了这个建议，命令祀官今后要以这个仪式主持祭祀，并要在谬忌的太一坛旁举行。太一，是天神中最尊贵的神，亦称玉皇大帝，辅佐玉皇大帝的又有五位天帝。这五位天帝是：东方青帝灵威仰，南方赤帝赤焦怒，中央黄帝含枢纽，西方白帝白招拒，北方黑帝叶光纪。太一，道家称他为"曜魄宝"，通过祭祀太一，就能解除人的各种病痛及灾殃，故本方祈以太一能消灾除病而命名为"太一丹"。

在《杨氏家藏方》中亦载有"太一丹"，主治伤寒伤风、憎寒壮热等症；在《御药院方》中还有"太　散"，主治口眼喎斜、手足抽搐、不省人事等症。凡以"太一"命名者，皆取此义。

# 太　乙　膏

【出处】《外科正宗》

【组成】元参、白芷、肉桂、赤芍、大黄、生地、木鳖各60克，阿魏9克，轻粉12克，柳槐枝各100段，血余30克，东丹1200克，乳香15克，没药9克，麻油2500克。

【用法】除东丹外，将余药入油煎，熬至药枯，滤去渣滓，再加入东丹，充分搅匀成膏。用时将膏隔火炖烊，摊于纸上，随疮口大小敷贴患处。

【功用】消肿清火，解毒生肌。

【主治】适用于一切疮疡已溃或未溃者。

【方义】本方主治一切疮疡，故治用清热解毒，通经脉，行血结，消散溃坚为法。方中轻粉、东丹、槐柳枝、阿魏、元参等均能清热解毒，轻粉、东丹又能收敛生肌且止痒，白芷可疏散外邪，使热邪从外透出，当归、赤芍、生地、乳香、没药均可活血消瘀，以消肿止痛，大黄有蚀脓消肿之效，血余能收涩散瘀，肉桂虽温但温中有通。因此诸药共用，能使毒祛瘀散，坚溃肿消，并能敛疮生肌，故对一切疮疡已溃或未溃者有良效。

【方名释】疮疡，是一切外科疾病的概括。其致病主要是由于外感六邪淫毒，内伤情志，阻于经络，气血凝滞，壅遏生热，"热胜则肉腐，肉腐则成脓。"所以临床上主要表现为肿、痛、痒、脓四大症状。这样就给人们带来许多难以言状的痛苦，所以人们祈祷神灵，以图解救。医家也是本着这样的心理，设制此方，以治"一切疮疡"，济世活人。

古人认为，世间能够解脱人们苦难者，只有"太乙救苦天尊"，故此，医家在立方命名时，冀希"太乙"拯救因疾而苦难之民众，故以"太乙"名之。太乙，即太乙救苦天尊。他的化称称"十方灵宝救苦天尊"。这十方又具体化号为：东方玉宝皇上天尊，南方玄真万寿天尊，西方太妙至极天尊，北方玄上玉宸天尊，东北方度仙上圣天尊，东南方好生度命天尊，西南方太灵虚皇天尊，西北方无上太华天尊，上方玉虚明皇天尊，下方真皇洞神天尊，以上十方，即为"十方灵宝救苦天尊"，以济度人鬼。

# 太　清　饮

【出处】《景岳全书》

【组成】知母、石斛、木通各4.5克，生石膏15～20克。

【用法】用水 300 毫升，煎 200 毫升、温服或冷服。

【功用】清热泻火，生津止渴。

【主治】胃火烦热，呕吐口渴，发斑发狂。

【方义】本方具有清热生津，止渴除烦的功效，为清气分热邪为主的方剂。出现肺胃实热，不宜大汗，只宜大清里热。故方中用石膏解肌热透邪外出，又可生津止渴以制阳明之热。知母质润，功专清热养阴，可助石膏以清热，并能治热邪已伤阴分。配以石斛，使清热除烦作用更强。木通上可以清心火，下可使热邪从溺道而出。本方药用四味，其清热功效甚著，并兼治疗热邪初入营分，灼及心包或溢于肌肤出现的发斑发狂。

【方名释】太清，为道家三清之一。道教有三清尊神，也是道教的最高神。三清尊神是：玉清元始天尊，上清灵宝天尊，太清道德天尊。这三位天尊又分别居住在"三清天"或称"三清境"。故《云笈七签》中说：道"起自无先，生乎妙一，又化为三元、三气，再化为三位至高无上的尊神，即三清境中的天宝君（元始天尊）、灵宝君（太上道君）和神宝君（太上老君）。此即所谓一气化三清。"

道教认为，天界共有三十六重天。三十二重以下是四种民天，亦称四人天。在四人天之外是三清境。第三十五重天叫玉清天，三十四重天叫上清天，第三十三重天就称为太清天。这三清天，也称三清境，是神仙居住的最高仙境。在太清天里，居住的是太上老君，这就是老子。道教奉老子为至尊之神，并以老子为道祖。这重天，元气最清。《抱朴子·杂应》中说："上升四十里，名曰太清，太清之中，其气甚剽，能胜人也。师言鸾飞转高，则但直抒两翅，了不复扇摇之而自进者，渐乘剽飈也。"剽者，刚也，剽飈即是刚气，亦称刚风，指在太清天里刮的风。是以大诗人苏东坡有"又恐琼楼玉宇，高处不胜寒"的诗句。张景岳在制立"太清饮"时说：本方"可与白虎汤出入酌用"。因为本方有强大的清热力，如同"太清天"上的刚风一样寒飈凛冽，可直折热邪，故名为"太清饮"。

# 太 极 丸

【出处】《伤寒温疫条辨》

【组成】白僵蚕 6 克，蝉蜕 3 克，姜黄 9 克，生大黄 12 克。

【用法】共研细末，和匀。据病情之轻重，分 2～4 次服，用黄酒、蜂蜜调匀冷服。中病即止。

【功用】升清降浊，散风清热。

【主治】温病表里三焦大热，其症不可名状者。

【方义】温病是由温邪所致，以发热为主症的一类急性外感热病。在临床表现上较突出的是热象偏重，不仅必具发热见症，而且热象较高。故方用僵蚕、蝉衣散风、解毒以清表热，用大黄泻火攻积，以清里热，佐以姜黄通经行气，四药共用以清表里三焦之热，热邪得除而诸症自安。

【方名释】

1. 太极解

古人认为，天地初生之始，只是元气浑然一团，无以名之，便尊称为太极。故孔颖达曰："太极为天地未分之前，元气混而为一。"太极，有无限的意思。包括时间无限，空间无极。所谓无极，指没有方向，没有形状，没有限量，表示一团浑沦元气。太极从字义上讲，蔡清曰："极字所从来，本是指屋极，故极字从木，今以理之至极而借此以名之。太字是大字加一点，盖大之有加焉者也。既曰极矣，而又加以太，盖以此理至广至大，至精至微，至中至正，一极字犹未尽义，故加太字于极字之上，则至矣、尽矣、不可复加矣。"

那么，太极究为何物？宋明道学创始人周敦颐，在他著的《太极图说》中，曾作了精辟的论述。他通过对"太极"的解释，为儒家宇宙生成论，作出了一个完整的体系。其论天地万物的形成，大致可分为四个阶段：第一阶段为"无极"时期，这时没有阴阳，也无动静，任何物质也不存在。第二阶段为"太极"时期，这个阶段产生了原初物质——元气，后分化为阴阳二气，形成了天和地。第三阶段为五行时期，即阴阳二气生出五行之气，二五之精凝聚在一起，成为万物形成的物质材料，同时又禀"无极"之性，构成万物的共同本性。第四阶段，为万物形成阶段，这时男女禀二五之秀气，成为人类。这种从宇宙开始到人类的演变过程，即为无极→太极→阴阳二气→五行之气→万物和人类。在这个过程中，除认为"无极"为世界本原是客观唯心主义的说法外，从太极以下，其对于世界形成的论述，则是唯物主义的。从周敦颐的宇宙生成论，我们便可以看出"太极"乃是从不具任何确定形状和性质的混沌状态物质中，发展出来的具有一定形体和性质的东西，天地就是在这个阶段形成的，故言"分阴分阳，两仪立焉"。

2. "太极丸"方名释

本方主治温病表里三焦俱热之症，其临床表现又"不可名状"，故杨璇认为这种难以"名状"病症，如同处于"太极"阶段，浑沦一体，阴阳不分。制方者意图通过"升清降浊"，分开阴阳，以达到治疗之目的。《易通》曰："五行阴阳，阴阳太极。四时运行，万物终始，混兮辟兮，其无穷兮。"这里"混兮"，即指太极中阴阳二气未分，混沌一体。"辟兮"，是指太极已分化为阴阳二气。太极分开二气后，轻清者为阳上为天，浊重者为阴下为地。《内经·六微旨大论》曰："气之升降，天地之更用也。"于人体言，气之升降是人体"里气与里气回旋之道也"，"里气者，身气也。"有升降之机，脏气才能衔接，否则"升降息则气立孤危"。杨璇正是本着这种思想，以"太极之理，贯乎于人"，而立意制方。方中大黄为骏快之品，素有将军之称，其性味俱厚，为阴中之阴，以泻下而降浊气；白僵蚕乃为神虫，气味俱薄，为阳中之阳，轻浮而上。药用一浮一沉，一升一降，使人体阴阳平秘，里气交通，表里三焦之热得清，无名病状悉除，其理如同混沌太极，分化二气，清者上，浊者降一样，故方以"太极丸"名之，又名"升降散"。

# 太 和 丸

【出处】《万病回春》

【组成】人参15克，白术120克，白茯苓15克，陈皮30克，半夏66克，黄连30克，当归30克，山楂30克，木香15克，白芍45克，香附30克，神曲45克，麦芽45克，白豆蔻40克，龙眼肉40克，甘草20克。

【用法】上药为末，荷叶一个煎汤，打仓米糊为丸，如梧桐子大，每服100丸，不拘时用米汤送下。

【功用】健脾养胃，益气生血。

【主治】元气不足，脾胃虚损，不思饮食，肌体羸瘦，四肢无力，面色萎黄。

【方义】《万病回春·太和丸》中说：本方"专补气生血，健脾养胃，开胸快膈，清郁化痰，消食顺气，平和调理之剂。"

脾胃为仓廪之官，主纳司运化，一升一降，才能完成食物之消化吸收。今元气不足，脾胃虚弱，胃弱则失降，脾虚则不升，故设制此"平和调理之剂"。方中以参、苓、术、草四君子汤益气补中，健脾养胃，更加陈皮、半夏，方名六君，兼以行气化滞，燥湿除痰，山楂、神曲、麦芽消食化滞，木香、香附、枳实理气调中，白豆蔻化湿行气，健脾温中，黄连以清肠胃湿热，再以归芍补血，元肉益脾。诸药同用，使脾虚得健，食积得消，气血双补，中焦气机和畅，则诸症自除。

【方名释】

1．"太和"解

太和，出自《周易》乾卦象辞，其曰："保合大和，乃利贞。"保，谓存而不失；合，谓聚而不散，保合即有保持的意思，指宇宙间应保持阴阳的结合和统一。大，通太，大和即太和，指冲和之气。"冲和"源于《老子》："万物负阴而抱阳，冲气以为和。"这里指阴阳二气，在相互交冲后而成的均调状态。故《周易正义》曰："保合大和乃利贞者，此二句释利贞也，纯阳刚暴，若无和顺，则物不得利又失其正。以能保安合会大和之道，乃能利贞于万物也。"阴阳二气是对立的，但二者又必须相和，只有和谐阴阳二气的变化才能赋生命于万物，使万物正固持久。所以万物应该和谐统一，具"冲和之气"，这就称为太和。

"保合太和"是《周易》哲学思想的一种主要倾向，它强调阴阳的统一性，主张对立面协调与和谐。当然，这种思想在社会敌对阶级之间，有调和的一面，似乎不可取，但用于中医学还是值得肯定的。《内经》正是借鉴了这一哲学思想，提出"阴阳和平"。《素问·至真要大论》曰："谨察阴阳所在而调之，以平为期。"强调了阴阳协调，这一思想完全符合人体生理机能发展的特性，是朴素辩证法思想。同时人体生理功能能否保持稳定的和谐，恰恰是生命力旺盛与否的标志。由此看出，《周易》主张"保合太和"是合理的。

2. "太和丸"方名释

"调解脾胃者，医中之王道也。"这是明代医家龚廷贤在创制本方时说的，这一观点，也正是他创立本方的要旨。至于方名为太和者，首先是立方者接受了《周易》"保合太和"的思想，认为只要保持太和，就能使宇宙间阴阳调理和谐。人体也应"法于阴阳"，使脏腑功能经常保持均衡与和谐，使趋于失调的脾胃，建立起"冲和之气"。方名冠以太和，是由于本方的主要功能为健脾养胃。脾胃共居中焦，在五行属土。胃为阳土，其气主降，喜润而恶燥；脾为阴土，其气主升，喜燥而恶湿。脾与胃只有阴阳相合，升降得宜，燥湿相济，二者才能"保合太和"，食物消化吸收才能正常进行。故尤怡在《医学读书记》中说："土具冲和之德，而为生物之本。

冲和者，不燥为湿，不冷不热，乃能生化万物，是以湿土宜燥，燥土宜湿，使归于平也。"龚廷贤说，本方为"平和调理之剂"，故方中选用四君子汤为主药。四君子汤中参、术、苓、草四味药，皆平和之品，不热不燥，平补不峻。故张璐云："四君子汤有健运之功，具冲和之德。"通过以上论述，说明制方者龚廷贤，为了调理具有"冲和之德"的脾胃，而选用了具有"冲和之德"的方中主方——四君子汤，以使人体具有"冲和之气"，得以"保合太和"，故将本方命名为"太和丸"。

# 中 和 汤

【出处】《鸡峰普济方》

【组成】白术120克，陈皮、厚朴、人参、茯苓、甘草各75克。

【用法】上为细末，每服6克，用水150毫升，入生姜3片，煎至100毫升，去滓，空腹时温服。

【功用】益气，健脾，养胃。

【主治】胁肋胀满，恶心呕逆，食欲不振。

【方义】本方是甘温益气，健脾养胃的方剂。脾胃为后天之本，是气血营卫的泉源。若脾胃不和，脾虚生湿，则会出现运化无力，食欲不振，恶心泛呕，胁肋胀满。故用人参扶脾养胃，补中益气；白术健脾燥湿，扶助运化；茯苓合白术以健脾渗湿，用甘草和胃调中；厚朴、陈皮芳香化湿，并有醒脾之功。故本方以治脾胃不和引起的上述诸症，有益气补中，健脾和胃的功效。

【方名释】

1."中和"解

"中和"一词出自《中庸》。《中庸》原是礼记的一篇，为子思所作。从字面上讲，中庸是折中平常的意思，中庸也称

中和。郑玄在《中庸》篇解题时说："名曰中庸者，以其记中
和之为用也。庸，用也。"《中庸》论述的是封建宗法主义的
伦理哲学，最早由孔子提出。《论语·雍也》中曰："中庸之
为德也，其至矣乎，民鲜之矣。"把中庸看作为一种美德，以
后中庸之道就成了儒家为人行事方法论的基本思想原则。《中
庸》曰："喜怒哀乐之未发，谓之中。发而皆中节，谓之和。
中也者，天下之大本也；和也者，天下之达道也。致中和，天
地位焉，万物育焉。"这里是说，当一个人还没有表现出喜怒
哀乐的情感时，心中是淡然平静的，叫做"中"，表现出来的
经过正饰，符合常理，就叫做"和"。达到中和的境地，天地
便各在其位了，万物便生长发育了，国家也就太平了。正因为
这样，儒家把中庸作为"礼"的最高准则，并发展成为一般
性的价值标准。它要求人们立定中道，在好坏两个极端之间取
其中性，执两用中，不要太过，也不要不及，做到不偏不倚，
"发而皆中节"，节，就是常理和法度，就是在两个极端之间
选择一种最佳方案，若增之一分则太长，若减之一分则太短，
不偏向任何极端而又包含了二者。总之，"中和"思想，是一
种唯心主义的哲学观念，它既体现了古代统治者协调社会矛盾
的政治经验，又对人们道德修养作了深入的阐述，具有不同程
度的普遍意义，至今仍然可以作为借鉴。

　　2. "中和汤"方名释

　　本方名为"中和"者，是"中和"观在中医制方中的体
现。《内经》受中和观的影响和渗透，无论在基础理论或临床
治疗方面，无不蕴涵中和思想。中医学认为，正常人之所以称
为平人，就是由于其脏腑功能和调，一旦出现病态，那就是因
为这种和调的关系遭到破坏，所以在治疗时，就应该"疏其
气血，令其条达，而致和平"。使被破坏了的和谐关系重新回
到阴阳协调的状态。本方为健脾和胃之剂，《临证指南医案》
中说："脾宜升则健，胃宜降则和，太阴湿土，得阳始运，阳
明燥土，得阴始安。"本方目的就是在调和脾胃，使脾胃升降

得宜，不偏不倚，既不过分也不要不及，达到"中和"的目的。故名为"中和汤"。

另外，在《活幼心书》有"中和汤"方治疗痛疖；在《医方简义》亦有"中和汤"方治疗痢疾；还有《不居集》中，载有"中和理阴汤"方补气健脾。治途虽异，然方名取义皆类。

# 见 睍 丸

【出处】《卫生宝鉴》

【组成】附子12克，鬼箭羽、紫石英各9克，泽泻、肉桂、元胡、木香各60克，槟榔7.5克，三棱15克，血竭4.5克，水蛭3克，桃仁30个，大黄6克。

【用法】上十三味，除血竭、桃仁外，同为末，入另研二味和匀，用原浸药酒打糊为丸，如梧桐子大。每服30丸，淡醋汤送下，食前温酒亦得。

【功用】散寒行气，活血破瘀。

【主治】寒气客于上焦，血气闭塞而成瘕聚，坚大久不消者。

【方义】本方功用在于散寒消积，治疗瘕聚之症。瘕聚与癥积同属积聚，均为腹内结块，或胀或痛。

瘕者假也，为虚假可动，聚是无形，聚散无常。本方治疗由于寒气侵袭，气血失和，以致成为积聚者。是以方中用附子、肉桂、紫石英之类温经散寒，通利血脉，用鬼箭羽、水蛭、三棱破血祛瘀，血竭、大黄、桃仁，元胡等活血祛瘀，太香，槟榔行气，使气行则血行，以助祛瘀之力，并加泽泻与槟榔配伍渗利下行，协助活血行瘀，诸药合用，共行破血活瘀，消除积聚之功。

【方名释】"见睍丸"一方之"见睍"一词取自《诗经》。《诗经·小雅·角弓》诗曰：雨雪瀌瀌见睍日消。莫肯下遗，式居娄骄。瀌（biao）：指雪盛的样子。晛（xian）：指日气，即太阳的热气。诗的前两句是讲，雪下得很大，漫天雪花飘扬，但日光一出，雪很快就被融化了。

本方证是由于"寒气客于下焦"，《灵枢》曰："积之始生，得寒乃生。"由于寒邪侵袭，致"气血闭塞而成瘕聚"。所以方中用桂附等辛温之品补火助阳，用祛瘀破血之物消除积块。这种情况，如"雪见晛而自消"（王安石《贺吕参政启》）。喻积聚之块，犹寒冬冰雪，阳光一照，就会消融。

# 斗　门　散

【出处】《太平惠民和剂局方》

【组成】干葛 15 克，地榆、炙甘草各 60 克，炮姜、当归各 30 克，黑豆、罂粟壳各 120 克。

【用法】上为细末，每服 6 克，用水 150 毫升，煎至 100 毫升，温服，不拘时候。

【功用】涩肠止痢。

【主治】毒痢，脓血赤白，或有五色相杂，日夜频作，腹中撮痛。兼治噤口痢，里急后重，大渴不止；酒痢脏毒，全不进食。

【方义】本方证主要用于治疫毒痢，是证为感受疫毒之邪而发病，故方用地榆、黑豆清热解毒，活血凉血，黑豆配以甘草更能增强解毒之力，当归养血和阴，罂粟壳涩肠止痢，辅以炮姜、干葛助脾胃阳气，行止泻固肠之效。诸药合用，以共同达到涩肠止痢的目的。

【方名释】斗门，是堤堰中用以蓄泄渠水而开设的闸门。明·归有光《嘉靖庚子科乡试对策第五问》曰："或置沿海岗身，岗置斗门，使渠河之通海者，不湮于潮泥；堤塘之捍患者，不至于摧坏。"唐韩愈《韦公墓志铭》："筑堤扞江，长十二里，疏为斗门，以走潦水。"唐代大诗人李白在《题瓜洲新河饯族叔舍人贲》中，也有"海水落斗门，潮平见沙内"的著名诗句。这些都说明，斗门即是闸门，是蓄水泄水用的。

本方证是由于饮食不节又感受疫毒之邪，壅塞肠中，气血与之相互搏结，使肠道传导失司，关门不利，脉络受伤，气血凝滞，腐败化为脓血而利下赤白。本方能涩肠固脱止痢，其效如同设闸之斗门，关之则水蓄无泄，故方名为"斗门散"。

# 月 华 丸

【出处】《医学心悟》

【组成】天冬、生地、麦冬、熟地、山药、百部、沙参、贝母、阿胶各30克，茯苓、獭肝、三七各15克。

【用法】用白菊花60克，霜桑叶60克熬膏，将阿胶化入膏内和药，稍加炼蜜为丸，如弹子大。每服1丸，含化，一日三次。

【功用】滋阴保肺，消痰止咳。

【主治】阴虚，喘咳。

【方义】本方为程国彭为治痨瘵而设法。痨瘵一证，为痨虫侵入，肺脏受损，日久肺阴亏损，阴虚则生内热，故症见骨蒸潮热，颧赤，咳血，盗汗，失眠等。此为气阴两虚，当养阴益气为法。方中獭肝，主治痨瘵，葛洪治尸注鬼注用之。李中梓曰："鬼注传尸残灭门，冰吞殊效；疫毒蛊灾常遍户，未服奇灵"。方中沙参、麦冬、天冬以及百部、山药、贝母、桑叶，均为清肺养阴之品，具有治疗肺劳咳嗽的作用。生地养阴，熟地滋阴，阿胶滋阴兼以润肺，茯苓保肺止咳，三七化瘀止血，菊花常须桑叶为用。故本方为治肺气阴两虚，潮热咳血等肺痨症的良方。

【方名释】

1，"月华"释

何谓月华？明·冯应京在《月令广义》中曰："月之有华

常出于中秋夜次，或十四、十六，又或见于十三、十七、十八夜。月华之状如锦云捧珠，五色鲜荧，磊落匝月，如刺绣无异。华盛之时，其月如金盆枯赤，而光彩不朗，移时始散，盖常见之而非异瑞。"月华的形成，是由于月亮的光线通过云层内小水滴或细小冰晶经衍射所致，所以在月亮周围出现了五彩光环。月华与月晕不同，月晕是月亮周围的光圈，是月光经云层中冰晶的折射而产生的光的现象。故前蜀花间派诗人韦庄在《捣练篇》诗曰："月华吐艳明烛烛，青楼妇唱捣衣曲。"

2. "月华"丸方名释

本方为治肺痨而设，肺痨症见骨蒸潮热，唇红颧红，咳嗽咯血等。这是由于肺阴亏损，阴虚而生内热之故，是以症见潮热骨蒸，由于阴虚不能制阳，虚火炎上，故可见唇红颧赤及其他症状。《灵枢·五色》曰："赤色出两颧，如拇指者，病虽小愈，必卒死"。言颧红："为真元精微之气，化作色相，毕见于外。"故寿命不会久长。临床所见肺痨或阴虚内热之人，其两颧有红晕出现，宛如妙龄少女"淡妆浓抹总相宜"的"桃花面"，又如月亮四周出现的彩色云气极为鲜莹的"月华"一般，故本方赐名为"月华丸"。

# 仓　廪　散

【出处】《澹寮方》

【组成】人参、茯苓、甘草、前胡、川芎、羌活、独活、桔梗、柴胡、枳壳各等分。

【用法】上为粗末，每服 6 克，加陈仓米 50～60 粒，生姜、薄荷各少许，用水 150 毫升，煎至 105 毫升，不拘时服。

【功用】解表祛湿止痢。

【主治】噤口痢、毒气冲心，有热呕吐。

【方义】本方是由人参败毒散和陈仓米组成。该方证是因正气虚弱、感受风寒湿邪而困滞肌表经络，故其见症亦以憎寒壮热、头痛无汗、肢体酸痛为主。方用羌活、独活、川芎、柴胡解表散寒、祛湿止痛，用人参入解表药者，可少助元气，鼓邪外出。桔梗、枳壳宽胸理气，前胡、茯苓化痰止咳，并用甘草调和诸药。以上十味即是人参败毒散，在此方基础上再加一味陈仓米，即谓"仓廪散"，以治噤口痢有热，乃毒气冲心之证。喻嘉言用仓廪散治疗噤口痢，其目的就在于使陷里之邪还出肌表而痊，喻氏称此法为"逆流挽舟"法。喻氏认为噤口痢为上逆之候，属危重之证，可谓"逆流"，人参败毒散有扶正败毒之功，即谓"挽舟"。喻氏这种"逆流挽舟"的经验，就是从"仓廪散"发展而来的。

噤口痢是因邪气犯胃，胃失调和，输化无力，故不能食，加陈仓米治胃热止吐泻，又兼以健脾养胃，胃气一和饮食即进。李时珍曰："陈粟米乃三五年者，尤解烦闷。"粟即小米。古人认为"粟"为西米组成，西方为金，小米成熟收藏的季节又在金秋，故粟禀秋金之气，其性寒，能祛脾胃之热而不伤脾胃，所以人参败毒散加陈仓米以协同治疗噤口痢、毒气冲心，有热呕吐之证。

【方名释】仓廪，是指贮藏谷米的仓库。《礼·月令》："春之月，命有司，发仓廪，赐贫穷，振乏绝"。蔡邕在解释仓廪时曰："谷藏曰仓，米藏曰廪。"《六书略》亦曰："方曰仓，园曰廪。"这就是说，方形的，而且是用来贮藏谷物的地方叫仓；圆形的，而且是用来贮藏粟米的地方叫廪。《周礼·地官司徒下》，把分管仓廪的人，分别称做为"仓人"和"廪人"。"仓人，掌粟之入藏"。"廪人，掌九谷之数。"由此可见，我国古代对府库是十分重视的。墨子在《非乐篇》中讲，人们不应该每天只沉溺在"乐中"，因为乐无益于人，乐既不能"食饥、衣寒、息劳、止乱"，而且耗财费时，奢靡成性。所以墨子告诫那些"士君子"，应竭尽全力，"内治官府，外收敛关市山林泽梁之利，以实仓廪府库"，这样国家才能兴旺。《内经》借用仓廪一词，以喻人之藏象。在《素问·灵兰秘典论》中曰："脾胃者，仓廪之官，五味立焉。"这里就是将人的脾胃，比喻为贮藏米谷的仓库，借以说明脾胃的功能就是收纳水谷，腐蚀五味，以供养全身。

本方之所以名为"仓廪散"者，是因为：①脾胃为"仓廪之官"，如同贮藏米谷的仓库一样，在人体有收纳谷物的作用。②本方药中，选用了"仓廪"中的陈仓米，清热止痢、兼养脾胃，以"仓廪"之品奉养人之"仓廪"之器，故取名为"仓廪散"。

# 仓公当归酒

【出处】《备急千金要方》

【组成】当归、防风各2.5克，独活3克，麻黄3.5克，附子3克，细辛1.5克。

【用法】上六味，㕮咀。以酒500毫升，水300毫升，煮取300毫升，服100毫升，口不开者，格口纳汤。

【功用】祛风解痉。

【主治】贼风口噤，角弓反张成痉。

【方义】本方证治痉之实证，多因风、寒、湿、痰、火邪壅滞经络所致，治以祛风为主。故方中用独活、防风、细辛以祛风通络解痉；麻黄、附子散寒通络止痉；当归为血病之要品，既能补血，又可活血，又因其辛香善走，又有"血中气药"之称，与祛风药配合，使祛风活血，通络解痉之功效更宏。方药用酒煎，取其散寒活血通络之义。

【方名释】"仓公当归酒"载于孙思邈《备急千金要方·卷八》中。相传此药酒为汉代名医仓公所传，且在酒中选用当归，故名。

仓公，汉初临菑（今山东淄博市）人。姓淳于，名意。约生于公元前216～150年。曾做过齐都粮仓的官吏，故称仓公或太仓公。仓公自幼喜好医术，先从公孙光学医，后又拜阳庆为师。阳庆将其《脉书》、《上下经》、《五色诊》、《奇咳术》、《揆度阴阳外变》、《药论》、《石神》、《接阴阳》等秘藏的医书，全部传给了仓公。是以，仓公神于治病，知人死生。《史记·扁鹊仓公列传》记载了仓公治疗的二十五个病案，古时称为"诊籍"。在诊籍中，仓公详细记录了患者的姓名、职业、地址、病理、辨证、治疗和预后。这种体例内容，便成为后世"病案"之创始。故后世将仓公与春秋时的扁鹊并称，宋，何梦桂《赠术士邵易庵》诗曰："得医为仓扁，得法为轨革。"

# 化 木 汤

【出处】《辨证录》

【组成】白术60克，附子3克，肉桂3克，柴胡3克，杜若根30克。

【用法】水煎服，盖被发汗。

【功用】祛湿消坚。

【主治】木肾。睾丸作痛，后反不痛者。

【方义】朱丹溪曰："自素问而下，皆以疝为经络有寒，收引则痛。不知始由湿热壅遏在经，又感外寒。湿热被郁，不得疏散故痛。火郁湿生，浊液凝聚，进入血隧，流于厥阴，肝性急速，为寒所束，故其痛矣，若湿胜成癫疝。"木肾为癫疝之渐，故林佩琴曰："筋结疝癫，治同木肾。"木肾疝气，由寒湿所致，故陈士铎在化木汤中用白术祛湿化癖。杜若者，即杜蘅，味辛性温，有通经散寒、消痰行水、活血定痛之效，陈氏在其"扶正祛疝汤"中亦重用杜若，《山海经》："天帝之山有草焉，其状如葵，其臭如靡芜，名曰杜蘅，食之已瘿。"该证为寒邪所束，寒主收引，故肿而且硬，痛引少腹，是以用附子、肉桂温阳散寒，疏通散结。岳美中教授在《睾丸肿痛》一文中说："疝气甚则用附子，其效卓著，然以余之经验，最效之方，则为附子与大黄合剂。"疝由于湿热被郁，故方中用入少阳、厥阴之要药——柴胡，平肝胆郁热，以和中散结。综观全方，有散寒祛湿，软坚消结之效，使疝气如栲栳大者皆可消散，故为治疗癫疝木肾之常用方。

【方名释】"化木汤"，化者，有融解、熔化的意思；木者，指木肾疝气。木肾是癫疝日久，由痛转而不痛，为癫疝病情较甚者，其症见肾子（睾丸）肿硬重坠，如升如斗，麻木不知痛痒。因其肾子肿大，且又顽木不仁故称为木肾。疝气，是指少腹痛引睾丸，或睾丸肿痛的一种疾病。疝的名称很多，在《内经》中有七疝，谓之冲、狐、厥、癫、瘕、㿉、癃。其后，疝的分类，较为切合实际的，当推《儒门事亲》，故清代名医马培之说："疝有七种：寒、水、气、血、筋、狐、癫是也。子和谕之最详。"

《内经·阴阳别论》曰：三阳为病发寒热，其传为癫疝。三阳，指手太阳小肠，足太阳膀胱，足少阳胆经。因小肠、膀胱皆在下部，胆与肝相表里且支脉出气街，续毛际，因此三阳病而传为癫疝，木肾即属于此类之范畴。癫疝为病，多得之地气卑湿之处，湿郁厥阴，渐至痰凝血滞，致使肾子肿硬重坠，如升如斗，日久痰湿瘀结，气血不畅，故出现麻木不仁，李中梓曰："癫疝阴囊肿大，如升如斗，甚而如栲栳大者，木肾不痛。"木肾虽顽不知痛，但为癫疝之甚者，因日久沉痼，木为宿痼。故张景岳曰："至其久也，则正气陷而不举，邪气留而不去，而为癫为木，难于愈矣。"本方因能消散肿大之肾子，有融化木肾的作用，故名为"化木汤"。

# 孔圣枕中丹

【出处】《医方集解》

【组成】败龟板、龙骨、远志、九节菖蒲各等分。

【用法】上药为末，每次 1 克，食后用酒和服，一日三次。

【功用】滋阴降火，重镇安神。

【主治】读书善忘，久服令人聪明。并可用于思虑过多，阴虚火旺，健忘多梦，心悸怔忡，头晕失眠，遗精盗汗等。

【方义】读书易忘，是因心血不足，痰火相结扰乱神明所致。故方中用龟板滋阴降火，龙骨镇心安神。龟者，介虫之长，阴物之至灵者；龙者，鳞虫之长，阳物之至灵者。借二物之阴阳，以补人身之阴阳，借二物之灵气，以助人心之灵气。而且人体精与志，皆藏于肾，肾精不足则志气衰，不能上通心，故迷惑善忘。方中远志性味辛苦，是以苦泄热而辛能散郁，亦兼通肾气上达于心，强志益智。菖蒲辛散，为水草之精，故能散肝舒脾，又能开心孔，利九窍，而去湿除痰。诸药共用，即使痰火散而心肝宁，聪明开而记忆强。

【方名释】"孔圣"，是对孔子的尊称，"枕中丹"谓珍秘的丹方。因为枕中丹方可延年却病，令人聪颖，但其方又被人视为"枕秘"，无人能知，而唯独孔圣可知，故在《备急千金要方》中又有"孔子大圣知枕中方"之名。

孔子（公元前 551～479 年），春秋时鲁国陬邑昌平乡阙里（即今山东省曲阜县东南）人。名丘，字仲尼。是我国古代一位大思想家、大教育家和大政治家，也是儒家学派的创始人。孔子学无常师，尝问礼于老子、学乐于苌弘、学琴于师襄。后为鲁国司空，又为大司寇，摄行相事，从此鲁国大治。后周游列国十四年，年六十八岁返鲁。删《诗》、《书》，订《礼》、《乐》，赞《周易》，作《春秋》。弟子三千，身通六艺者七十二人，后世称孔子为至圣先师。传说，孔子生资聪明，容貌奇特，头顶中间低四周高，牛唇狮鼻，海口辅喉，虎掌龟背，身高九尺六寸，堪称天生异相，故而天禀聪明。孔子三岁时牙牙学语，父母教以称呼说话，一遍即会又久而不忘，这是平常人所不能冀及的。五六岁时，其母教他认字一日能熟记三百个科斗字，教他看书，孔子一目十行，过目不忘。后来孔子跟从他的外祖父颜襄学习，颜襄是一位博古通今的学者，看到孔子特别强固的记忆力，尽管众多的卷帙，只要经孔子随手翻阅，默读一遍，就能永远不忘。故此得到他外祖父的喜爱，颜襄将胸中的学问都传授给了孔子。由于孔子聪明过人，至于枕中丹的奥秘，也就只有这位圣人能够揭开。《汉书·刘向传》曰："上（宣帝）复兴神仙方术之事，而淮南（淮南王·安）有枕中'鸿宝'、'苑秘书'，神仙使鬼物为金之术，及邹衍重道延命方，世人莫见。"这里所说的"鸿宝"和"苑秘书"是两篇道术之书，如果看了这两篇，就能使物变金，使人聪慧，让人延年益寿。可惜，像这样神奇的丹方，却藏在枕中，没有泄露，故言"世人莫见"。

　　本方主要功用是治疗读书善忘，如果久服又可使人聪明，其效与"枕中鸿宝"类同，然而枕中丹方，"世人莫知"，只有至圣孔子，以其天禀聪明方能揭晓。故此，立方者冀希服用此方后，能像孔圣那样资生聪明、文思超伦，读书万卷、过目不忘。故将该方命名为"孔圣枕中丹"或"孔子大圣知枕中方"。

# 五　苓　散

【出处】《伤寒论》

【组成】猪苓10克，泽泻15克，白术10克，茯苓10克，桂枝7克。

【用法】上五味，捣为散，以白饮和服3克，日三服。多饮暖水，汗出愈。（或作汤剂）

【功用】利水渗湿，温阳化气。

【主治】①外有表证，内停水湿。症见头痛发热，烦渴欲饮，或水入即吐，小便不利，舌苔白脉浮。②水湿内停的水肿，身重，泄泻，小便不利，以及霍乱吐泻等证。③痰饮，脐下动悸，吐涎沫而头眩，或短气而咳者。

【方义】本方为行膀胱之水而设，亦为逐内外水饮之首剂。凡脾不转输，烦热而渴，小便不利者皆可用之。方中白术燥湿、健脾助土，使水之堤防以制水，配以茯苓，助白术补脾气而利水；泽泻、猪苓淡渗利湿，通调水道；桂枝通经解肌，配合茯苓又能湿化水饮。诸药合之为散，可使脾气转输，水津下行四布，表解脾健，水行气化，诸症自平。

【方名释】

1. 释"五"

"五苓散"及后面将要介绍的"五皮饮"，这两个方名中的"五"，不单纯是一个数名或表示序数的数词。"五"不仅仅只是指五味药品，而且有着比较特殊的含义，故对"五"作以解释。

五在古代写作"𝕏"。《说文》："𝕏，五行也，从二阴阳在天地间交午也。"交午，就是纵横交错的意思，言"𝕏"有四交旋藏之象。故《说文解字约注》曰："五当以𝕏为初文，而𝕏又以交午为本义，实象交错之形，积数之字。""五"这个数名，在古代很神秘，也十分被人们推崇，因为它是所有数的一个特别"基数"，天地之数就是依靠"五"建立起来的。《周易·说卦》："昔者圣人之作《易》也，幽赞于神明而生蓍，参天两地而倚数。"这里的参，就是三；两，即二；倚者就是立的意思。"参天两地而倚数"，就是讲天地大衍之数是由天三、地二合起来的"五"而建立起来的。所以说"五"是个了不起的数词。那么，天三和地二又是怎样来的？宋代理学大师朱熹曾说："天圆地方，圆者一而围三，三个一奇，故参天为三。方者一而围四，四合二耦，故两地为二，数皆依此。"关于"天圆地方"的宇宙观是科学的。它为以后赤道坐标学体系的建立奠定了思想基础。对于"天圆地方"、"参天两地"，我们还可以通过《周髀》算经予以论证，说明它具有科学性和实在性。《周髀》曰："环矩以为圆，合矩以为方。数之法出于圆方，圆方者，天地之形，阴阳之数。"赵爽在注释这句话时说："圆，径一周三；方，径一而匝四。伸圆之周而为勾，展方之匝而为股，共结一角，邪适弦五。"这里清楚的说明了"阴阳之数"是出于勾股数，来于天地数，建于圆方之图。勾三股四正是"参两"说的数化理论基础。

《说文》："乄，五行也。"郑玄亦曰："数者五行，佐天地生物成物之次也。……五曰土，天数也，地十为天五匹也。"进一步说明"参两"合而为五，五即是土，土是天五所生，地十所成，而十又是二五所合，天五之匹。所以"五"在五行中为土，土且居中，三才俱备，主乎变化，故土为生养万物之本。

2. 方名释

五苓散一方出自《伤寒论》，为张仲景依经所制。仲景制方不仅尊经依经，且参以天地之数。《内经·至真要大论》："汗者不以奇，下者不以偶。"又曰："君二臣三，奇之制也。"五苓散为渗湿利水之剂，故组方时取之以奇数，以五而制，选药五味。方中且"君二臣三"，亦符合奇方之制。本方证病机及何药为君，历代注家看法分歧，不过多数认为是治疗蓄水证，由于脾土虚衰，运水无力，而出现水湿不化，水肿及小便不利等证。故《伤寒论》以培土实脾为法，健脾行气，化湿利水。故在方中以白术、茯苓为君，体现了"君二"之旨。白术与茯苓在渗湿利水的方剂中常常配合使用，以共奏健脾利湿之功。《元虞集》也有"厨苓春雾重，煮术晚烟轻"这样的诗句，可见苓、术是经常伴随在一起的。

前面对"五"作了一些介绍，说明"五"在古代象数学中是一个十分重要的数，因为象数体系就是以"五"为核心建立起来的。"五苓散"中的"五"，指的就是土，张景岳曰："五为数中，故土曰五，此五行生数之祖。"土在五行中又能够制水，如果堤防一巩固，水邪就不能为患了，故"五"在这里有制水的意思，其君药白术因有培土制水之力，亦寓意"五"中。苓，即指茯苓。故名为"五苓散"。

# 五 皮 散（五皮饮）

【出处】《中藏经》

【组成】生姜皮、桑白皮、陈橘皮、大腹皮、茯苓皮各等分。

【用法】上为粗末，每服9克，用水250毫升，煎至200毫升，去滓，不计时温服。

【功用】健脾理气，利水消肿。

【主治】皮水。症见一身悉肿，肢体沉重，脘腹胀满，上气急促，小便不利等。

【方义】本方证主要是由于脾虚湿盛，气滞水停。脾为土，主运化水湿，脾土若为湿困，则不能运化水湿，使水湿不能循常道排出，而泛溢肌肤。故方中取茯苓皮渗湿健脾，陈皮理气和中，二药配合即可气行湿化，土实而水利。"肺为水之上源"，与脾为子母之脏，若肺失肃降，则不能通调水道，故用桑白皮泻肺降气，使水自下趋，大腹皮可行气宽胀、利水退肿，生姜皮能宣胃阳而散水气。诸药合用，以共成健脾化湿，理气消肿之功。

【方名释】

1. "象数"解

"五皮饮"是中医方名中运用象数思维十分出色而又巧妙的一个方名。其巧妙之处就在于方名中，既取象于"皮"，又运数于"五"，使"象数"之学在中医组方中得到了具体应用。故此，这里对"象数"学，作以扼要的介绍。

中医学产生于古代，其理论体系的形成和发展以及中医经典著作《内经》的产生，受《周易》思想体系的影响极大。可以说，《周易》的哲理及"象数"思维模式，为中医学的立论构造了框架，奠定了基础。《内经》的理论体系，也正是以《周易》学说的"象数理"三者的统一为其特点的。元代学者黄泽在《医学滥觞》中说：医理是"象为主，数为用"。可见医理发轫于象数之说，由来已久。象是指物象，数就是数目。一部《周易》就是以象和数类比事物，《内经》正是受了这种象数学说的影响，将象数之学作为中医理论的说理工具。

取象比类，是一种形象思维的方法。《易传》认为，八卦的产生就是取象的结果。伏羲画卦时，就是"近取诸身，远取诸物"，并明确提出了"取类"的概念，"夫《易》，彰往而察来，显微阐幽……其称名也小，其取类也大。"《易传》认为，"运数"也可以达到比类的思维效果。《系辞》曰："参伍以变，错综其数。通其变遂成天下之文；极其数，遂定天下之象。"看来象与数是不可分离的。

中医理论就是采用了取象、运数这两种比类方法，用五行之象和《周易》天地之数，比类脏象特性，并将这种思维方法广泛地运用到生理病理、病因病机、辨证施治、中药方剂等方面。古人在认识中药功效、组成方剂药物时，就用了不少取类比象的方法，并将这一方法作为一个重要的原理，去应用它。古人认为，中药有皮、核、枝、叶等形体，这些一定的药用部分就能治相应的人体疾病。如：肺如叶状，又司呼吸，故用桑叶、枇杷叶等植物之叶治疗肺部疾病。认为精子与植物种子有同样的作用，便用"七子散"、"五子衍宗丸"等种子续嗣。认为胎儿如同生长在植物上的附属物一样，故用桑寄生、菟丝子之类固胎安胎。认为节治骨节，如用松节、杉节治疗骨节疼痛。认为核能治核，故用荔枝核、橘子核治疗肾子病患。认为皮可治皮，本方"五皮饮"，就是用五种植物的皮，治疗皮水。以上这些，就是取象比类在中医用药组方方面的具体应用。

关于"运数"，已在"五苓散"中作了一些介绍。在中医学中有许多基本数字，不能简单的只看作是一个数目字，不少数蕴藏着高深的数理原理，如三才、五行、八风、九宫等。通过运数同样也可以达到比类的效果。如《素问·金匮真言论》在阐述五脏同五行、五味、五色、五方关系时，既用了木、火、土、金、水五象，也用了八、七、五、九、六等五个数。

总之，象数思维，既概括了脏象之间固有的普遍联系，又扩展到中医学的各个方面，从而使中医学真正成为具有独特而完整理论体系的一门科学。

2. 方名释

五皮饮一方，收载有多处。本方系出自《中藏经》。《麻科活人书》五皮饮，为本方去桑白皮，加五加皮，主治基本相同。《太平惠民和剂局方》所载五皮饮，又为本方去陈皮、桑白皮，改用五加皮、地骨皮，主治略同。以上三处所载"五皮饮"，就用了七味"皮"，虽然主治差异不大，但每个"五皮饮"，用药都不一样。总之，尽管易方，但都没有更名，还是以"五"为限，都仍然称作"五皮饮"，这就说明"五"在方名中，不单单只是用了五味药，更重要的是在这里用了"运数比类"，借"五，土也"制水之力，以固堤防，治疗水邪外泛作肿。

"皮"者，是"取象比类"在这里的运用，因皮水一症，其病在皮，全身尽肿，以此行皮治疗水，十分精当。

大凡制水泛者为土，行皮水者为皮，故"五皮饮"之名是以土为制，以皮为用，借皮行水之功，寓土制水之力而名之。所以说"五皮饮"是象数之学运用在制方命名中的典模。

# 五 行 汤

【出处】《世医得效方》

【组成】黄柏（去粗皮，取内皮，不拘多少）。

【用法】上药以湿纸裹，黄泥包煨，候泥干取出。每用一弹子大，纱帛包，用水150毫升浸，饭上蒸熟，乘热熏洗，极效。

【功用】清热解毒，消肿止痛。

【主治】时行赤眼，红肿作痛。

【方义】时行赤眼由风热毒邪，时行疠气所致，治宜清热解毒，方选黄柏苦寒沉降，外用以清热解毒，消肿止痛。本方运用五行规律制作，更符合时行疠气的中医辨证治则。

【方名释】五行，是指木、火、土、金、水五种物质的运行。五行学说，则是以这五种物质生化克制的变化为格式，而建立起具有自然哲学意义的理论。五行之名，最早见于《尚书》。《尚书·洪范篇》曰："五行：一曰水，二曰火，三曰木，四曰金，五曰土。"五，就是上述五种物质；行，古时作"⺘"，为行走道路之意。若以广义言，则为运，《乾·象》谓之"天行健"，《坤·象》谓"乃顺承天"。若以狭义言，行谓之化，《易·系传》谓："万物化醇"、"万物化生"等。

五行学说，在中国思想史上属于朴素的唯物论和辩证法范畴，因为它是以木、火、土、金、水五种物质的特征及其"相生"和"相克"规律，来认识、解释、探索自然规律的，所以它具有一定的科学性。中医学也广泛应用了五行学说，从人体生理、病理，到临床辨证、方药运用等各个方面，无不渗透着五行学说的内容，似乎阴阳五行学说成了"中医学理论的核心"。

本方名为"五行"者，是由于方中药物在制法上，运用了木、火、土、金、水的缘故，即：黄柏者木、湿裹者水、泥包者土、煨蒸者火、蒸器者金。故《龙木论》中说："此方有金木水火土，故名五行汤。"

# 五　画

## 打老儿丸

【出处】《万氏家抄方》

【组成】川牛膝（用黄精自然汁浸，漉出，酒浸一宿；若无黄精，酒浸三日，漉出，细锉焙干）、石菖蒲、干山药、远志、巴戟天、续断、五味子、楮实子、杜仲、山萸肉、茯神、小茴香、熟地、肉苁蓉、枸杞子各等分。

【用法】上为细末，酒糊丸，如梧桐子大，每服30丸，空腹时用温酒送下，或白汤下亦可。服五日便觉身轻，精神爽快；二十日语言响亮，手足轻健；一年白发转黑，行走如飞；久远服之，百病消除，面如童子。

【功用】滋阴补阳，强壮筋骨。

【主治】五劳七伤，阳事不举，真气衰弱，精神短少，小便无度，眼目昏花，腰膝疼痛，两脚麻冷，不能行走。

【方义】肾为先天之本，肾藏精，精能化气，肾精所化之气称为元阳。元阳是全身阳气之根本，为人身一切机能活动的原动力。且肾主骨，肝主筋，若肝肾虚损则可出现腰膝酸楚、筋骨软弱等症。故方中用巴戟天、肉苁蓉、杜仲、续断等补助元阳，强壮筋骨。方中熟地可养血滋阴，补精益髓。熟地佐以菖蒲能宣导而臻太和，辅以山茱萸、山药能补肝益脾，补充精血。《本草正》："山药能健脾补虚，滋精固肾，治诸虚百损，疗五劳七伤。"是以有金玉君子之称。枸杞、五味补阴收涩、补肾填精。牛膝入肝肾，可壮筋骨，利腰膝，益精强阴。远志、茯神为宁心安神之品，茯神抱根而生，有依守之义，故魂不守舍者用之；远志可定心补肾，水火并补，殆交坎离而成既济。楮实子健脾益气，小茴香理气和胃。诸药合用，以共奏滋阴补阳、强壮筋骨之功效。

【方名释】相传，有一妇人，家藏秘方，并自制为丸经常服用，所以这一妇人虽年逾百岁，却青丝黑发，步履矫健，看上去只不过像一中年。妇人有数子，均遵老人服药之法，因此这些儿子虽都年过古稀而"面如童子"。只有她的小儿子性格乖僻，说什么都不服用老母配制的药丸，所以这个儿子还没有七十岁就老态龙钟，弯背弓腰，白发苍苍。有一天，母子俩因用药之事发生了争执，气得妇人拿上鞭子追打"老儿"，这样就有许多人围观过来，都十分奇怪，怎么一个中年妇人去欺侮老头儿？故不少人过去责问妇人，妇人说："此余之幼子也，年未七十，已伛腰曲背，老态龙钟，家藏良药，令其长服，而彼辄违忤，遂衰弱至此，余因此责之。"围观者方然醒悟，真相大白。这样妇人所制之药丸，求者甚众，遂将此药称为"打老儿丸"。

# 玉　女　煎

【出处】《景岳全书》

【组成】生石膏9～15克，熟地9～15或30克，麦冬6克，知母、牛膝各4.5克。

【用法】用水300毫升，煎至200毫升，温服或冷服。

【功用】清胃滋阴。

【主治】胃热阴虚，烦热干渴，头痛、牙痛、牙龈出血，舌红苔黄且干。

【方义】本方证为阳明气火有余，少阴阴精不足所致。盖肾主骨，齿乃骨之余，龈为胃之络，足阳明胃脉又上行头面，入上齿中。胃火盛，肾阴虚，则水不制火，火热循经上冲，甚至灼伤血络，故表现出一派水亏火炎，火盛为主的症状，如头痛、牙痛、牙龈出血、舌红苔黄而干。胃热当清，肾阴当滋，故本方以石膏清泄胃火，退热生津而止渴，用熟地滋补肾阴，滋阴壮水以制火。知母助石膏清胃热止烦渴，麦冬协熟地滋肾水兼以润燥。牛膝导热引血下行以降上炎之火。诸药合用，可清胃热，滋肾阴，使热下行，则牙痛诸症自愈。

【方名释】玉女，是指仙女。《汉武帝内传》载："帝闲居承华殿，忽见一女子，着青衣。帝愕然问之，女对曰：'我墉宫玉女王子登也，为西王母使。'"由此，将仙人所使之侍女，称为玉女。

"玉女煎"一方，出自《景岳全书》，张景岳以此方治疗"少阴不足，阳明有余，头痛牙痛"等症。这里所称"玉女"与通谓之"玉女"有所区别，此处所指"玉女"系出自道家语。道家称脾脏之神为"玉女"，且牙龈与脾之神玉女有关，故本方以"玉女"之名而名之。

道教是我国古代文化形成的民族宗教，由于它发源于中国，植根于中国，所以道教对中医药的影响较大。东汉末年，张角创立了太平道，他们奉《太平经》为经典，在这部经典中的医药部分，基本继承了《内经》学说。在其论及"五脏神"的时候，似乎比《内经》更进了一步。《太平经》认为"神"不仅存在于五脏之中，而且还见于各脏腑组织。如说："心神去不在，其唇青白也。脾神去不在，令人口不知甘也。"又说："念而不置者，意也，脾也。"后世《黄庭内景经》就是沿用其说。在《黄庭内景经》中，对五脏之神又进一步地作了说明，其曰："心神丹元字守灵，肺神皓华字虚成，肝神龙咽字含明，肾神玄冥字育婴，脾神常在字魂停。"上面所列的守灵、虚成、含明、育婴、魂停就分别是管辖心、肺、肝、肾、脾的"神"的名字。这里只将"脾神常在字魂停"一句加以解释：脾为中央之土，因脾土为四时常气，故言"常在"。脾藏意、藏志，古人认为人的精神活动就是受意和志支配的，而这种活动，古人就称为"魂"。魂在五行中属木，木生土中，全赖脾土培育，即可安定，故言魂停。所以脾神名叫魂停。道家认为，脾神魂停七寸三分，黄锦衣。又曰其神如凤，脾主意，化为玉女，循环于脾脏也。故又称脾脏之神为玉女。

《黄庭内景经·脾部章》曰："脾部之宫属戊己，中有明童黄裳里，消谷散气摄牙齿，是为太仓两明童。"此段为论述脾胃相合之章，说明道家和医家有些见解基本是一致的。共同认为脾胃为后天之本，水谷之海，同为"仓廪之官"。应之五行，戊为阳土，应足阳明胃经；己为阴土，应足太阴脾经。同时道家认为，脾胃以膜相连，主肌肉而开窍于口，上下牙之龈亦属于脾，脾气足则牙自固，在这一方面是道家对医家的补充，（因为医家认为齿为骨之余而属于肾）。故言脾神有"消谷散气摄牙齿"之功能。

总之，道家认为"玉女"为脾脏之神，上下牙齿又尽属脾神所辖，张景岳制立本方，主要就是治疗脾胃有热所致的牙痛等症，故以脾神"玉女"之名而命名。

【附】关于"玉女煎"方名的有关解释：

由辽宁科技出版社 1984 年出版的《医方发挥》，是由 38 位学者集体编写的。将该书在"玉女煎"命名中解释摘录如下：

本方之命名，医家均无注解，至今仍不解其义。关于"玉女"二字之义，有以下三种说法。

（1）石膏色白无瑕，其性阴寒，象征玉女，是以名之。

（2）带有封建迷信色彩的传说。观音菩萨左有"善才"（金童），手执净瓶；右有"龙女"（玉女），手拿柳枝，蘸净瓶之水，洒于大地则清凉矣。以此比喻本方具有滋阴降火之功，因以名之。

（3）古代炼丹术中，以肾为"玉女"，脾为"黄婆"等。本证为肾水不足，本方能滋补肾水，故名玉女煎。

以上解释，以供参考。

# 玉　泉　散

【出处】《叶天士手集秘方》

【组成】葛根9克，花粉9克，麦冬9克，生地9克，五味子3克，甘草3克，糯米9克。

【用法】水煎服。

【功用】滋阴固肾，生津止渴。

【主治】消渴证。

【方义】《医学心悟·三消》篇说："渴而多饮为上消，消谷善肌为中消，口渴、小水如膏者为下消。"叶天士认为："三消一证，虽有上中下之分，其实不越阴亏阳亢，津涸热淫而已。"

本方用花粉滋阴润燥而生津止渴，用葛根升脾中清阳输津液以灌五藏，五味子敛阴生津且能固肾，以生地、麦冬养阴滋阴兼以壮水，甘草补脾胃以泻胃火，糯米补脾肺能缩小便。诸药共用，具有滋阴固肾、生津止渴，标本兼顾之妙。

【方名释】玉泉，即口中津液。《诸病源候论》引《养生方》曰："朝朝服玉泉，使人丁壮有颜色，去虫而牢齿也，玉泉，口中唾液也。朝未起，早漱吞之，辄琢齿二七过，如此者三乃止，名曰练精。"宋·黄休复《茅亭客话》："服玉泉法，去三尸，坚齿牙发，除百病。玉泉者，舌下两脉津液是也。"

津液，对道家来说尤为重视。《黄庭内景经》曰："口为玉池太和宫，漱咽灵液灾不干。"这里说的"灵液"就是指玉泉，正由于口中津液称为玉泉，于是"口"被称为玉池。太和者，指阴阳会和冲和之元气，因口中津液能调和五脏，泽润百骸，使阴阳会和，邪不干犯，于是口称为太和宫。

陶隐居《养性延命录》引《老君尹氏内解》曰"唾者凑为醴泉，聚为玉浆，流为华池，中为醴泉，漱而咽之，灌藏润身，流利百脉，化养万神，肢节毛发，宗之而生也。"医学家张景岳也说："三十六咽，一咽为先，吐惟细细，纳惟绵绵……实曰内丹，非只治病，决定延年，久久行之。名列上仙。"

通过以上论述，可以看出古人对口中津液是十分重视的，尤其是认为咽津，对人体强身保健具有十分重要的作用。

"玉泉散"是治疗消渴的，尤其是对上消效果较佳。大凡上消，多因其肺热炽盛，耗伤阴液，故口干舌燥表现得十分突出。张景岳曰："上消者，渴证也。大渴引饮，随饮随渴，以上焦之津液枯涸。"在这个时候，如能得到玉泉滋润，那就是"漱咽灵液灾不干"了。因本方具有灌脏润身、生津止渴的作用，故取"玉泉散"名之。

老一辈无产阶级革命家、现代法学家谢觉哉（1883～1971），曾为"玉泉散"写过一首赞诗，其诗曰："文园病渴几经年，久旱求泉竟及泉。辟谷尝参都试过，一丸遇到不妨千。"这首诗的意思是：汉代文学家司马相如（在孝文帝时为园令，故称文园），因患消渴，几次委以重任，因病都给免去。现在自己也得了消渴病，经常"口干欲裂"，如同久旱的禾苗，多么盼望着泉水雨露，幸好现在遇见了"玉泉散"。谢老说，虽然过去限制过淀粉类食物摄入（辟谷），也用过人参降糖，效果都不明显。现在服了玉泉散，病情却大有好转。所以谢老在"自注"中又这样写道：糖尿病旧称消渴症。我病消渴有年，喝水多，小便也多，夜间睡醒，口干欲裂，要喝水。有时肚子是饱的，但仍要吃，不吃就头晕眼花，西医要我限制吃米麦，每顿只能二两左右，中医要我睡时含参片，可免口渴，但收效都不大。偶于《叶天士手集秘方》中得一方，名玉泉散。白粉葛三钱、天花粉三钱、麦冬三钱、生地三钱、五味子一钱、甘草一钱、糯米三钱（分量是北京医院中医大夫定的）。服之，病若失，谚云："吃药一千，遇药一丸。"其然乎！

# 玉 钥 匙

【出处】《三因极一病证方论》

【组成】焰硝 45 克，硼砂 15 克，樟脑 0.15 克，白僵蚕 7.5 克。

【用法】上药为末，研匀。用时每次 1.5 克，吹喉中。

【功用】清热退肿。

【主治】风热喉痹，缠喉风。

【方义】本方证主要用于外感风热之喉痹及由风热外侵，脏腑积热，风火相煽，热毒蕴结不散的缠喉风。所以方中用硼砂清热、焰硝消肿、樟脑止痛、僵蚕散结，四药合用不仅共有解毒之效，而且能使热清肿消，闭塞通畅。

【方名释】"玉钥匙"，是对俗呼钥匙的美称，即指钥匙，古人称钥匙，亦称"玉钥"，清代唐孙华有句诗曰："间外未闻持玉钥，檐头惟见倚铜锣。"诗中的玉钥，就是指钥匙。

本方方名称"玉钥匙"者，是指其功用。这个方子主要是能够治疗喉痹及缠喉风。

喉痹，是咽喉红肿、疼痛、闭塞之证。痹者，是闭塞不通，故喉痹又称喉闭。缠喉风，属急症、危症，其来势迅疾，咽喉肿痛，语言难出，甚则呼吸困难，神志不清，故又有"紧喉风"、"锁喉风"之称。二症虽然病因不一，轻重有别，但共同为咽喉肿痛、闭塞不通，如同关隘闭锁，急需开之，故以"玉钥匙"，开其关锁，通其壅闭，所以方名为"玉钥匙"。若在本方中再加雄黄一味，就称为"金钥匙"方了。

# 玉 真 散

【出处】《外科正宗》

【组成】南星、防风、白芷、羌活、天麻、白附子各等分。

【用法】上为细末，每服 6 克，用热酒 200 毫升调服，更敷患处。若牙关紧急，腰背反张者，每服 9 克，用热童便调服，虽内有瘀血亦愈，至于昏死，心腹尚温者，连进二服，亦可保全；若治疯犬咬伤，更用漱口水洗净，搽伤处。

【功用】祛风解痉，止痛。

【主治】破伤风，牙关紧闭，角弓反张，甚则咬牙缩舌，亦治疯犬咬伤。外治跌打损伤，金疮出血。

【方义】破伤风一症，是因风毒之邪，侵入破伤之处而成。故方中用白附子燥湿化痰，祛风止痉；天麻祛经络中之风痰，定搐止痉，二药合用，以为主药。羌活、白芷、防风疏风散邪，协主药疏散经络中之风邪，导邪外出。天麻可平肝熄风镇痉。综观全方，由祛风、解痉二法组成。如此，标本兼治，使风散、搐定，诸症自可缓解。

【方名释】本方为治疗破伤风之常用方。破伤风是由风毒侵袭而出现经脉拘急，"如角弓反张之状，死在旦夕。"（《张氏医通》）可见本症属于危急之症。故用本方祛风化痰，定搐止痉，其效神捷，具有起死回生之功，犹如玉真仙人所制，故名"玉真散"。

玉真者，道教谓之仙人。南朝陶弘景在《真灵位业图》中说："玉真，是太上玉真保皇道君，居于玉清天三元宫。"

# 玉　露　散

【出处】《药奁启秘》

【组成】芙蓉叶不拘多少（研末）。

【用法】用银花露同蜜调，或以菜油调敷。

【功用】凉血、清热、退肿。

【主治】疮疡阳证。

【方义】本方主要治疗流火、丹毒、疮痈诸毒及一切疮疡阳证。方中单用荷叶一味，有升发阳气、散瘀消肿之功，故常用于治疗遍身风疬，赤游火丹、疮疡等症。

【方名释】莲藕，又名芙蓉，芙蓉叶即为荷叶。荷叶于秋节摘收，一到秋令荷叶上的露水尤为景观，其正圆晶莹，如珠如玉，是谓玉露。在荷叶承露之时，届以秋令，玉露亦泛指秋露。《水浒传》三十回在描写秋令时写道："炎威渐退，玉露生凉，金风去暑，已及深秋。"方中银花露，是指在金银花生长季节，于晴天清晨取其花蕾上的露水与芙蓉叶调配使用，以共同清热退肿、治疗疮疡。

正由于本方荷叶在承露时采收，且配之以金银花露水调用，故命名为"玉露散"。

# 玉 液 汤

【出处】《医学衷中参西录》

【组成】生山药30克，生黄芪15克，知母15克，生鸡内金6克，葛根4.5克，五味子9克，花粉9克。

【用法】水煎服。

【功用】益气生津，润燥止渴。

【主治】消渴病，气不布津，肾虚胃燥，口渴引饮，小便频数量多，或小便混浊，困倦气短，脉虚细无力。

【方义】本方证以燥热损伤气阴为主要病因病机，病位重在脾、肾。故治法以治脾为主，兼以固肾养阴。是以方用山药、黄芪补脾益气，山药兼以固肾，内金消导健脾，葛根升发脾之清阳以化气，辅以知母、花粉、五味子滋阴养液敛精。脾气健，肾气固，阴液充，则口渴尿频量多之症自然痊愈。

【方名释】

1."玉液"解

"玉液"一词，在古代指代较多，现就玉液常用之处，予以介绍：

（1）古代将琼树花蕊的液汁，称为"玉液"，后泛指甘美的浆汁。《楚辞·〈九思·疾世〉》中曰："吮玉液兮止渴，啮芝华兮疗饥。"并注曰："玉液，琼蕊之精气，渴啜玉精，欲仙去也。"

（2）喻美酒。白居易《效陶潜体诗》曰："开瓶泻樽中，玉液黄金脂。"

（3）指泉水、雨露。吕延齐曰："玉液，清泉也。"清·刘献廷《和顾小谢水莲子》诗曰："风摇翠盖珠玑落，露滴青萍玉液流。"

（4）道家炼成的所谓仙药，亦称"玉液"。《汉武帝外传》载："太上之药有中华紫蜜、云山朱蜜、玉液金浆。"吕洞宾《忆江南》词中曰："玉液初凝红粉见，乾坤覆载暗交加，龙虎变成砂。"

（5）道家称唾液为"玉液"。唐·法琳《辨证论·九箴》："呼口唾为玉液。"梁丘子亦曰："口中津液为玉液。"

（6）《本草纲目》将中药白玉髓称为玉液。

（7）人体穴位亦有玉液。明《至游子》中曰："舌之下有三穴焉，左曰金津，右曰玉液，中曰玄膺。"

（8）唐代著名气功家钟云房有"玉液炼形法"，就是运用唾液炼功。其法是：辰巳之时，静坐绝思虑，以舌柱牙缝，双收脸颊（作鼓腮动作），待津液满口，便将津液咽下，以气送至中丹田，意想津液随经络而入于四肢百脉。炼此功百日，则可使"肌如玉"、"颜如婴"矣。

2."玉液汤"方名释

本方主治消渴病口渴引饮之证。张锡纯先生在设制玉液汤时说："消渴之证，多由元气不升，此方乃升元气而止渴者也。方中以黄芪为主，得葛根能生元气。而又佐以山药、知母、花粉以大滋真阴。使之阳升而阴应，自有云行而雨施之妙也。用鸡内金者，因此证尿中皆含有糖质，用之以助脾胃强健，化饮食中糖质为津液也。用五味者，取其酸收之性，大能封固肾关，不使水饮急于不趋也。"

正由于本方有"阳升而阴应，云行而雨施"之妙，犹如雨露（玉液），"流润芝田"（徐鼎臣）。同时，唾液亦称玉液，若消渴病人唾液得以充盈，又何患口干引饮？《黄庭中景经》曰："念口鸿赤大如方，多淤玉液涌金粮。"玉液和金粮均指唾液。故此，本方以"玉液汤"名之。

# 玉　华　煎

【出处】《医醇剩义》

【组成】玉竹 12 克，五味 3 克，麦冬 9 克，沙参 12 克，党参 12 克，茯苓 6 克，白术 3 克，山药 9 克，川断 6 克，牛膝 6 克。

【用法】用元米 10 克，煎汤代水，煎药服。

【功用】补肺气，养肺阴。

【主治】肺阴耗散，肺气空虚之痿证，足膝无力，不能任地。

【方义】本方证用于肺热津伤，由于津液不足以敷布全身，而致筋脉失养，肢体痿弱。故方中用玉竹、五味、麦冬、沙参等养肺生津。《素问·痿论篇》曰："治痿独取阳明。"因肺之津液来源于脾胃，故方中用党参、白术、茯苓、山药之属健脾益气，以使津液充足。方中用川断、牛膝补肝肾、壮筋骨。诸药合用，可使肺液输布、肝肾得荫，阳明能主润宗筋，而使机关流利。

【方名释】《素问·痿论篇》曰："肺热叶焦，则皮毛虚弱急薄者，则生痿辟也。"玉华煎一方就是治疗因肺受热灼，津液耗伤，筋脉失于濡润而成痿者。方名"玉华"，系出自道家语：

1. 《黄庭内景经·若得章》曰："云仪玉华侠耳门，赤帝黄老与我魂。"这里云仪、玉华指的是鬓发，言道家披发之状，其鬓发侠于耳门。《黄庭经》肺之章又曰："肺之为气三焦起……调理五华精发齿。"五华者，指五脏之外候。《素问·六节藏象论》曰："肺者，气之本，魄之处也。其华在毛，其充在皮。"本方证是因皮毛虚弱致病，而毛发者，道家赐号为"玉华"，故方名取为"玉华"。

2.《黄庭中景经·念肺章》曰："念肺五叶象玉光，青白皓皓若冰霜……真精华盖内修明，肺中空洞上下行。"道家认为，肺有五叶，在色为白，如冰霜之洁，如皓皓之玉，且肺之神化为"玉童"。肺在人体位置最高，居于心上，诸脏皆在其下，故肺称为"华盖"。而今"肺热叶焦"，即当着手从肺而治。肺者，色白如玉，又名华盖，故取"玉华"而命名。

# 玉 池 散

【出处】《太平惠民和剂局方》

【组成】当归、藁本、地骨皮、防风、白芷、槐花、川芎、炙甘草、升麻、细辛各等分。

【用法】上为末，每用少许揩牙，痛甚即取 6 克，用水 250 毫升，加黑豆 6 克，生姜 3 片，煎至 150 毫升，稍温漱口，候冷吐之。

【功用】祛风清热，止血止痛。

【主治】风蛀牙痛，肿痒动摇，牙龈溃烂，宣露出血。

【方义】本方证为治阳明热盛，外受风邪，风热上循其络，络损血溢，则见口臭，齿龈腐烂肿痛。故方中升麻、槐花、地骨皮等清热解毒凉血，用白芷、藁本、防风、川芎等祛风止痛，且用川芎升散之性，兼以活血行气，用当归活血止痛，细辛性善走窜可祛风止痛，甘草亦能缓急止痛，故用诸药含漱，以祛风清热、止血止痛。

【方名释】玉池，道家语，指口。《黄庭内景经·口为章》曰："口为玉池太和宫。"朱靖句在笺注中曰："口为玉池，舌下元膺穴与心经相通，津液之所由生也，漱而咽之，引火下行，润洗五脏，如是则内不伤，外不感，时令不正之气不能干，故曰太和宫。"《内景·玉池章》又曰："玉池清水上生肥，灵根坚固永不衰。"玉池清水亦指口中津液，肥是美的意思。因道家将口喻为"玉池"，在后世一些诗人将"玉池"也用于诗词中，如陆游就有"偶向人间脱骇机，玉池中夜自生肥"的诗句，将口比作"玉池"。

"玉池散"一方，主要是治疗口腔内疾病，故方名以"玉池"而命名。

# 玉　烛　散

【出处】《儒门事亲》

【组成】当归、川芎、熟地、白芍、大黄、芒硝、甘草各等分。

【用法】上锉，每服24克，水煎去滓，空腹时服。

【功用】养血清热，泻积通便。

【主治】经闭腹痛，体瘦善饥。

【方义】本方为四物汤加大黄、芒硝、甘草而成，张子和以此方治一切血虚，及妇人经病。吴鹤皋曰："地芍养五脏之阴，芎归调营中之气，阴阳调和而血自生。"故四物汤为补血调经主方，方中当归补血活血，熟地则以补血为主，川芎入血分能理血中之气，芍药敛阴养血，是以合用为治血要剂。加大黄、芒硝可泻下清热，且大黄有活血祛瘀之效，故本方可治一切血虚及妇人经病。

【方名释】"玉烛"最早见于《尸子》，其曰："四气和，正光照，此之谓玉烛。"《尔雅·释天》："四时和谓之玉烛"，郭璞注时曰："道光照。"邢昺疏曰："道光照者，道，言也；言四时和气，温润明照，故曰玉烛。李巡云：人君德美如玉，而明若烛。聘义云：君子比德于玉焉。是知人君德辉动于内，则和气应于外，统而言之，谓之玉烛也。"

总之，玉烛谓四时之气和畅，如人之美德如玉，亦形容太平盛世，故《瑞颂》曰："通政辰修，玉烛告祥，和风播烈，景星扬光。"本方名玉烛者，正如吴仪洛所说："取《尔雅》四时和气，谓之玉烛之义也。"

# 玉 壶 丸

【出处】《仁斋直指》

【组成】人参、瓜蒌根各等分。

【用法】上为末，炼蜜为丸，梧桐子大，每服 30 丸，麦门冬煎汤下。

【功用】生津止渴。

【主治】消渴，引饮无度。

【方义】消渴之证，多因气不布津，故见口渴引饮，饮不解渴。故方用人参生津止渴，大补元气，使气直入金家，金者水之母，渴借此亦可止矣。栝蒌根，又名天花粉，此物禀清寒之气而生，有清热生津之功效。故花粉与人参同用，有补气布精，生津止渴之效。

【方名释】玉壶，指用玉制成的漏壶，亦称玉漏或宫漏。玉壶是我国古代一种计时器，到宋代，沈括对这种漏壶有所改进，他在《梦溪笔谈》中说："国朝置天文院于禁中，设漏刻观天台钢浑仪。"并说，因景德年间制造的钢浑仪比较简略，而皇祐中制造的又失于难用，所以在"熙宁中，予更造浑仪，并创为玉壶浮漏、钢表，皆置天文院，别设官领之。"

唐代诗人李商隐，在《深宫》一诗中写道："金殿销香闭绮拢，玉壶传点咽钢龙。"是说，玉壶在不断吞咽钢龙的过程中，吐滴水液，通过水液的吐滴向人们传报着时间。

本方证主治消渴引饮，而以玉壶为喻，说明本方有不间断向人体供应水液的功能，从而使"引饮无度"的咽喉定时得以滋润，以使消渴一证得以解除，故以"玉壶"而名之。

# 玉　乳　丹

【出处】《幼幼新书》

【组成】钟乳粉（依法炼）、柏子仁（别研）、干熟地黄、当归各15克，防风、补骨脂各7.5克（或加黄芪、茯苓）。

【用法】除别研者，碾细末，次入钟乳粉等拌匀，蜜丸如黍。每服10粒，乳前煎茴香汤下。

【功用】益气养血，补肾益髓。

【主治】小儿解颅。

【方义】解颅，是指小儿到一定年龄，颅骨缝和囟门仍然不能闭合之证。正常小儿颅骨缝六个月左右即可骨化，前囟在一至一岁半时闭合，后囟在二至四个月闭合，如延期闭合，囟门宽大，头缝开解，就称为解颅。解颅，主要是由于先天胎禀不足，肾气亏损，治宜补肾益髓、益气养血。所以方中用石钟乳益精壮阳，并配以熟地益精髓、补骨脂壮肾阳，用当归、熟地以补血，黄芪、茯苓以益气，柏子仁养心血而安神，防风以祛风寒。诸药合用，以共奏补肾扶元，益气养血之效。

【方名释】本方方名取"玉乳丹"者，主要有两方面的原因：

（1）本方方中主药石钟乳，又名玉乳。关于石钟乳的形成与选择，李时珍曰："仰视石脉涌起处，即有乳床，白如玉雪，石液融结成者，乳床下垂，如倒数峰小山，峰端渐锐且长，如冰柱，柱端轻薄中空如鹅翎，乳水滴沥不已，且滴且凝，此乳之精者。"因这种石液交结而成之物，状如人乳，其白如玉，其形又如倒挂之钟，故称为石钟乳，又名玉乳。

（2）人的乳房亦称为玉乳。《群音类选》："玉乳似鸡头肉，温且柔。"方名取玉乳者，是因小儿在服用本方后，必须哺乳以补之。朱震亨："石钟乳为剽悍之剂……可用于暂而不可久。"《十便良方》亦曰:"凡服乳人(指服石钟乳者),服乳三日,即三日补之,服乳十日,即十日补之。"故小儿在服石钟乳后一定应立即调补,并应谨慎使用。

总之,本方名"玉乳"者,既因方中有玉乳一药,又因服药后,还当须服人之玉乳,故取"玉乳丹"而名之。

# 玉 关 丸

【出处】《景岳全书》

【组成】白面(炒熟)120克,枯矾60克,文蛤(醋炒黑)60克,北五味30克(炒),诃子(半生半炒)60克。

【用法】上药研末,用熟汤和丸,如梧桐子大,以温补脾肾等药随证加减煎汤送下,或人参汤亦可。如血热妄行者,以凉药送下。

【功用】涩肠止血。

【主治】肠风血脱,崩漏不止,带浊不固,诸药难效者。及久泻久痢、滑泄不止者。

【方义】本方证是因肠风血脱或久泻久痢,故治以止血涩肠,所以方中用白面、枯矾、文蛤(五倍子),这些均有厚肠止泄,止血固脱的功效,但因久泻久痢,脾肾虚寒,不能固摄,故再配以五味子、诃子补肾涩肠,固脱止泄。这样配合,就会血止泻停,诸症皆愈。

【方名释】本方取名"玉关"者,主要与本方治疗范围有关,大体可分作两个方面:①玉关,指门闩,如唐·许玫《题雁塔》诗曰:"宝轮金地压人寰,独坐苍冥启玉关。"这里的玉关,指的就是门闩。由于该方证为久泻久痢,滑泄不止,故以本方治疗,并喻服用此方后,如门上插上门闩,泻痢即可停止。此即为取"玉关"命名的一个原因。②道家称膻中为"玉关"。金元时马丹阳之妻孙不二有"女丹"功夫,专论妇女炼丹功法。她在运火炼药时,特别重视玉关。她认为妇女炼功和男人不一样，应该把全部意念引入到两乳间的膻中（即玉关），只有意守膻中才可以结丹。结了丹的妇女，即使正在行经，也可立即"斩断赤龙"（即停经），并可恢复到"童贞"时代，月水不会再来。故孙不二曰："调息收金鼎，安神守玉关，日能增黍米，鹤发复童颜。"正由于本方能治疗"崩漏不止，带浊不固，诸药难效者"，故张景岳以意守玉关结丹断经法为喻，取"玉关"而命名。

# 玉 屏 风 散

【出处】《简引方》引自《究原方》

【组成】防风30克，黄芪（蜜炙）、蜜白术各60克。

【用法】上药研末，每服9克，开水送服。

【功用】益气固表止汗。

【主治】表虚自汗，以及虚人腠理不密，易于感冒，自汗恶风，面色㿠白，舌质淡苔薄白，脉浮缓。

【方义】本方证之自汗是因为气虚所致，治宜益气实卫，固表止汗。"肺主气而属卫"，要实卫即须补益肺气，而肺气之源来于脾胃，脾又主肌肉，是以脾气足则肺气充，肌表乃固。故用黄芪大补脾肺之气，实卫固表。再用白术补气健脾，使中气健旺，肺金得养则肌表可固，自汗可止。防风为治风之仙药，李东垣曰："黄芪得防风而功愈大"，防风得黄芪，可祛风邪又不伤正，黄芪得防风，益气固表而不伤正，二药虽一散一补，相畏相使，而其功效益彰。三药合用，能使卫气振奋，腠理固密，自汗恶风当皆痊愈。

【方名释】"玉屏风"指玉制或由玉饰的屏风，大则可以遮风，小则可供观赏。《南史·王虔僧传》："文惠太子镇雍州，有盗发古冢者，相传云是楚王冢，大获宝物：玉履、玉屏风……"这里所说的玉屏风虽为陪葬之品，但实为珍宝之物。由于词义的引申和发展，在古代一些豪门贵族，为了显示其华贵，常常将美女排列起来作为屏障，这也称为"玉屏风"，在《金瓶梅词话》中说："但见……左右玉屏风，一个个夷光、红拂。"总之，凡言屏风者皆有挡风之意。

本方因有益卫固表的作用，而这种作用如同玉屏风一样，可遮风挡风，并且本方主治表虚自汗，易感风邪，故立屏障之意，取"玉屏风"而命名。

# 左 金 丸

【出处】《丹溪心法》

【组成】黄连 180 克，吴茱萸 30 克。

【用法】为末，水泛为丸，每服 2 至 3 克。

【功用】清泄肝火，降逆止呕。

【主治】肝经火旺，胁肋疼痛，嗳气呕吐，吞酸嘈杂，口苦咽干，舌红苔黄，脉弦数。

【方义】本方证系肝经郁火犯胃所致之实证。"实则泻其子"，肝属木，木生火，火为心，乃木之子，故治宜泻心火。又，"木从左而制从金"，言能克制肝木者是金，但心火旺又可刑金，一旦金受火克，就不能制木，所以首先应泻心火。故方中重用黄连以泻心火，使火无力刑金，从而使金能制木。同时黄连还能清泻肝、胃之火，实有一举三得之功。重用黄连，其性味又有过于苦寒之弊，故有少配吴萸辛热疏利之品为反佐，使肝气条达，与黄连相伍又可和胃降逆。故本方之妙，全在辛开善降，寒热兼施，既能治肝，又可心、肺、胃同治。

【方名释】"左金"一名，简言之，就是以金制木。《医方集解》："左金者，木从左而制从金也。"为了对"左金"的含义进一步有所了解，故将左、金及二者关系作以扼要说明。

左，指肝。肝，位于膈下，在腹腔之右上方的右胁下。《素问·刺禁篇》："藏有要害，不可不察，肝生于左，肺藏于右。"这样，上面两段话，就出现了矛盾，一曰肝位于右，一曰"肝生于左"。那么，是左还是右？若从人体解剖部位看，肝在右方，如以肝气上升的道路论，肝气是自左而升，故言"肝生于左"。对于"肝生于左，肺藏于右"杨上善注曰："肝为少阳，阳长之始，故曰生；肺为少阴，阴藏之初，故曰藏。"所谓左右者，指的就是阴阳出入的道路。言左右，是以天例人。古人面南而立，以定左右，东方为左，西方为右。东方居左，为阳生之始，通于春，属于木，故阳气自左而升，所以说"肝生于左"，左者，是在指肝。

肺，在五行属于金。肺居膈上，为西方阴藏之初，通于秋气，其气自右而降。

肺与肝，以五行论，即金与木的关系。这种关系主要表现在气机的升降方面。肺气主降，肝气主升，若二者协调则升降得宜，人体气机就可以保持调畅，若二者失宜，就会发生疾病。

本方证就是因为肝气郁于本经，郁而化火，并"候于左胁"（济生方），故须肃降肺金之气，以约制肝木在左升发之气。《临证指南医案》："肝为风木之胜，固有相火内寄，体阴用阳，其性刚，主动，主升，全赖肾水以涵之，血液以濡之，肺金清肃下降之令以平之。"本方正是采用了"以金平木"、"行金令于左以平肝"的治疗方法，故以"左金丸"名之。

# 左归丸及右归丸

【出处】《景岳全书》

## 一、左归丸

【组成】大怀熟地 250 克，山药 120 克，枸杞子 120 克，山茱萸肉 120 克，川牛膝 90 克，菟丝子 120 克，鹿胶 120 克，龟胶 120 克。

【用法】上先将熟地蒸烂杵膏，加炼蜜为丸，如梧桐子大。空腹时用滚汤或淡盐汤送下 100 丸。

【功用】滋阴补肾，益精养血。

【主治】真阴肾水不足，不能滋养营卫，渐至衰弱，或虚热往来，自汗盗汗，或遗淋不禁，或眼花耳聋，或口燥舌干，或腰酸腿软。

【方义】本方系从《小儿药证直诀》地黄丸加减衍化而成。方中熟地、山药、山茱萸补益肝肾阴血。角板胶、鹿角胶均为血肉有情之品，二味合用，峻补精血，调和阴阳。方中复配菟丝子、枸杞子、牛膝补肝肾，强腰膝，健筋骨，合用具有滋阴补肾，益精养血之功。

## 二、右归丸

【出处】《景岳全书》

【组成】大怀熟地 250 克　　山药 120 克　　山茱萸 90 克　　枸杞 120 克　　鹿角胶 120 克　　菟丝子 120 克　　杜仲 120 克　　当归 90 克　　肉桂 60 克　　制附子 60 克

【用法】上为细末，先将熟地蒸烂杵膏，加炼蜜为丸，如弹子大。每服 2 至 3 丸，以滚白汤送下。

【功用】温补肾阳。

【主治】肾阳不足，命门火衰，神疲气怯，畏寒肢冷，阳痿遗精，不能生育，腰膝酸软，小便自遗，肢节痹痛，周身浮肿，或火不能生土，脾胃虚寒，饮食少进或呕恶膨胀，或翻胃噎膈，或脐腹多痛，或大便不实，泻痢频作。

【方义】本方系以《金匮要略》肾气丸加减衍化而成，所治之证属元阳不足，命门火衰，或火不生土所致。方中除用桂附外，还增入鹿角胶、菟丝子、杜仲，以加强温阳补肾之功，又加当归、枸杞子配合熟地、山药、山萸肉以增滋阴养血之效。其配伍滋阴养血药的意义，即《景岳全书》"善补阳者，必于阴中求阳"之意。

### 三、"左归丸"与"右归丸"方名释

"左归丸"、"右归丸"是明代著名医学家张景岳，根据阴阳学说的理论，并结合医疗临床实践所创制的两个方剂。张景岳曰：左归丸"以培左肾之元阴"。右归丸"以培右肾之元阳。"

肾，位于腰部，在脊柱的两侧，左右各有一肾。历代不少医家认为，在两肾之间即是命门，而两肾皆属于命门，故命门为水火之府，水火之宅。肾在人体内是一个十分重要的脏器，它藏有"先天之精"，为生命之根，"先天之本"。故张景岳以"左归"培补左肾，以"右归"培补右肾。为了进一步对"左归"、"右归"的内涵理解，故从张景岳创制"左归"、"右归"的立意及其临床实践等几方面作以说明。

1. 制方立意于阴阳学说

张景岳运用《易经》之阴阳学说，认为"阴阳之体，曰乾与坤；阴阳之用，曰水与火；阴阳之化，曰形与气。"下面就形气，阴阳，水火作以介绍：

（1）形与气

《易经》曰："阴阳合德而刚柔有体。"德，就是德性，有性质的意思；体，就是具体的体现。阴阳是对立的，但二者又是统一的，其性质可以相合。从阴阳表现出来的刚柔，就是它的具体形体。刚柔是《易经》的基本概念，与阴阳具有相同的意义。但阴阳所表现的对象比较抽象无形，而刚柔所表现的对象却具体有形。故张景岳曰："阳化气，阴化形。"又曰："先天因气以化形，阳生阴也；后天因形以化气，阴生阳也；形即精也，精即水也；神即气也，气即火也。"由此，张景岳把肾精与肾气，同肾与命门联系起来，作为形与质的关系，也就是形与气的关系。说明肾精、肾气，是肾与命门的"形质"，是肾和命门的结构和功能活动的物质基础，是机体活动之本。指出肾精属阴化形，肾气属阳为质，体现了"阴阳合

德而刚柔有体”与“阴阳之化，曰形与气”的思想。

（2）阴与阳

张景岳认为：“命之所系，惟阴与阳。”并曰：“人是小乾坤，得阳则生，失阳则死。……故伏羲作易。首制一爻，此立元阳之祖也。”元阳是“人之大宝，只此一息真阳”。阴者，阳之根，“物之生也生于阳，物之成也成于阴，此所谓元阴元阳，亦曰真精真气也”。由是看出张景岳将肾阴称为元阴、真阴，将肾阳称为元阳、真阳。所谓肾中阴阳者，就是将肾精、肾气的功能活动状态，分为阴阳。把对机体各脏腑组织器官起温煦推动作用者称为肾阳，把对机体各脏腑组织器官起滋润濡养作用者称为肾阴。

（3）水与火

张景岳把肾、命门“形质”之用，分为水火，其曰：“命门居两肾之中，即人身之太极，由太极以生两仪，而水火具焉。”又曰：“命门为天一所居，即真阴之府，精藏于此，精即阴中之水也，气化于此，气即阴中之火也。”由是，张景岳又将命门之火称为元气；命门之水，称为元精。元精、元气为“十二脏之化源”，即指肾中之精气。故张景岳曰：“阴阳之用，曰水与火。”

2. 制方依据于医疗实践

左归、右归二方是张景岳以唐代医学家王冰“壮水之主，以制阳光；益火之源，以消阴翳”的理论为依据而创制的。张氏善于扶阳，又长于补阴，并在扶阳、补阴方面创立了治形理论，他所拟的许多扶阳、补阴方药，可以说是推陈出新、别具一格。张景岳不但善于继承前人的医疗经验，而且还善于向同仁学习，他认为薛立斋常用仲景八味丸，作为益火之剂，用六味丸作为壮水之剂，是薛立斋“独得其妙”，每每“多收奇效”。张景岳由于善于学习，并通过长期的临床实践，渐渐认识到：“余及中年，方悟补阴之理，推广其义，用六味之意，而不用六味之方，活人应手之效，真有不能尽述者。”可见左归、右归二方的创制，是张景岳通过长期医疗实践，不断总结，不断创新的结果。

3. "归"字释

至于"归"字之意，还是以张景岳解"归"之释而释。张景岳在解释"归"字时，曾引用了北宋时邵康节的一首诗，其诗曰："三月春光留不住，春归春意难分付。凡言归者必归家，为问春家在何处？"景岳亦曰："阳春有脚，能去能来，识其所归，则可藏可留，而长春在我矣。"关于左归、右归之"归"字，即应由此而悟之。使"归"有所向、"归"有所处、"归"有所藏、"归"有所留，总之应"识其所归"，使"归"能藏留。

4. "左归丸"、"右归丸"方名释

左归、右归二方的命名，仍依景岳释谓如下：

凡真阴肾水不足，宜壮水之主，培补元阴，使元阴归于左肾，故以"左归丸"主之名之。

凡元阳不足，则宜益火之源，培补元阳，使元阳归于右肾，故以"右归丸"主之名之。

# 四 七 汤

【出处】《太平惠民和剂局方》

【组成】半夏150克，茯苓120克，紫苏叶60克，厚朴90克。

【用法】上哎咀。每服12克，用水220毫升，生姜7片，枣1个，煎至140毫升，去滓热服，不拘时候。

【功用】行气散结，化痰降逆。

【主治】七情之气，结成痰涎，状如破絮，或如梅核，在咽喉之间，咯不出，咽不下，或中脘痞满，气不舒快，或痰涎壅盛，上气喘急，或因痰饮中结，呕逆恶心。

【方义】本方主治由于喜、怒、忧、思、悲、恐、惊七情影响而致的气郁证。故方中厚朴降气除满，紫苏宽中散郁，因郁久易生痰，故用半夏除痰开郁，茯苓渗湿化痰。如此，郁解结散，痰去气行而诸症自愈。

【方名释】七情，是人们对事物七种情感变化而言。中医学认为，七情是指喜、怒、忧、思、悲、恐、惊等七种表现。这七种情感，是机体在接受外界客观事物刺激后，表现在情志方面的反应。在一般情况下，七情属于正常的生理活动，但是，由于经受突然的或长期的、或者是剧烈的情志刺激后，又可以导致机体气机紊乱，阴阳、气血失调而致病。李士材曰："七情过极，皆伤其气。"《三因方》更明确指出："七情，人之常性；动之，则先自脏腑郁发。"由于七情为病，皆自内发，故中医学称为七情内伤。

本方证主要功用在于行气散结，化痰降逆，故用四味药物治疗七情所引起的疾病，所以命名为"四七汤"。清·吴仪洛曰："汤名四七者，以四味治七情也。"

# 四 磨 汤

【出处】《重订严氏济生方》

【组成】人参、槟榔、沉香、天台乌药。

【用法】上四味，各浓磨水，取300毫升，煎三五沸，放温服。或下养正丹尤佳。

【功用】破滞降逆，补气扶正。

【主治】七情伤感，上气喘息，胸膈满闷，不思饮食。

【方义】本方证缘七情所伤，每致肝气郁结，横逆胸膈之间，上犯于肺，横犯于胃，故出现上述等症。方中乌药行气疏肝解郁，沉香顺气降逆以平喘，槟榔行气化滞以除满。以上诸药虽可顺气破结，但每易耗损正气，故又用人参扶正。四味配合，行气而不耗气，有邪正兼顾之妙。

【方名释】本方名为"四磨"者，是指本方的服用方法而言。方中四味药品，俱经磨研取汁，煎沸温服。"磨"是指研磨，如同磨墨那样。五代齐已《谢人墨》诗曰："只应真典诰，消得苦磨研。"四味药品各磨浓汁，其作用正如陈修园《时方歌括》引王又元所说："四品气味俱厚，磨则取其气味之全，煎则取其气之达，气味齐到，效如桴鼓矣。"故名曰"四磨汤"。

# 四　维　散

【出处】《景岳全书》

【组成】人参30克，制附子6克，干姜（炒黄）6克，炙甘草3~6克，乌梅肉1.5~3克。

【用法】上为末和匀，用水拌湿，蒸一饭倾，取起烘干，再为末，每服3~6克，温汤调下。

【功用】温补脾肾。

【主治】脾肾虚寒，泄痢滑脱不止；或气虚下陷，二阴血脱不能禁者。

【方义】泄痢日久，必致脾阳不振、肾阳虚衰，成为脾肾阳虚之证。故用附子温补肾阳、干姜以健脾阳，附子可助干姜健脾阳，这样温阳之力更为宏厚。由于泻痢日久，中气下陷，故用人参大补元气，中健脾气；甘草除可调和诸药外，尚能温健脾阳。以上即为《伤寒论》"四逆人参汤"有回阳益气的功效。方中乌梅常用治又泻又痢，可涩肠止泻。诸药配合，方简效宏，共奏同健脾肾之阳、益气止泻之功。

【方名释】

1. 四维解

四维，是《乾凿度》九宫说所用术语。在九宫图中，乾、坤、巽、艮居于西北、西南、东南、东北四隅（角），是谓四维。

九宫说，讲的就是八卦方位，并解释阴阳二气运行与八卦的关系。此说主要内容是，太一（北极星神）取阴阳之数，即自一至九的顺序，运行于九宫之中。九宫有四正（东、西、南、北）和四维，加上中宫共有九。太一运行于九宫，实际上是运行在八卦之中。始于坎宫一，依次入于坤宫二，震宫三，巽宫四，中宫五，乾宫六，兑宫七，艮宫八，到离宫九而结束。九宫之数，是按四正、四维的方法及所配数字，纵、横、斜之数相加，都是十五。故《乾凿度》："四正、四维皆合于十五。"（见图5）

南

| 四<br>巽　宫 | 九<br>离　宫 | 二<br>坤　宫 |
|---|---|---|
| 三<br>震　宫 | 五<br>中　宫 | 七<br>兑　宫 |
| 八<br>艮　宫 | 一<br>坎　宫 | 六<br>乾　宫 |

东　　　　　　　　　　　　　　　西

北

**图5　九宫图**

四维之说，还见于我国最早的六壬占卜术，六壬占卜中有个六壬式盘，这个盘分天地两部分，地盘上的四角，就称为四维。四维也叫四门，即天、地、人、鬼四门。具体说四维是：东北"鬼月戊"，东南"土斗戊"，西南"人日己"，西北"天遽己"。戊己在十干中都归属于土，在四隅均有戊己，故四维为土。

《素问·气交变大论》："土不及……其眚四维，其藏脾。"这是说，在土运不及的时候，它的灾害往往要发生在四维，因为四维在土位，所以在人体应于脾脏。《气交变大论》又曰：

"水不及……四维发埃昏骤注之变，则不时有飘荡振拉之复，其眚北，其藏肾。"意思是，在水运不及的时候，四维也不正常，尘埃迷暗，暴雨如注，大风飞扬，草木摇折，这样的灾害又往往发生在北方，北方为坎，归属肾水，故言"水不及，其眚北，其藏肾"。

2. "四维散"方名释

四维一方，主治由于脾肾阳虚引起的泄痢滑脱等证，故全方旨在温补脾肾。因脾、肾同《内经》四维之说相关，所以张景岳除在遣方用药重视脾肾外，在本方命名时仍依《内经》之意，结合土不及会眚于四维脾土，水不及会因四维发埃昏骤注，而又眚于北方之肾水，故以此而取名为"四维散"。

# 四 兽 饮

【出处】《三因极一病证方论》

【组成】半夏（汤洗去滑）、茯苓、人参、草果、陈皮、甘草、乌梅肉、白术、生姜、枣子各等分。

【用法】上为锉散，盐少许，腌食顷，厚皮纸裹，水浸湿，慢火煨香熟，焙干。每服15克，用水300毫升，煎至210毫升，去滓，未发前，并进三服。

【功用】和胃化痰，治疟。

【主治】五脏气虚，喜怒不节，劳逸兼并，致阴阳相胜，结聚涎饮，与卫气相得，发为疟疾。

【方义】四兽饮为治劳疟的方剂之一。劳疟日久，久病伤脾，生化之源不足，故五脏气虚。气血耗伤，故久疟不愈。故方中主用"六君子汤"养气补中，健脾养胃，行气化滞，燥湿除痰。加用草果截疟、乌梅敛肺生津，以达到益气、健脾、化湿、截疟的目的。

【方名释】"四兽"，即四种兽类，原指四星名。《三辅黄图》："苍龙、白虎、朱雀、玄武，天之四灵，以正四方。"本方谓"四兽"者，是堪舆家之术语。堪舆家在选择穴场时，重要的一点就是要观察葬山的四周形势，将穴场前后左右的山峦或水流称为"四兽"，也叫"四势"。堪舆家认为，一个好的穴场，应该是玄武北拱，朱雀峙南，青龙蟠东，白虎居西，然后穴居中央，这样才能得到柔顺之气，以利于后人。如果一个穴场周围，表现的是"四兽"的凶象，这样不但对主人不吉利，就是对后人也不好，甚至会断绝子孙。比如：穴场后面的山势，不向穴场倾垂，而有昂头之势；左面的山势拔势而起，山麓不平；右方的山势，如虎蹲踞，有衔尸之状；穴场前面的水流湍急作响，好像哭泣。所有这些，在堪舆家看来，就不是一个好的穴场，他们把这样的情况，称做"四危"。在《三国志·管辂传》中有一段记载，讲的就是这种情况："辂随军西行，过毌丘俭墓下，倚树哀吟，精神不乐。人问其故，辂曰：林木虽茂，无形可久，碑诔虽美，无后可守。玄武藏头，苍龙无足，白虎衔尸，朱雀悲哭。四危以备，法当灭族。

古代一些医家，如南宋时著名医家陈无择说："有疟鬼者，梦寝不祥，多生恐怖也。"认为疟疾为患是疟鬼作祟，故陈无择设制"四兽饮"，意欲通过服用"四兽饮"，如同将疟鬼葬于四兽危象之穴场，使疟鬼永不为患，故取"四兽"之名。

# 四 柱 散

【出处】《张氏医通》

【组成】木香（湿纸裹，煨）、茯苓、人参、附子（炮，去皮，脐）各30克。

【用法】上为细末。每服6克，用水300毫升，加生姜两片，枣子一个，盐少许，煎至210毫升，空腹时服。

【功用】健脾益气，回阳固脱。

【主治】元脏气虚，真阳耗败，两耳常鸣，脐腹冷痛，头眩目晕，四肢倦怠，小便滑数，泄泻不止。

【方义】元气是人体最根本之气，元阳又为诸阳之本。若先天禀赋不足，或后天饮食失养，就可导致元脏气虚，真阳耗败。若气虚欲脱，脾气不足又会出现四肢倦怠，泄泻不止，头晕耳鸣等症。故方中用人参大补元气，挽救虚脱。人参与附子合用，即参附汤，更能增强回阳固脱的作用。茯苓配以人参亦可增强健脾益气之力，木香行气调中止痛，亦用于脾胃气虚之证。四药合用，以行健脾益气，回阳固脱之功效。

【方名释】

1. 四柱解

四柱，是星命家用以推断人的命运的一种方法。它起源于唐代，到了宋代才逐渐兴盛起来。四柱是以人降生时年、月、日、时作为四个时间单位，每个时间单位，就称为一柱，分别称年柱、月柱、日柱、时柱，故称四柱。而每个柱又包括一个天干、一个地支，在四柱中共有八个干支，也就是共有八个字，所以人们称为"八字"。《三命会通》："凡论人命，年月日时，排成四柱。"如一人，一九九○年阴历十一月二十三日，下午二时二十分出生，其"四柱"为：一九九○年的年柱是庚午，十一月的月柱是戊子，二十三日的日柱是戊申，下午二时二十分的时柱是己未，这便是其四柱，又称八字。四柱也可这样排列为：

| 时 | 日 | 月 | 年 |
|---|---|---|---|
| 己 | 戊 | 戊 | 庚 |
| 未 | 申 | 子 | 午 |

至于四柱具体推法，这里就不赘述了。

2. "四柱散"方名释

"四柱散"一方，是由四味药物所组成。以这四种药物的生长特点看：人参，生形如人，四肢尽备；附子，母生多子，如子附母；茯苓，出松根下，附根而生；木香，根枝叶节，五五相生。凡此四药，都具生生之性，犹如人类之生。古人认为，人一出生，都有"命造"，命造就是四柱，故本方以物喻人，取名为"四柱散"。

人参：亦名人蔓，言人参为年深浸渐而成，根似人形，有神，故称为人蔓，亦名神草。《广五行记》载：隋文帝时，在山西东南部的上党，有一个人，经常在夜里听到他的房后有呼喊声，每次当他听到声音，都出去看看却发现不了什么。有一次，他一直往外跑出一里多路，突然发现有一棵人参枝叶长得异常，在这棵人参根下有呼喊声，于是他便刨开，一直挖了五尺多深，见人参形如人体，四肢都有，这时呼声也停止了。

附子：李时珍曰："乌头有两种，出彰明者乃附子之母，人谓之川乌头是也。春末生子，故曰：春采为乌头。冬则生子已成，故曰：冬采为附子。其天雄乌喙侧子，皆是生子多者，因象命名，若生子少及独头者，即无此数物也。"宋·杨天惠《附子记》载："附子十一月播种，次年七月采者小而未成长。九月采者乃佳，其品凡七，本同而末异。其初种小者为乌头；附乌头而旁生者为附子；又左右附而偶生者，为鬲子；附而长者为天雄；附而尖者为天锥；附而上出者为侧子；附而散生者为漏蓝子。皆脉络连贯如子附母，而附子以贵而专附名也。"

木香：木香株可生五个根，每一个茎又生出五个枝，每一枝又生着五个叶，在每个叶间又生着五个节，故人称"五香"。《三洞珠囊》："五香者，即青木香也。"

茯苓：出松树下，附根而生。

以上所述，说明方中所用四种药物尽具生生之性，也就是说每种药物在生长过程中各自具有各自的"生理"特性。所以立方者譬之于人，言人一降生，必有命造，"命造"即为四柱，故立方者用拟人之笔调，取名"四柱散"。

# 四 逆 汤

【出处】《伤寒论》

【组成】附子9克，干姜9克，甘草（炙）12克。

【用法】水煎服。

【功用】回阳救逆。

【主治】少阴病，症见四肢厥逆，恶寒踡卧，吐利腹痛，下利清谷，神疲欲寝，口不渴，舌淡苔白滑，脉沉细微。

【方义】四逆汤是主治阳气势微，四肢厥逆的重要方剂。本方证主要是阳衰阴盛，所以非纯阳之品不能破阴气而复阳气。故方中以附子为主，大辛大热以壮肾阳祛寒救逆，辅以干姜使温阳之力更为宏厚。方中甘草为佐，可调和诸药，并制约姜附之大辛大热，与干姜配合亦可温健脾阳。如此脾肾之阳同健，温里药与补益药同用，药虽简而力宏，以共奏回阳救逆之功。

【方名释】本方名"四逆汤"，逆，有违逆的意思，四逆，即指四肢自指（趾）端向上逆冷，一直冷至肘膝以上。四肢为诸阳之本，三阴三阳之脉俱相接于手足。正常时，阳气布达于四肢，阴阳相合，四肢温而不凉。一旦阳虚阴盛，少阴枢机不利，阳气被郁，不能达于四肢，就形成四肢厥逆之候，故用四逆汤疏畅阳郁，条达气血，使阳气舒展而达于四肢。

成无己在论述本方命名时曰："四逆者，四肢逆而不温也。四肢者，诸阳之本，阳气不足，阴寒加之，阳气不相顺接是致手足不温，而成四逆，此汤中发阳气却散阴寒，温经暖肌，是以四逆名之。"总之，四逆指的是少阴病症，因本方有治疗四逆的功效，故名为"四逆汤"。

# 四 君 子 汤

【出处】《太平惠民和剂局方》

【组成】人参、甘草（炙）、茯苓、白术各等分。

【用法】上为细末，每服 6 克，用水 150 毫升，煎至 100 毫升，通口服，不拘时；入盐少许，白汤点亦得。

【功用】益气补中，温养脾胃。

【主治】脾胃气虚，面色萎白，语声低微，四肢无力，食少或便溏，舌质淡，脉细缓。

【方义】本方证治诸症，均属脾胃气虚，故当益气补中，健脾养胃。故方中以人参为君，补益中气，扶脾养胃；白术为臣健脾燥湿；佐以茯苓补脾渗湿，并以甘草为使补中和胃。全方四味，均属甘温、甘平之品，温而不热不燥，补中有泻，补而不滞，性能和平，平补不峻，四药合用，则有益气补中，健脾养胃之功效，为补中益气的基础方。

【方名释】脾胃为后天之本，主消化吸收运输水谷精微，以营养五脏六腑、四肢肌肉。若脾胃气虚，受纳转运功能发生障碍，则会出现食欲不振、四肢无力等症状，故应益气补脾，方用平补之剂"四君子汤"方。四，指药用四味；"君子"者，一般将有才德者称为君子。《礼·曲礼》曰："博闻强识而让，敦善行而不怠，谓之君子。"本方取名"君子"大体有三方面的原因：

(1)《易·坤·象》："地势坤，君子以厚德载物。"《易·坤·文言》："君子黄中通理，正位居体，美在其中，而畅于四支。"

在《周易》里讲坤为地，坤的品德就是"坤厚载物，德合无疆"。君子也具备这样的品德，能够承载重任，以育万物。而且君子能"黄中通理"，黄为地之正色，中指中位。由于君子同坤一样，居中位、得中道，通晓相中相和、无过无不及的道理，所以美德存于其中、现于其外（四肢）。

脾胃具有坤德，担负着食物承载、生化、吸收、转输的重任，亦与君子之德同，清代何梦瑶在《医碥》中说："脾脏居中，为上下升降之枢纽，饮食入胃，脾为行运其气于上下内外，犹土之布于四时，故属土，于卦为坤。"

《易·坤·文言》："正位居体，美在其中，而畅于四支。"这里指，坤卦的六五爻居于中正之位，以保持与乾阳之和，君子正体现了这一美德，而存于心中，充实于四肢（支同肢）。

这就叫诚于中而形于外，为美德之至。《内经》借鉴了"坤德"的这一思想，并应用于中医学中，以解释脾胃功能。《素问·太阴阳明论》："四肢皆禀气于胃而不得至经，必因于脾乃得禀也。"这种借鉴是十分确切的，说明"美在其中"的脾土，起着"输送精微"于四肢的作用。"四君子汤"就是用治于脾胃虚弱，四肢无力。所以说，《内经》脾胃理论与《周易》的坤卦是一脉相承的，"君子以厚德载物"与四君子汤补脾益气的意义是一致的。

（2）"四君子汤"，用药四味，性皆平和，能够健脾和胃，具有君子致中和之义。《中庸》："中也者，天下之大本也；和也者，天下之达道也。致中和，天地位焉，万物育焉。"致，就是达到。孔子曰："君子中庸……君子而时中。"孔子讲，只有君子才能够达到中和的美德，"四君子汤"药性平和，有君子能"致中和"之义，故方名譬"君子"而喻。

（3）《济生方·脾胃虚实论》："若饮食不节或伤生冷，或思虑过度，冲和失布，因其虚实，由是寒热见焉。"

张璐在《名医方论》中曰："气虚者补之以甘、参术苓草，甘温益胃，有健运之功，具冲和之德，故为君子。"

从上面两段可以看出，脾胃之为病系由"冲和失布"。选用参苓术草四味治以脾胃，这样又具冲和之德。冲和者，君子之性，故方以君子喻。冲和，最早见于《老子·四十二章》："万物负阴而抱阳，冲气以为和。"这是说，阴阳两气互相交冲而成均调和谐状态，形成一种和气，这种和气就称为冲和之气。古人认为，唯君子具备冲和之德，但从以上论述中可以看出，脾胃及"四君子汤"亦具有这样的品德。

总之，君子具有"坤厚载物"、"中和"、"冲和"之德，医家认为这种君子具有的美德，均都体现在"四君子汤"上，故将参苓术草四味药组成的平补和胃之剂，取以"君子"冠名。

# 平 胃 散

【出处】《太平惠民和剂局方》

【组成】苍术 2500 克，厚朴 1560 克，陈皮 1560 克，甘草（炙）900 克。

【用法】共为末，每服 6～9 克，生姜、大枣煮水调下，亦可水煎服。

【功用】燥湿运脾，行气和胃。

【主治】湿滞脾胃。症见脘腹胀满，不思饮食，口淡无味，呕哕恶心，嗳气吞酸，肢体沉重，怠惰嗜卧，常多自利，舌苔白腻而厚，脉缓。

【方义】本方为治湿滞脾胃之主方。脾主运化，喜燥恶湿，若湿浊困阻脾胃，则运化失司，故宜燥湿运脾，行气和胃。方中重用苍术为君药，以除湿运脾。以厚朴为臣，行气化湿，消胀除满。佐以陈皮理气化滞，使以甘草，甘缓和中，调和诸药，生姜、大枣调和脾胃。诸药相合，可使湿浊得化，气机调畅，脾胃复健，胃气和降，则诸症自除。

【方名释】平胃散，为治湿滞脾胃而设。其方名谓"平胃"者，医家颇有争议，现就几种不同见解分叙如下：

柯韵伯在《名医方论》中说："《内经》以土运太过曰敦阜，其病腹满；不及曰卑监，其病留满痞塞。张仲景制三承气汤。调胃土之敦阜。李东垣制平胃散，平胃土之卑监也。培其卑者而使之平，非削平之谓。"

吴辊在《医方考》中说："湿淫于内脾胃不能克制，有积饮痞膈中满者，此方主之，此湿土太过之证，经曰敦阜是也。"并说苍术、厚朴"二物可以平敦阜之土"。

张景岳在《景岳全书·卷十七》中说："所谓平胃者，欲平治其不平也。东垣为胃强邪实者设。"

从以上三家论述，对方名谓"平胃"者，提出了三种见解：

（1）柯氏认为，平胃，是"平胃土之卑监"。

（2）吴氏认为，平胃，是"平敦阜之土"。

（3）张氏认为，平胃，是"平治其不平也"。

《素问·五常政大论》："敦阜之纪，是为广化。……其动濡积并稸，……其腹病满，四支不举，大风迅至，邪伤脾也。"敦阜，王冰注曰："敦，厚也，阜，高也。土余故高而厚。"濡，指水湿。稸，同蓄，有积聚之义。这里讲，敦阜为土运太过，雨湿流行，湿气偏胜。一旦湿气偏胜，在人体变动上就会发生濡湿蓄积，出现腹部胀满，四肢不能举动。

《五常政大论》又曰："卑监之纪，是谓减化。……其发濡滞，其脏脾……其病留满痞塞。"卑监，《史记·张释之传》："卑，下也。"《说文》："监，临下也。"这里讲，卑监为土运不及之象。在土运不及时，"长复正，雨乃愆，收气平，风寒并兴。"虽然应雨而不雨，应热而不热，但气候反常，"风寒并兴"，其发病为水湿凝滞，应内脏为脾，其病变是胀满痞塞不通。

从上述可以看出，不论敦阜还是卑监，其致病因素均为湿邪为患，其病变及脾均出现腹部胀满。只不过二者在病因所致方式与病变表现上有所不同。如果过分强调"平胃散"，就是为平敦阜而设，或者说就是为平卑监而立，这都有些片面。既然敦阜和卑监的形成，病因均在于湿，表现均为"不平"，治疗都用着一个方剂——"平胃散"，所以，就不存在什么治卑监平胃散或治敦阜平胃散了。平胃者，即张景岳所谓"欲平治其不平也。"这里所指的不平，既包括了敦阜之高厚不平，也包括了卑监之低下不平，故言"平治其不平"。所以，以平胃命名。

《素问·平人气象论》："平人之常气禀于胃。胃者，平人之常气也。人无胃气曰逆，逆者死。"胃气是生命之本，它的盛衰、有无关系着人体健康与否和生命的存亡，如喻嘉言在

《医门法律》中说："胃气强则五脏俱盛，胃气弱则五脏俱衰。"因此，历代医家把保养胃气作为重要的养生和治疗原则。"平胃散"在命名方面的另一个意义，就在于通过平治胃气不平之后，以求得平人之胃气，"平人"即不病之人。因本方具有使人达到平人胃气的效果，故取"平胃"以名之。

# 生 化 汤

【出处】《景岳全书》

【组成】当归15克，川芎6克，炙甘草1.5克，焦姜0.1克，桃仁10粒（去皮尖双仁），熟地9克。

【用法】右哎咀，水二盅，枣二枚，煎八分温服。（一方无熟地）

【功用】补血温中。

【主治】妇女产后诸症。

【方义】妇人产后，血虚阴亡。正气虚弱，寒邪就会乘虚而入，寒凝血滞留于胞宫。故应用当归补血养血，用川芎理血中之气，以炮姜温中，甘草补中。在补虚中应兼顾其实，故以桃仁活血生新兼行瘀滞。诸药合用，有补血活血温中止痛之效。产后诸症，通过辨证以化裁使用。

【方名释】"生化汤"一方，近代世称出自《傅青主女科》，而1624年《景岳全书》就载有"钱氏生化汤"方，张景岳（1563~1640年），是明代著名医学家，在他61岁的时候辑成《景岳全书》，并于第61卷"妇人规古方"中，载钱氏生化汤。傅青主（1607~1684年），是明末清初的医家，在《傅青主女科》产后编上卷载生化汤（原方），并由生化汤化裁出"加减生化汤"二十五方。两方用药相较，基本一致。在1624年钱氏生化汤问世时，傅青主刚17岁，如果说这时的傅青主就设制了"生化汤"，显然是不可能的。因为一个17岁的青年人，对妇人产后诸症竟然有如此精湛的理论造诣和丰

富的医疗经验也是不客观的。所以说，生化汤一方应认为出
自《景岳全书》钱氏生化汤。张景岳引钱氏生化汤并附加减
法十七种，傅青主论治妇女产后病，在二十八症中运用了生
化汤或加减生化汤。可以说，生化汤在产后的广泛使用，是
在张景岳、傅青主二人的倡导下，遂大行于世，为医家和群
众所喜用。不过，傅青主对生化汤的运用，也达到了炉火纯
青的地步，故《世补斋医书》曰："生化汤之用，莫神于傅
徵君青主。"

本方名为"生化"者，是取《素问》"物生谓之化"之
意，并依据本方立法、组成、功效等而命名。如果认为"生
化"就是生新化瘀，这样就失去了"生化"的真正含义。为
了说明生化，就是"万物之生，皆阴阳之气化也"，不妨从生
化及本方立意、组成、功效等方面，作以介绍：

（1）生化

生，生长、化生谓之生；化，"物生谓之化"。可见，生
化者，即指生息化育。《文子·上德》："地平则水不流，轻重
均则衡不倾，物之生化也，有感亦然。"《汉书·五行志上》：
"国君，民之父母；夫妇，生化之本。"《内经·天元纪大论》
曰："物生谓之化，物极谓之变。"在《六微旨大论》亦曰：
"物之生，从于化；物之极，由乎变。"《礼记·乐记》："变
者，天地之和也，……和皆百物皆化。"郑玄注曰："化，犹
生也。"

秦观《论变化》："变者，自有入于无者也；化者，自无
入于有者也。……是故物生谓之化，物极谓之变。"说明事物
从无到有即为化。再看，张景岳对"生化"的解释；他说：
"万物之生，皆阴阳之气化也。"说明，生化是阴阳之气形成
的结果，故《内经》中曰"气始而生化"。如果能生化不息，
万物才能繁荣昌盛，这就是《六微旨大论》所说的"生生化
化，品物咸章"。一旦"不生不化，静之期也"，一切都停止
了活动。

以上，通过对"生化"的反复论述，说明生化，就是生息化育。简言之，生化者即生的意思。如果将生化割裂开，认为生就是生，化就是消，这样便背离了"经义"。

（2）立法

《景岳全书·妇人规古方》："会稽钱氏世传曰：尝论产证，本属血虚阴亡，阳孤气亦俱病，如大补则气血陟生，倘失调则诸邪易袭。"

《傅青主女科·血块》："此症勿拘古方，妄用苏木、蓬、棱，以轻人命。其一应散血方、破血药，俱禁用。虽山楂性缓，亦能害命，不可擅用，惟生化汤系血块圣药也。"

从以上两家所论，可以看出，钱氏认为产后之证，属血虚阴亡、阳气亦孤，故不可大补，亦不可消散，提出了"法兼补虚"、"勿专消导"的治则。傅氏则提出，"散血方、破血药，俱禁用。"

从而说明，"气始而生化"（《素问·五常政大论》）是本方的立法依据。"气始而生化"，其意正如张景岳所指出的那样，"万物之生，皆阴阳之气化也"。只有阴阳之气形成，然后才能生化。妇人产后血虚阴亡、阳气亦孤，为了尽快地使之恢复，就须补虚为主，养血救阴，并兼顾其实，加一味桃仁行血活血而生新。所以说，"生化汤"在组方立法时，既不纯补，又禁专攻，而以生化育新寓意方内，这便是"生化汤"允称独到之处。

（3）组方

下面将钱氏生化汤与傅氏生化汤摘录如下：

钱氏生化汤：

当归五钱　川芎二钱　甘草炙五分　焦姜三分　桃仁十粒去皮尖双仁　熟地三钱

上㕮咀，水二盅，枣二枚，煎八分温服。一方无熟地。

傅氏生化汤：

当归八钱　川芎三钱　桃仁十四粒去皮尖研　黑姜五分

炙草五分

用黄酒、童便各半煎服。

从上面两方可以看出，两方组成基本相同，只不过在分量上，傅氏有所加大。

生化汤的组方用药，不少医家认为是"采四物之意"而立方的。张景岳也认为"生化汤"是"四物避芍药之寒，四物得姜桃之妙"与四物汤相类的一首方剂。四物汤，是补血调血的主方，张秉成曰："一切补血诸方，又当从此四物而化也。"既然生化与四物相类，那么生化汤也具有补血调血的作用，同时在立方时也注意到地、芍乃纯阴之性，无温养流动之机，故避而不用。只是加大当归用量，功在养血，用川芎理血中之气，用甘草补中，并另入炮姜以温中散寒，然而血虚多滞，故加桃仁行血、活血以生新。所以生化汤是一首推陈致新、养血补血、寓"物之生，从于化"在其内的良方。

（4）功效

本方主要功效在于补血生新，养血温中，是治疗妇人产后疾病的常用方和基本方。

《景岳全书》在"生化汤"主治条目中，谓"此钱氏世传治妇人者"。并附加减法十七种，主治多种妇女产后疾病，在其加减法第二项下，又谓："凡妇人无论胎前产后皆宜此药。"

《傅青主女科》将生化汤列于"产后诸症治法"之"血块"条目下，谓"此方治产后伤食，恶露不尽"，并在产后二十八症中运用了加减生化汤。

从两家使用生化汤的情况，说明生化汤是治疗产后病的一个基本方，各种产后病症，都可以根据病因、病症的不同而具体化裁，加减使用。不论怎样化裁加减，但变而不离其宗，旨在养血致新，以赋予产妇新的生机，使之尽快恢复。

综上所述，方名为生化者，是取"物生谓之化"之意。谓天以阴阳之气化，万物然后生；人以阴阳之气化，病复然后亦"生"。说明物只有"生生化化"，才能"咸章"；人只有

"生生化化"，才能不息。妇人产后阴血骤亏，阳气亦孤，所以生化汤在立法、组方中十分重视阴阳之气的调和，以达到补血养血，推陈致新的治疗目的，使之"气始而生化"，故取名"生化汤"。

# 生　脉　散

【出处】《内外伤辨惑论》

【组成】麦门冬1.5克，五味子7粒，人参1.5克。

【用法】长流水煎，不拘时服。

【功用】补肺益气，养阴生津。

【主治】热伤气阴，肢体倦怠，气短懒言，汗多口渴，咽干舌燥，脉微；久咳肺虚，气阴两伤，干咳少痰，短气自汗，脉虚者。

【方义】本方证是由热邪内扰，汗出不止所致的气津两虚之证。故以人参大补元气，元气振奋而肺气自旺，用麦冬养阴润肺，清心除烦，益胃生津，五味子酸温，以敛肺生津。药仅三味，配伍精当，补肺、清肺、敛肺，三药全着眼于肺，使气旺津生，脉道充实。

【方名释】历代医家以本方用治于夏月时日，耗伤元气，汗出不止，气津两伤，脉虚弱者。夏月暑火，最易刑金伤肺。肺主气，又主布散水津，而今气阴两伤，故出现多汗、口渴、干咳、短气等症，脉虚弱者，亦属气阴不足之象，故用人参大补肺气，麦冬养阴润肺，五味子生津敛肺。使气复津回，脉道得充。方名为"生脉散"者，是李东垣结合肺脏的生理功能与其功效而取名的。

肺居胸腔，在诸脏腑中位置最高，故将肺称为华盖，为人体"气之本，魄之处"。它的生理功能是：主气，司呼吸，主宣发肃降，通调水道，朝百脉而主治节。本方名之以"生脉"者，则与肺朝百脉和主治节有关。

（1）肺朝百脉

《素问·经脉别论》："脉气流经，经气归于肺，肺朝百脉，输精于皮毛，毛脉合经，行气于腑，腑精神明，流于四脏，气归于权衡，权衡以平，气成寸口，以决死生。"这里是讲，脉气流行在经络里，而上归于肺，肺在会合百脉之后，就把精气输送到皮毛，脉与精气相结合，流注到六腑里去，六腑的津液，又流注于心、肝、脾、肾。但精气的敷布，还是要归于肺，而肺脏的情况，是从气口的脉象上表现出来的。生死与否，就是依据气口的脉象来判定的。

何为肺朝百脉？姚止庵曰："血之精化，既化而为脉，而脉已有气，流行于十二经络之中，总上归于肺，肺为华盖，贯通诸脏，为百脉之大要会，故云肺朝百脉。"张景岳在《类经·藏象类》中注释说："经脉流通，必由于气，气立于肺，故为百脉之朝会。"

古人认为，肺居高有君之象，能布诸脉之令，人身之气如果没有呼吸是不能运行的，照样，人身之脉，如果没有肺气，也是不能布敷全身的。所以"生脉散"以补肺气为主，使气旺以会诸脉，而布敷全身。由此看来，所谓"生脉"者，实为"生肺气以布百脉之令"。

（2）肺主治节

《素问·灵兰秘典论》："肺者，相傅之官，治节出焉。"治节，有治理与调解的意思。这里是讲，肺为"相傅之官"，是"君主"心的辅佐，具有治理与调节气血运行的作用，因为肺主气，心主血，气血是相辅相成，而且，血液的运行依赖着气的推动，气是血液运行的动力，因此说，肺有治节作用。同时，肺司呼吸，人身诸脉及血液流动无不与肺司呼吸有关。《难经·一难》："人一呼脉行三寸，一吸脉行三寸，呼吸定息，脉行六寸。"指出了呼吸与脉动的密切关系。《灵枢·动输》："其清气上注于肺，肺气从太阴而行之，其行也，以息往来，故人一呼脉再动，一吸脉以再动，呼吸不已，故动而不止。"这里一方面指出，血与气都同时从太阴经开始运行，并随呼吸往来而呈规律性的转动，另一方面又强调了"呼吸不已，故动而不止"。如果呼吸停止，脉动也就停止了。说明肺气和脉动的密切关系，本方证脉动微、虚，所以大补肺气，就成为"当务之急"，故以人参补益肺气。由于诸脉非肺气不布，诸脉无肺气不动，故本方立方遣药全都着重于补益肺气，使所生旺盛之气充于脉道，以恢复"虚、微"脉动之生机，故名"生脉散"。

# 归　脾　汤

【出处】《济生方》

【组成】白术、茯神、黄芪、龙眼肉、炒枣仁各30克，人参、木香各15克，炙甘草7.5克，当归10克，远志10克。（后二味从《校注妇人良方》补入。）

【用法】上㕮咀。每服12克，用水220毫升，加生姜5片，枣子1枚，煎至150毫升，去滓温服，不拘时候。

【功用】健脾益气，补血养心。

【主治】思虑过度，劳伤心脾。症见心悸怔忡，健忘失眠，多梦易惊，发热，体倦食少，面色萎黄，舌质淡苔薄白，脉细弱，以及妇女月经超前，量多色淡，或淋漓不止等。

【方义】本方证是为治疗劳伤心脾所致气血两虚、心神不宁、不能统血而设。故本方以益气健脾养心为主。方中人参、黄芪、白术、茯苓、炙草可健脾益气，资助化源；用当归、元肉、枣仁、远志、茯神补血养心，引魂入舍；佐以木香理气醒脾使补而不滞，并以姜枣为使开胃健脾、调和营卫。如此气旺血充，诸症自解。

【方名释】"归脾汤"源出于宋代严用和之《济生方》，后经薛立斋于《校注妇人良方》中纳入当归、远志而定型，沿用至今。严氏以本方治疗健忘，薛氏将本方归于妇女结核方论中。本方基本组成，可以说是由四君子汤合当归补血汤加味而成，历来列于补血剂内，然而方中补血药却少于补气药，这是用补气以益血作为真正效用，基于方药中，一滋心阴，一益脾阳，故本方主治心脾二脏诸症。

方名"归脾汤"者，是取"四象五行，俱归于土"之意。土即指脾。严用和在《脾胃论》中说："夫脾者，足太阴之经，位居中央，归属己土，王于中州。"方名言"归脾"者，与下列几个方面有关：

（1）受古代哲学思想的影响，医家对脾土十分重视：

《易·坤·象》："坤厚载物。"《说卦传》："坤也者，地也，万物皆致养焉。""坤为地，为母。"清·姚配中在释《坤》时说："《白虎通》曰：'土者，最大包含。'物将生者出，将归者入。"这样，才能"品物咸亨"，万品物类才能繁茂亨通。

《尚书·洪范》，将土的特性归纳为"土爰稼"，认为土能承载万物，化生万物，为万物之母，万物所归，故有"土载四行"之说。

《周易参同契·坎离戊己章》："青赤白黑，各居一方，皆禀中宫，戊己之功。"这里，青指肝木，赤指心火，白指肺金，黑指肾水。就方位言，青东、赤南、白西、黑北，各居一方。然而四方均归中央（脾土）统辖。故集注曰："土无定位，分旺于四季之中，故木得之以荣，火得之以藏，金得之以生，水得之以止，所谓四象五行全藉土也。"

《参同契》在"四象归土章"一节中，对"四象归土"、"五行全入中央"更进一步地作了阐述，其曰："肝青为父，肺白为母，肾黑为子，心赤为女，脾黄为祖。子五行始，三物一家，都归戊己。"说明五行全归于土。这里讲，"脾黄为祖"是说脾土是黄色的，金和木都是由土长养的，而金又能生水、木又可以生火，故言"脾黄为祖"。这种认识是以后天五行相生而论的。若以先天五行论，生出的次序则是天一生水，而后是火二、木三、金四、土五，所以这里说"子五行始"。由于土、金、木三物，阴阳同类，故又称"三物一家"，都归于戊己土了。到了唐末，陈希夷更加响亮的提出："四象五行，俱归于土。"宋代医学家严用和由于受到这种"归土"哲学思想的影响，提出"归脾"的理论，也就理出自然了。

（2）"归脾汤"益气补血，主治劳伤心脾，可使散越离经者，尽收归于脾。

本方主治心脾两虚之证，其具体表现有三，一是气血亏损、二是心神不宁、三是脾不统血所致之出血证。而这三类证候均以气血亏损为基础。心藏神而主血脉，一旦心血亏耗，心阳则无所依附而浮越于外，发生神不守舍的现象。脾主思而统血，一旦脾气虚衰，失去统摄之权，则血从络脉溢出，而见诸出血证。凡此皆为散越离经之象，故当资生气血之源，引魂入舍，引血归经，使散越离经者尽收归于脾，此即谓"物将生者出，将归者入"。

（3）"皆禀中宫，戊己之功。"

《医方考·脾胃证治》："夫脾胃者，土也。土为万物之母，诸脏腑百骸受气于脾胃，而后能强。若脾胃一亏，则众体无以受气，日久羸弱矣。故治杂证，宜以脾胃为主。"所以《参同契》在谈到脾的时候讲"青赤白黑，各居一方，皆禀中宫，戊己之功"。归脾一方，主要由四君子与当归补血汤所组成，其功用在于益气补血，健脾养心，能使火土合德，以资生气血生化之源，充实后天之本。如此，游越收敛，魂魄入舍，浮阳得潜，脾气固摄，血无外溢。这样，"诸脏腑百骸受气于脾胃，而后能强。"故言，功归于脾。

如上所述，归脾之名，是医家受古代"归土"哲学思想的影响，并结合本方有补益心脾、收敛浮越离经者归于脾的作用，脾气一强，万物得以"致养"，其功又归于脾。故"归脾"之名实取其义矣。

# 白 虎 汤

【出处】《伤寒论》

【组成】知母 18 克，石膏 30～45 克（碎），甘草 6 克（炙），粳米 18 克。

【用法】上四味，以水一升，煮米熟汤成，去滓。每次温服 200 毫升，一日三次。

【功用】清热生津。

【主治】伤寒阳明热盛，或温病热在气分证。壮热面赤，烦渴引饮，口舌干燥，大汗出，脉洪大有力。

【方义】此方着重清热，兼以生津。方中君药石膏辛甘大寒，主入肺胃气分，清热除烦，生津止渴；知母苦寒质润，清热养阴，两相配伍，相得益彰，清热生津之力益显。伍以甘草粳米，益胃护津，防寒凉伤中，又可使热清津复而无后顾之忧。所以说，是方实为气分热证而设，故后世凡治气分实热之证者，每以此方为基础。

【方名释】

1. “白虎”说

白虎，原为兽名。《山海经》曰：“孟山，其兽多白虎。”据南朝梁人孙柔之《瑞应图》中载，“白虎者，仁而不害，王者不暴虐，恩及行苇则见。”又曰：“王者仁而不害，则白虎见，白虎状如虎而白色，啸则风兴，皓身如云，而无杂者是也。”故人们视白虎为瑞兽。

所称西方白虎者，亦源于二十八宿和四象之说。二十八宿就是分布在赤道南北周围的二十八个星座，他们按照方位分为东南西北四个部分，每方各有七宿。白虎就是西方七宿的总称，故称西方白虎。西方七宿包括奎、娄、胃、昴、毕、觜、参七个星座，如果把这七个星宿用线条联缀起来，就成了“虎”的形象（见图 6），再按照五行给五方配五色之说，西方色白，故称白虎，为西方之守神。《石氏星经》曰："奎为白虎，娄、胃、昴，虎三子也。毕象虎，觜参象瞵（指虎睛）。"《史记·天官书》曰："参，为白虎。"

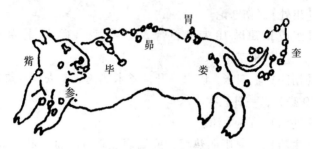

**图6　西方白虎之象**

自道教兴起后，把白虎作为护卫神，居于右方，以示威仪。并将白虎人格化，叫做"监名神君"。

2. "白虎"汤名释

《三辅黄图》曰："苍龙、白虎、朱雀、玄武，天之四灵，以正四方。"此即为四象。在一年四季中，四象之于各方，会随季节的变化而出现不同的星宿。这样就将四季同四象联系起来，并把四象配以春夏秋冬，以观测在每个季节所出现的不同星宿的方位。东方苍龙配春，南方朱雀配夏，西方白虎配秋，北方玄武配冬。西方白虎之所以配金，是因为"地四生金，以天九成之，金在西方"。（九为金之成数，即金的生数四，再加上土数五而成。）且西方金星色白，秋季里秋高气爽，万物成熟。故白虎以司秋令。

《素问·五运行大论》曰："西方，其在天为燥，在地为金，其性为凉，其德为清，其色为白，其变肃杀，其眚苍落……"这里把西方、燥、金用六气、五行、五方统一起来，归属一类，说明秋令天气清凉，如果秋气太过，大自然就会过早的由收敛呈现一片萧条，以致发生灾害。肃杀含肃清、杀灭之意。由于秋主肃杀，所以时至秋令就出现凉风至、白露降、寒蝉鸣、候雁归等景象。不仅自然界是如此，就是王事方面也十分注意秋令的肃杀。一到秋令，天子便命主管部门，修法制、缮囹圄、具桎梏、斩当杀。这些活动是与在秋季里白虎司令有关。白虎虽形象为瑞兽，但其本性毕竟凶暴，晋葛洪在《西京杂记》中说："秦末有白虎见于东海，黄公为虎所杀。"《秘枢经》亦曰："白虎者，岁中之凶神也，常居岁后四辰。"故古人把白虎司秋令的季节，称为主肃杀的季节。

"白虎汤"一方，就恰恰正是一首强有力的清热剂。因为本方证为伤寒邪传阳明，由寒化热，正邪相争，十分剧烈，而出现身大热、口大渴、汗大出、脉洪大之四大症，这些症均属阳证、热证、实证、里证。因而不宜发汗，也不宜攻下，所以当选大清里热之品。"白虎汤"正是应此而设，为清理气分大热之良剂，用之犹如秋金令行，夏火炎退，暑热即止。如方中行所说："白虎者，西方之金神，司秋之阴兽。虎啸谷风冷，凉风酷暑消，神于解热，莫如白虎。"可见名曰白虎者，系从比喻而来。

# 失　笑　散

【出处】《苏沈良方》

【组成】五灵脂、蒲黄各等分。

【用法】上药研末，每服6克，先用酽醋30毫升，熬药成膏，以水150毫升，煎至100毫升，热服。

【功用】活血祛瘀，散结止痛。

【主治】瘀血停滞。心腹剧痛，或产后恶露不行，或月经不调，少腹急痛等。

【方义】本方是治疗血瘀作痛的常用方。凡瘀血阻滞，不通则痛，故治当活血祛瘀以止痛。方中五灵脂通利血脉、散瘀止痛，其目的在于祛瘀，蒲黄能行血、止血。二药配用，不仅能活血，而且也能止血，活血与止血药相须为用，以奏祛瘀止痛，推陈致新之功。

【方名释】"失笑散"一方，主治由于瘀血停滞之心腹剧痛。"失"在这里含有忍不住、不自禁的意思；"笑"，谓喜、乐，指人在喜、乐时则解颜启齿。故《论语·宪问》有"乐然后笑"之语。《脏腑虚实标本用药式》："心藏神，为君火，包络为相火，主血，主言，主汗，主笑。"心所藏之"神"，亦有有余与不足之时，《素问·调经论》："神有余则笑不休，不足则悲。"若心情舒畅，心志和达，就必然会解颜启齿，发而为笑。这样，"失笑"一语，便可理解为"忍不住、不自禁地笑了"。晋·张勃《吴录》："每读步骘表，辄失笑。"苏轼在《分类东坡诗》十三诗曰："诸生闻语定失笑，冬暖号寒夜无帐。"

本方"失笑"者，是因病人心腹剧痛，其难忍之处无以名状，但一经服用本方，其痛即可霍然而失，既已痛止，病人自然会情不自禁地咥然而笑，故名为"失笑散"。

# 正 一 丹

【出处】《太平惠民和剂局方》

【组成】消石30克，太阴玄精石（研，飞）、舶上硫黄各30克，青皮、陈皮各60克。

【用法】上药用五灵脂、二橘皮为细末，次入玄精石末，拌匀以好滴醋打糊为丸，如豌豆大。每服30粒，空腹时用粥饮吞下，甚者50粒。

【功用】和济阴阳，理气止痛，祛痰开闭。

【主治】心肾不交，上盛下虚，痰厥气闭，心腹冷痛，大便泄泻。

【方义】本方证属于肾虚于下，不能上交于心，阳浮于上，不能下交于肾。故方中用硫黄辛热，入肾壮阳散寒，消石咸寒，软坚祛痰导闭，一阴一阳，是谓"二气"。五灵脂、青皮辛温入肝，行气散瘀，除心腹诸痛；陈皮、玄精石理气化痰。诸药合用，使其心肾相交，阴阳相济，生气来复，而诸症可愈。

【方名释】正一者，纯真之一。正为至正不偏，一是守一不二。道家认为，一是世界万物之本，永恒不变。南唐·谭峭《化书·道化·正一》："命之则四（虚、神、气、形），根之则一，守之不得，舍之不失，是谓正一。"

传说东汉顺帝时，张道陵在鹄鸣山（四川大足县境内），得太上老君所授《正一盟威秘箓》和《正一法文》，创五斗米道。西晋永嘉时，张道陵四世孙张盛迁居龙虎山，奉道陵为正一天师并立天师道。金时王重阳又创全真道，到了元代二道合一，统称为正一道或称正一教。正一教是道教五大宗之一。其教义，除诵习《五千文》、不妄祀、有罪道过等外，尚有符水治病亦列为教义。正一教认为人之为病，皆由精鬼作祟，所以必须乞天宫救治，如断瘟疫、保胎、催生、乞子等，均要求教民诣天师治。葛洪《神仙传·张道陵》："陵与弟子入蜀，住鹄鸣山，得正一盟威之道，能治病，百姓奉为天师。"陆修静《道门科略》中亦曰："若疾病之人，不胜汤药针灸，惟服符饮水……积疾困病，莫不生全。"

本方因能和济阴阳，交通心肾，使生气来复，如同服用正一天师的"正一章符"之水，可祛病禳灾，故取"正一"作为方名，又称"来复丹"。

# 正　气　散

【出处】《太平惠民和剂局方》

【组成】甘草21克，陈皮、藿香、白术各30克，厚朴、半夏各90克，生姜120克。

【用法】上为细末，每服6克，加大枣一枚，用水200毫升，空腹时稍热服，一日三次。

【功用】解表化湿，理气和中。

【主治】外感寒邪，内伤湿滞，发热恶寒，胸膈满闷，呕吐泄泻，怠惰嗜卧，不思饮食。

【方义】据本方证，治宜外散风寒，内化湿滞，兼以和中理气之法。方中藿香能辛散风寒，又能芳香化湿、升清降浊；半夏、陈皮燥湿和胃，降逆止呕；白术健脾运湿，和中止泻；厚朴行气化湿，畅中除满；生姜和中止呕。诸药相伍，可使风寒外散，湿浊内化，清升浊降，气机通畅，诸症自愈。

【方名释】气，原为我国古代哲学用语。古代哲学家认为：气，是构成整个宇宙的最基本物质，世界的一切都是由气构成的。《庄子·知北游》："通天下一气耳。"

正气，古人则认为是充塞于天地之间的至大至刚之气。故文天祥在其《正气歌》一诗中曰："天地有正气，杂然赋流形，下则为河岳，上则为日星，于人曰浩然，沛乎塞苍冥。"

易家认为，由东方和南方直出之气，才称为正气。《易纬通卦验》："震，东方也。主春分，日出青气，出直震，此正气也。气出右，万物半死，气出左，皎龙出。"又曰："离，南方也。主夏，日中赤气出，直离，此正气。出右，万物半死，气出左，赤地千里。"

中医学在长期的观察中，亦认为气是构成人体和维持人体生命活动的最基本物质，所以就将这种哲学观点引进医学领域。《素问·刺法论》就是通过对运气失常的论述，说明"其气不正，故有邪干"，这样便会发生疫疠流行。同时《刺法论》又提出了"不相染者，正气存内，邪不可干"的正确认识。正气一般是与邪气相对而言的，中医学将致病的六淫之气称为邪气，把机体的生理活动和抗病能力称为正气。

本方名为"正气散"者，是因为正，含有正其不正之意，《论语·子路》："必也正名乎。"这就是讲，要纠正名分不正的现象。"正气散"方证之所以出现寒邪外来，湿滞内伤，原因就是因为"其气不正，故有邪干"，因此用解表化湿、理气和中之剂以"正其不正之气"，使气机通畅，而诸证自愈，故名为"正气散"。

此外，还有《局方》藿香正气散、《绀珠》正气天香散、《活幼口议》正气丸、《圣济总录》正气散等，其"正气"者，大凡皆取此义。

# 正 阳 丸

【出处】《圣济总录》

【组成】鹿茸60克，肉苁蓉、石南各30克，五味子、葫芦巴各22克，木香45克，石斛、韭子、牛膝各15克，巴戟天、附子各30克，白马茎60克。

【用法】上药十二味，捣罗为末，炼蜜为丸，如梧桐子大，每服20丸，空腹时用温酒或盐汤送下。

【主治】阳气虚损，下元冷极，精泄不禁，小便频数，腰脚无力，饮食减少。

【方义】本方证所治诸症，多属阳虚，尤与肾阳不足有关。肾阳亦称元阳，它对人体脏腑起着温煦生化作用，故本方用鹿茸、巴戟天、肉苁蓉、葫芦巴等温肾助阳，以强筋骨；白马茎能"益丈夫阴气"主治男子阳痿；韭子壮阳固精兼暖腰膝；附子补火助阳；五味子滋肾涩精；牛膝补肝肾、强筋骨，常用治于腰膝疫痛，下肢无力。《本经》曰石南"养肾气内伤阴衰，利筋骨皮毛"。石斛既能养胃生津，又有滋肾阴、强腰膝之功。木香行气调中，用于脾胃气滞所致的食欲不振。诸药合用，以共奏养精血，补肾阳，强筋骨，和胃调中之效。

【方名释】肾中阴阳是人体各脏阴阳之根本，其二者是对立的，也是相互依附的，所以阴阳之间相对平衡，处于"阴平阳秘"的状态。一旦这种关系丧失了相对平衡，就会发生肾阴、肾阳失调。如果肾阳虚衰，就会出现下元冷极、遗精早泄、腰脚无力、小便频数等阳气虚损的症状。《杂病源流犀烛》："肾虽主寒水，而与心火南北对待，而先天有真火亦涵

于此。是火也，乃命门真阳之火，安身立命之主。"如今先天
真阳之火虚衰，故当温肾而助阳。

本方名为"正阳"者，就是取《素问·五常政大论》"升
明之纪，正阳而治，德施周普，五化均衡"之意。这里是说，
在火运平气的"升明"之年，由于火主南方，阳光普照，阳
气充足，物化亦相应正常。所谓正阳，张介宾曰："火主南
方，故曰正阳。"

正阳：一指日中之气；二为六气之一；三指农历四月。

《楚辞·远游》："餐六气而饮沆瀣兮，漱正阳而含朝霞。"
这里正阳，即指日中之气。

《庄子·逍遥游》："若夫乘天地之正，而御六气之辨，以
游无穷者，彼且恶乎待哉！"六气者，李逸注曰："平旦朝霞，
日午正阳，日人飞泉，夜半沆瀣，并天地之气，为六气也。"
这里就将正阳归为"六气"之一。

傅玄《述夏述》："四月惟夏，运臻正阳。"古人认为四月
是阳气极盛，阴气极衰之月，故将四月称为正阳之月。

总之，正阳为火居南方阳位，阳气极盛，而本方悉备温肾
助阳之效，故取《内经》"升明之纪，正阳而治"之意，意使
阳气四布，气化正常，而命名为"正阳丸"。


# 龙 虎 丸

【出处】《丹溪心法》

【组成】白芍、陈皮各 60 克，锁阳、当归各 45 克，虎骨
（酒浸，酥炙）30 克，知母（酒炒）、熟地黄各 90 克，黄柏
240 克（盐炒），龟板 120 克（酒浸酥炙）。

【用法】上为末，酒煮羊肉捣汁为丸。每次 6 至 9 克，温
开水送下，一日二次。

【功用】补肾壮骨，滋阴养血。

【主治】痿证。

【方义】本方有补益肝肾之功效而主治痿证。痿，是指肢体痿弱不用。若肝肾亏虚，精血不能濡养经脉，就会成为痿证，出现腰脊酸软，下肢痿弱无力等症。故本方用虎骨以壮筋骨，以锁阳温肾补精，用当归、白芍养血柔肝，用黄柏、知母、熟地、龟板滋阴清热，如此肝得血而筋舒，肾得养而骨强。同时本方遵《内经》"治痿独取阳明"之说，选用陈皮理气和胃，以增强脾胃生化之源，使筋脉肌肉得以营养。

【方名释】

1. 钟离权"论龙虎"

钟离权，字云房，唐末五代京兆咸阳人，著名气功家，传说为八仙之一。杜子美诗曰："近闻韦氏妹，远在汉钟离。"汉指五代时刘景所建立的后汉，故人称钟离权为"汉钟离"。

钟离权对内丹造诣极深，后吕洞宾拜他为师，写出了《钟吕传道集》，论述了内丹修炼计十八篇，《论龙虎》就是其中一篇。该篇认为：纯阳气中包含着真一之水，而这"真一之水"，恍惚无形，称为"阳龙"；在纯阴液中，又负载着一种正阳之气，而这正阳之气，又杳冥不见，称为"阴虎"。这样，龙代表了纯阳之气，虎代表了纯阴之液，气是上升的，液是下降的，二者本难于相交。可是，纯阳气之中有真一之水（☵），纯阴液之中有正阳之气（☲）。这样，气见液合，液见气聚。☵为肾水，而肾水中可以生气，气中又有真一之水；☲为心火，心火中可以生液，然而液中亦含有正阳之气。如此阳龙与阴虎交媾，"大药"才能和合的保送到"黄庭"之中。

2. "龙虎丸"方名释

以钟离权《论龙虎》一节，可以看出道家，以龙喻人之心火（或称元神），因为龙属木，木生火，与心神之火同，故言龙为心火，即☲。以虎喻人之肾水（或称元精），因虎属于金，金生水，与肾中之水同，故言虎为肾水，即☵。《性命圭旨》曰："龙从火里出，虎向水中生，龙虎相亲，坎离交济。"这样阴阳相交，水火相济，就称为"龙虎交媾"。道家认为，只有龙虎交媾，方可产出"金丹大药"而送入黄庭之中。黄庭，指代较多。一般认为是指脾脏。务成子在《太上黄庭外景经》中说："黄者，二仪之正色，庭者，四方之中庭，近取诸身则以脾为主，外取诸象则天理自会。"

《素问·痿论篇》："论言治痿者独取阳明，何也？曰：阳明者，五脏六腑之海，主润宗筋，宗筋主束骨而利机关也。"故历代医家，本《内经》之经旨，"治痿独取阳明"。阳明者，指足阳明胃经，与脾相为表里，同属于土。朱丹溪在设治痿方时，依然遵"独取阳明"之旨，取"龙虎交媾，可产大药，送入黄庭"之义，命名为"龙虎丸"。

# 对　金　散

【出处】《普济方》

【组成】陈皮240克，苍术、厚朴各60克。

【用法】上药研末，加生姜、大枣水煎服。

【功用】行气化湿。

【主治】脾泄。

【方义】若湿浊内盛，困滞脾胃，以致脾失健运，肠胃不和，影响水谷消化吸收，湿邪停滞，导致功能失常，而出现脾泄。故方以化湿健脾之苍术、厚朴与行气化滞之陈皮相伍，这样气行湿行、气化湿化、从而使脾胃复健，胃气和降，而脾泄自止。

【方名释】本方名为"对金散"，金即指金钱；对，含有酬答、答谢之意。《诗经·大雅》："以笃于周祜，以对于天下。"郑玄笺曰："对，答也……以答天下乡周之望。"汉陈琳《为袁绍王鸟丸版文》："夫有勋不赏，俾勤者怠。今遣行谒者杨林，赍单于玺授车服，以对尔劳。"以对尔劳即言"以酬答你们的辛劳"。

对金散为平胃散之变方，药简而效宏，只要"对脉"、

"对证"，服用后就会立见其效。如此病家一定会以金酬谢医生之辛劳，故方名以"对金"而命名。

此外，在《卫生宝鉴》、《赤水玄珠》亦有"对金饮子"；《丹台玉案》尚有"对金饮"，至于"对金"者，皆取其意。

# 代天宣化丸

【出处】《片玉痘疹》

【组成】人中黄（属土，甲己年为君）、黄芩（属金，乙庚年为君）、黄柏（属水，丙辛年为君）、栀子（属木，丁壬年为君）、黄连（属火，戊癸年为君）、苦参（为佐）、荆芥穗（为佐）、防风（为佐）、连翘（为佐）、山豆根（为佐）、牛蒡子（为佐）、紫苏叶（为佐）。

【用法】数药先视年之所属者以为君，其余主岁者以为臣。为君者倍之，为臣者半之，为佐者如臣四分之三，冬至之日修合为末，取雪水煮升麻，加竹沥，调神曲为丸，用辰砂、雄黄为衣。每服用竹叶汤煎下。

【功用】清热解毒透疹。

【主治】小儿未出痘疹之前，用于预防。亦治麻疹透发不畅，热毒内攻，气喘壮热，神昏烦躁，唇裂口干；瘟毒内蕴，咽喉糜烂，气臭音哑，滴水难咽。

【方义】本方为痘疹未出之前的预防药，亦可用于麻疹之逆证。痘指痘疮，亦称天花。《景岳全书·痘疹诠》曰："痘疮一证，俗曰天疮。原其所由，实由胎毒内藏，而因时气外触其毒乃发，故传染相似，是亦天行疫疠证也。"我国在新中国成立后已经消灭。麻疹，是小儿最常见的发疹性传染病，系由感受麻毒时邪所致，所谓疹者，是受"天地间沴戾不正之气"而名之。若遇麻疹逆证，则可见疹出不畅，热毒炽盛。故方中用人中黄，以治天行热疾、痘疮不起。用牛蒡子疏散风热、解毒透疹。用苦参清热燥湿，祛风杀虫。并用黄芩、黄连、黄柏、栀子、连翘、山豆根等清热解毒；兼用荆芥、防风、苏叶等祛风解表。诸药合用，以奏清热解毒、透邪外出之效。

【方名释】"代天宣化丸"在制方和使用上有着独特的地方，其配方中的君药，是根据每个年份五运所属年干的不同，而选用不同药物为君药的。甲己化土，凡是逢甲、逢己之年，年干都属于土运，故选用属土的药物为君；乙庚化金，凡是逢乙、逢庚之年，年干都属于金运，故选用属金的药物为君；丙辛化水，凡是逢丙、逢辛之年，年干都属于水运，故选用属水的药物为君；丁壬化木，凡是逢丁、逢壬之年，年干都属于木运，故选用属木的药物为君；戊癸化火，凡是逢戊、逢癸之年，年干都属于火运，故选用属火的药物为君。

这种根据不同年干，使用不同药物为君的方法，是依照《内经》五运之化的理论提出来的。所以，在这里对天干化五运作一扼要介绍。

1. 天干化五运

我们知道，一般在天干配五行时，甲乙属木，丙丁属火，戊己属土，庚辛属金，壬癸属水。但是，在五运变化时就不同了。

在五运变化时，则要把甲、乙、丙、丁、戊、己、庚、辛、壬、癸这十个天干，按阴阳干重新予以组合，根据天象变化，组成具有另外属性的五运，这就叫"天干化五运"。所谓化，就是变化，通过变化，就成了："土主甲己，金主乙庚，水主丙辛，木主丁壬，火主戊癸。"（《素问·五运行大论》）。这样，与甲乙属木、丙丁属火等是不同的。那么，十天干所代表的属性为什么发生了变化，这是因为：在运气学中，把甲乙属木等，称为"天干配五行"，把木主丁壬等，称为"天干化五运"。当然，这种变化并不是随便规定的，而是根据客观存在的物候现象和实际情况定出来的。

古代望气家，在甲和己的位置上看到了黄色气体，在乙和庚的位置上看到了白色气体，在丙和辛的位置上看到了黑色气体，在丁和壬的位置上看到了青色气体，在戊和癸的位置上看到了红色气体。而黄、白、黑、青、红五色，又各有它的五行属性：黄属土、白属金、黑属水、青属木、红属火。因此，就成了：甲己化土、乙庚化金、丙辛化水、丁壬化木、戊癸化火，这便是天干化五运。故王冰注曰："黄气横于甲己，白气横于乙庚，黑气横于丙辛，青气横于丁壬，赤气横于戊癸。故甲己应土运、乙庚应金运、丙辛应水运、丁壬应木运、戊癸应火运。大抵圣人望气以书天册，贤者谨奉以纪天元。"

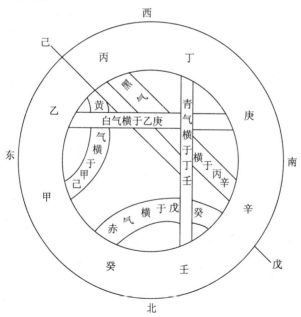

**图7　天干化五运示意图**

2. "代天宣化丸"方名释

"代天宣化"含代替天道、宣布德化之意。代，即代替，如孔颖达说："居天之官，代天为治。"天，指天道、天理、天运。宣化者，为宣布德化，如唐·皮日休在《秦穆谥缪论》中说："夫重耳之贤也，天下知之，又其从者足以相人国，如先立之，必能诛乱公子，去暴大夫，翼德于成周，宣化于汾、晋。"这里宣化，含有宣君命、教化百姓之意。

　　本方因有预防和治疗"天行疫疠"所致的天疮与麻疹，救生灵于不幸，此犹如替天行道、德化于民，故以"代天宣化丸"名之。

# 六　　画

## 巩　堤　丸

【出处】《景岳全书》

【组成】熟地60克，菟丝子60克，白术60克，北五味、益智仁、故纸、附子、茯苓、家韭子各30克。

【用法】上药研为末，山药糊丸，如梧桐子大。每服百余丸，空腹时用开水和温米酒送服，每日二至三次。

【功用】温补固摄。

【主治】命门火衰，膀胱不固，小便不禁，或溺后遗沥不尽。

【方义】小便不禁或尿有余沥，多属脾气下陷、肾气不固、命门火衰、脾肾两虚所致。故方中用附子、熟地、菟丝子、补骨脂、韭子温补肾阳，用白术、山药、茯苓健脾补气，益智仁温脾暖肾，固摄缩尿，五味子酸温入肺肾，上则滋化源，下则固肾。诸药合用，共成温补固摄之功。

【方名释】本方名为"巩堤丸"，有巩固堤防的意思。巩，为鞏之简字。巩，就是固。《易·革》："巩用黄牛之革。"这是革卦（☲）初九爻之爻辞。马融："巩，固也。"黄，中色；牛，顺物；革指黄牛之皮。因为革卦是讲变革的，初九爻位在下，时在初，为变革的开始和准备阶段，故告诫人们，在这个时候不宜轻易行动，如用黄牛之革固结的牢牢的，使之不要动。堤，即隄，指堤防、堤岸。《后汉书·循吏传》："河决积久，日月浸毁，济渠所漂数十许县。修理之费，其功不难。宜改修堤防，以安百姓。"

本方主治膀胱水道不固，或小便不禁，或溺后遗沥不尽。其病证如同堤防失固，河水散流，所以急当温补固摄，使堤防巩固，水无外泄，故名以"巩堤丸"。

# 地 芝 丸

【出处】《东垣试效方》

【组成】生地黄240克，天门冬240克，菊花120克，枳壳120克。

【用法】上为细末，用酒、蜜面糊为丸，如梧桐子大，每服30丸，渐加至40~50丸，空腹时用温酒送下，晚饭前再服。

【功用】养阴清肝，明目黑发。

【主治】目不能远视，或亦妨近视，头发早白。

【方义】经云："肝，开窍于目。"又曰："目者，五脏六腑之精也。"而精又藏于肾。古人认为，肾水亏耗、肝血不足，均可以影响视力。若"光华不能收敛于近"，则会发生远视；若"光华只能发越于近"，就会产生近视。故宜滋补肝肾，养阴明目。方中生地清热养阴，滋补肝肾；菊花禀金气之精，善清肝明目；天冬滋阴润燥，益精益髓；并用枳壳行气消导，使脾胃自健，别有补益。四药同用，以奏补肝明目，滋肾益精之效。

【方名释】芝，在《本经》列为上品。《尔雅》："茵，芝也。"注云：芝为"一岁三华之瑞草，或曰生于刚处曰菌，生于柔处曰芝。昔四皓采芝，群仙服食。"

《汉书·张良传》载：秦末，东园公、用里先生、绮里季、夏黄公四人，年皆八十有余，隐居于商山，因四人须眉皆白，故史称"商四皓。"汉高祖在位时，曾召四人，皆不应。后汉高祖要废太子盈，立赵王如意。吕后用张良计，厚礼迎四人至。此后，四皓辅使太子。汉高祖觉得太子羽翼已成，从而消除了改立太子的念头。汉·杨雄在其《嘲解》诗中曰："蔺生收功于章台，四皓采荣于南山。"这里采荣，即指四皓采芝。唐代大诗人杜牧在《题青云诗》中，亦有这样的诗句："四皓有芝轻汉祖，张仪无地与怀王。"

《采芝图》曰："凤凰芝生名山金玉间，服食一年，与凤凰俱也……又有五色龙芝，五方芝，天芝，地芝……等。"

古人认为，地芝为灵芝的一种，是一种瑞草，服食可以成仙。本方能明目黑发，服用本方如同服食地芝，故《东垣试效方》中以"地芝丸"而名之。在《御药院方》中称本方为"万寿地芝丸"。

# 地　魄　汤

【出处】《血证论》

【组成】甘草3克，半夏、麦冬、芍药、玄参、牡蛎各9克，五味子3克。

【用法】水煎服。

【功用】清火降逆，养阴生津。

【主治】吐血、咯血、咳血日久，肺脏气阴两伤者。

【方义】本方出自清代唐宗海之《血证论》。《血证论》对出血一证论述颇为精辟，其论及治，均为后世所沿用。对血证的治疗，唐氏提出："惟以止血为第一要法；止血之后，其离经而未吐出者，是为瘀血……故以消瘀为第二法；止吐消瘀之后，又恐血再潮动，则须用药安之，故以宁血为第三法；……去血既多，阴无有不虚者矣；……故又以补血为收功之法。四者乃通治血证之大纲。"本方即以宁血补虚、养阴生津为治。方中麦冬、五味子养阴生津，兼以止血；元参、芍药清热养阴，兼以凉血；牡蛎育阴潜阳；半夏降逆止咳；甘草温肺止咳调和药性。诸药合用，共奏清火降逆，凉血止血，养阴生津之功。

【方名释】地魄，即指月亮。《云笈七签》："日者天之魂，月者地之魄。"故将月亮称为地魄。清·黄景仁《月下杂感》诗曰："闻道姮娥嫁，于今是结璘。河山收地魄，宫阙烂天银。"

在我国远古时代，人们就注意到月亮的盈亏有着规律性，所以人们十分重视月相的变化，传说黄帝就派常仪专门占月。故在《内经》中提出了"因天时而调血"的理论。《素问·八正神明论》："月始生则血气始生，卫气始行；月郭满，则血气充实，肌肉坚；月郭空，则肌肉减，经络虚，卫气去，形独居。是以因天时而调气血也。"

唐宗海在其《医易通说》中亦曰："月者魄也，日者魂也。……月者坎水之精，日者离火之精。"又曰："人身天癸之水，实与月应，女子称为月信，言其如潮水之有定期，男子亦有天癸，乃与月应。"他在《血证论》中又指出："人之一身，不外阴阳，而阴阳二字，即是水火，水火二字，即是气血。"由此可见，唐宗海认为，气为离火，属于阳，为日为魂；血为坎水，属于阴，为月为魄。唐氏制立本方的目的，在于治疗血证，故取"地魄"作为方名。

# 地 髓 汤 （四物汤）

【出处】《圣济总录》

【组成】白芍药、川当归、熟地黄、川芎各等分。

【用法】每服9克，用水220毫升，煎至150毫升，空腹时热服。

【功用】补血和血，调经化瘀。

【主治】冲任虚损，月经不调，脐腹疠痛，崩中漏下，血瘕块硬，时发疼痛；妊娠将理失宜，胎动不安，腹痛血下；及产后恶露不下等。

【方义】本方为治疗营血亏虚，血行不畅的常用方剂。方中当归补血养肝，和血调经；熟地滋阴补血；白芍养血柔肝和营；川芎活血行气，畅通气血。四味合用，补而不滞，滋而不腻，养血活血，可使营血调和。故汪昂说："四物地芍与归芎，血家百病此方通。"

【方名释】本方为"四物汤"之异名。方名"地髓汤"者，是因方中君药地黄，又名"地髓"，故方以"地髓汤"名之。

《尔雅·释草》："芐，地黄。"郭璞注曰："地黄一名地髓，江东人呼为芐。"刘峻《金华山栖志》亦云："地髓抗茎，山筋抽节。"即指地黄。

髓，犹精华也。如李咸用有"笔下滴滴文章髓"之诗句，此处"髓"即言精华。地髓者，即指地之精华。因地黄合地之坚凝，又得土之正色，入手足少阴、厥阴之经，为补肾要药，益阴正品，且可生精血，填骨髓，故称为"地髓"。王好古曰："熟地黄假火力蒸九数，故能补肾中元气，仲景六味丸以之为诸药之首，天一所生之源也。汤液四物汤，治藏血之脏，以之为君，癸乙同归一治也。"

《大明》载有验地黄优劣之法，是将地黄浸入水中，按天、地、人三才分列为三等。凡上浮者为天黄、半浮半沉者为人黄、下沉者方为地黄。上浮者不可入药，半浮半沉者质量次之，只有沉下之地黄入药为佳。

"四物汤"来源于《仙授理伤续断秘方》，其名为四物汤者，因本方共四味药物组成，皆为入肝补血之类药物，故名"四物汤"。如王子接所说："四物汤，物，类也，四者相类而仍各具一性，各建一功，并行不悖。"

# 吉 祥 丸

【出处】《备急千金要方》

【组成】天麻30克，五味子60克，覆盆子60克，桃花

60克，柳絮30克，白术60克，川芎60克，丹皮30克，桃仁100枚，菟丝子60克，茯苓30克，楮实子60克，干地黄30克，桂心30克。

【用法】上药为末，炼蜜为丸，如豆大。每服5丸，空腹时用白水或酒送服，每日二次。

【主治】不孕。

【方义】《济阴纲目·卷之六》："医之上工，因人无子，语男则主于精，语女则主于血。著论立方，男以补肾为要，女以调经为先。"

本方方中菟丝子、覆盆子、五味子、楮实子俱为补阳益阴、益肾固精之品，桂心补火助阳，温通经脉。地黄养阴，"主男子五劳七伤，女子伤中。"（《别录》）川芎、桃仁、丹皮活血行瘀，白术健脾益气。天麻"久服益气力，养阴"。（《本经》）方中用桃花、柳絮又别具新意。桃性早花，易植子繁；柳絮性凉，种柳时纵横倒插又皆能生长，故方中取桃花、柳絮。诸药同用，以备补肾、调经、种子之效。

【方名释】本方名为"吉祥"者，将预示有好运的征兆。《易·系辞》："吉，无不利。"《逸周书·武顺》："礼、义、顺、祥曰吉。"

《庄子·人间世》："虚室生白，吉祥止止。"室，比喻心；白，指日光。成玄英疏曰："吉者，福善之事；祥者，嘉庆之徵；止者，凝静之智。言吉祥福善止在凝静之心，亦能致吉祥之善应也。"

《广嗣纪要》："求子之道，男子贵清心寡欲，所以养其精；女子贵平心定意，所以养其血。"本方治疗不孕，通过补肾、调经，而使种子有嗣，得到好运，成为"福善之事，嘉庆之徵"，故取"吉祥"作为方名。

# 老 奴 丸

【出处】《奇效良方》

【组成】母丁香、紫霄花、肉苁蓉、菟丝子、蛇床子、巴戟、仙灵脾、白茯苓、八角茴香、远志各60克，灯草6克，荜澄茄、胡桃肉、车前子、萆薢、马蔺花、牡蛎、韭子种、木通各30克，干漆90克，山萸肉、破故纸、全蝎、桑螵蛸、龙骨各45克，熟地黄150克，当归、沉香、木香各15克，大蜘蛛7个。

【用法】上药为末，炼蜜为丸，如梧桐子大，每服30丸，空腹时，用温酒送下。

【主治】阳痿、不育、不孕，风湿痹痛。

【方义】本方主治阳痿。阳痿亦称阴痿，是指阳事不举，或临房举而不坚。本证多因禀赋不足，或频繁手淫，或恣情纵欲等而使肾气、肾精耗伤所致。故宜温补肾阳，填髓益精。所以方中用巴戟、肉苁蓉、破故纸、胡桃肉、菟丝子、韭子等大队补阳之品，补肾阳、益精髓。并用母丁香、荜澄茄、八角茴香等回阳助阳，散寒止痛。阳事不举或有因湿热下注、宗筋驰纵者，则以车前子、木通、萆薢等清热利湿。阳痿日久，则血不通畅、血瘀气阻，故方中又用当归、熟地、干漆、紫霄花等活血补血，木香、沉香等行气理气。如是，则阳事举，痹痛除。

【方名释】老奴，是个詈词。这里含有骂人的意思。

董宿元在《奇效良方》中，将本方名为"老奴丸"，是取《世说新语·假谲》中"我固疑是老奴，果如所卜"的故事。这个故事，记述温峤死了妻子以后，怎样巧妙的聘娶处在离乱中的从姑母之女为继室。元代伟大的戏剧家关汉卿，即取此题材，写成了杂剧《玉镜台》。其故事梗概是这样的：东晋时，安郡公温峤，因战功显赫，受到朝士的推重。后来温峤的妻子死了。其从姑母（父亲的伯父或叔父的姐妹称为从姑母），因遭战乱，全家失散。身边只有一个女儿，生得既美丽、又聪明。由于战乱所逼，从姑母把她托给温峤，请他帮助找个女婿。温峤私下有娶她为继室的意思，就回答说："好女婿不容易找到，只是和我差不多的怎么样？"从姑母说："兵荒马乱，侥幸活着，只求找个生活略略过得去的人家，就足以安慰我的晚年了，怎么敢要求像你这样的人呢？"过后没几天，温峤回复从姑母说："已经找到人家了，男方出身门第还可以，本人声誉官职，都不比我差。"就送去玉座镜台一面作为聘礼，从姑母非常高兴。等到行了婚礼，新娘用手拨开遮脸的纱障，拍手大笑，说："我固疑是老奴，果如所卜。（我本来就疑心是你这老奴才，果然是我所预料的。）"

上述一节，通过对"老奴"温公丧妻再娶继室故事的讲述，说明了"男子精盛以思室"的道理。

正常的性生理，《素问·阴阳应象大论》中曰："年四十而阴气自半也，起居衰矣；年五十，体重，耳目不聪矣；年六十，阴痿，气大衰。"

关于性功能"先身而衰"，我国古代的圣人，尧和舜，就曾注意过这个问题。在马王堆竹简《养生方》中记载：

尧帝问：人体的四肢、九窍、十三节以及身躯是同时降生的，为什么生殖器及性功能却先衰退呢？

帝舜答：性器处人身之下部，阴甚而阳少；临房时又多仓促交合，甚至因平时忌讳性的问题，或粗暴交合；有的交合前没有嬉戏的准备以增强性欲。这样失去节制而损伤了性功能，所以会出现"先身而衰"。因此，应行事而不纵欲，性乐而控制泄精，使元气精液积蓄，至百岁而仍体质壮实，阳事不衰。

本方具有温补肾阳，益髓填精，预防人们"先身而衰"的作用，故以"老奴"再娶少女的故事为喻，取名"老奴丸"。

# 西清汤

【出处】《医醇剩义》

【组成】桂枝1.5克，栀子4.5克，苏子4.5克，桑皮6克，杏仁9克，橘红3克，半夏3克，茯苓6克，蒺藜9克，郁金6克，姜3片。

【用法】水煎服。

【功用】疏肝利胆，止咳化痰。

【主治】胆咳，咳呕苦水如胆汁。

【方义】《素问·咳论》："五脏六腑皆令人咳，非独肺也。……肝咳不已，则胆受之。胆咳之状，咳呕胆汁。"

本方主治胆咳，故方中郁金、蒺藜疏肝利胆，用栀子泻肝火，桑皮清肺热，使肺气得以肃清，桂枝、生姜疏散风寒，苏子、杏仁化痰止咳，并用橘红、半夏、茯苓理气燥湿化痰，上药共用，以使胆利咳止。

【方名释】本方名为"西清汤"。西清，原意是指西堂的清静之处，也是帝王宫内游宴的场所。《文选·司马相如〈上林赋〉》曰："青龙蚴蟉于东厢，象舆婉僤于西清。"郭璞在注时说："西清者，西厢清静之处。"

胆为六腑之一，又属奇恒之府。由于胆汁来自肝脏，其液清净，故《灵枢·本输》称："胆者，中精之府。"《难经》称胆为"中净之府"，《千金要方》称胆为"中清之府"。张介宾在《类经》中说："胆为中正之官，藏清净之液，故曰中精之府。盖以他腑所盛皆浊，而此独清也"。《黄庭经》亦谓"胆部之宫六府精"。认为胆在六腑中，是至清至净的地方。

由于胆在六腑中至清至净，与西清为帝王宫内清静之处颇相类仿，而本方又是为治疗胆咳而设，故取名"西清汤"。

# 存 注 丹

【出处】《辨证录》

【组成】白芍药、白术、生地黄各9克，麦冬、柏子仁各15克，甘草、菖蒲各3克，柴胡、天花粉各6克，青皮0.9克。

【用法】水煎服。

【功用】疏肝解郁，养心开窍。

【主治】气郁不舒所致的健忘。

【方义】由于气机不舒，心情抑郁而耗伤心气，以使心失所养。心者藏神，若心明不充，则遇事多忘。方中柴胡、白芍、青皮疏肝解郁；因心失所养，心阴亏耗，阴虚则生内热，故用生地、花粉、麦冬等清心除热而养阴；肝郁易于抑脾，用白术以健脾益气。方中柏子仁可养心安神，菖蒲开窍宁神亦治善忘，《本经》上说菖蒲能"聪耳明目，不忘"。是以，肝气疏通，心气得充而健忘自除。

【方名释】"存注"，指意念，注意力。道家认为，存注含有存念和注想的意思。《云笈七签》："今按上清七部之经，存注修行之事。"在道家诸修行术中，主要有内观、守静、存思、守一等，而存注则包含于存思、守一之中。

道家认为，人身肢体、脏腑、器官各个部位，都有神在主管，而且每个神都有具体的姓名、字、尺寸、颜色等。例如：心之神在《黄庭内景经》中就称为丹元，字叫守灵。这是因为心主血脉，其色赤，在时应复，为心之精气，故称为丹元，又因心以守为贵，字就称作守灵。其长九寸，穿着丹锦飞裙。如果每个部位的神都存在于人身，则人形体安康。但是，人又经常会受到外界色、香、味、欲的引诱，而使人身之神也被引诱而外逸。如果神离开了形，形体便会毁坏，生命就要死亡。所以道家在修行时，目的就在于使外游之神重返身中，又使意念存注于身中之神。于是，道家炼气时，首先收摄心神，使心有所存，然后再使呼吸入静，专心致志的在头脑中构成一种幻觉，想念某一部位，某一脏腑之神，并且默默的叫神的名字，想神的形状。这样，思念就存注于这一部位，这一部位的功能也就相应地得到了锻炼和提高。通过这样的锻炼，"存注审谛……形中之神亦可从朝至暮，恒念勿忘"。（《七签·七十二》）道家这一种修身方法，也正是《素问·阴阳应象大论》"气生形，形归气；气归精，精归化"的体现。

"存注丹"，是陈士铎运用道家将某种意念时刻注想和存念起来，达到"恒念勿忘"的说教，喻善忘者，在服用该方后，如同道家在修炼时一样，对人身之神的存注，是不会遗忘的。故取"存注"而名之。

# 达 原 饮

【出处】《瘟疫论》

【组成】槟榔6克，厚朴3克，草果仁1.5克，知母3克，芍药3克，黄芩3克，甘草1.5克。

【用法】用水200毫升，煎至160毫升，午后温服。

【功用】开达膜原，辟秽化浊。

【主治】瘟疫初起，憎寒发热，渐至但热无寒，昼夜发热，日晡益甚。头身疼痛，脉数舌红等。

【方义】本方证是由温疫疟邪侵入膜原所致。这时，气机被郁，湿遏热伏，邪不在表，忌用发汗，胃腑不实，不宜攻下。故当开达膜原，辟秽化浊。方用槟榔辛散湿邪，化痰开结；草果辛香化浊，辟秽止呕，宣透伏邪；厚朴芳香化浊，温开中宫，祛湿理气；三味协力，直达其巢穴，使邪气溃败，速离膜原。因常常湿中有热，故用黄芩清热燥湿，知母清热滋阴，白芍敛阴和里，甘草清热解毒。全方合用，共奏开达膜原，辟秽化浊，清热解毒之功。龚绍林说："惟此达原饮，真千古治疫妙剂，医者渡人宝筏也，照症加减无不获效。"

【方名释】膜原，又名募原。在温病辨证中，指邪在半表半里的位置。

关于膜原之说，首见于《内经》。《素问·疟论》："邪气内搏于五脏，横连膜原。"在《素问·举痛论》中又云："寒气客于胃肠之间，膜原之下。"

明末医家吴又可，运用《内经》有关膜原的论述，创造性地将膜原学说用于温疫病，并提出了"邪在膜原"的理论。吴又可在其《温疫论·原病》中说："邪从口鼻而入，则其所客，内不在脏腑，外不在经络，舍于夹脊之内，乃表里之分界，是为半表半里，即针经所谓横连膜原是也。"对于膜原位居半表半里，历代医家的认识是基本一致的。

洪天锡曾说："至谓邪在膜原，亦本内经《灵枢·百病始生》有云：留而不去，传舍于肠胃之外，膜原之间。《素问·疟论》：其间日发者，邪气横连膜原也。可见，吴又可自非臆说。"洪氏在谈到膜原病机时亦认为，正气拒邪，则邪伏膜原，是故疫邪不能直中，这种认识也是切合实际的。

由于温病初起，既不同于一般外感表证，又无里证之候，而是出现憎寒壮热，"其脉不浮不沉而数"等症状，此为邪入膜原所致。薛生白在《温热条辨》中曰："外通肌肉，内通胃腑，即三焦之门户，实一身之半表半里也，邪由上受，直趋中道，故病多归膜原。"由于本方可直达膜原、捣其巢穴，并有辟秽化浊，使邪气速离膜原之功效，故名为"达原饮"。

# 贞 元 饮

【出处】《景岳全书》

【组成】熟地黄 21～60 克，炙甘草 3～9 克，当归 6～9 克。

【用法】用水 400 毫升，煎至 320 毫升，温服。

【功用】滋补肝肾。

【主治】气短似喘，呼吸急促，提不能升，咽不能降，气道噎塞，势剧垂危者。

【方义】本方主治由于肝肾亏损引起的气道噎塞，势在垂危之证。张景岳："此子午不交气脱证也。尤为妇人血海常亏者最多此证，宜急用此饮以济之缓之。"故方中用熟地入肝肾，养血滋阴，《本草正》："阴虚而火升者，非熟地之重，不足以降之；阴虚而燥动，非熟地之静，不足以镇之；阴虚而刚急者，非熟地之甘，不足以缓之。"因血海空虚，故用当归补血；炙甘草补中益气缓急，《用药法象》："其性能缓急，而又协和诸药，使之不争。"三药合用，以奏滋肝肾、补血虚、缓其急之效。

【方名释】贞元饮之"贞元"，首见于《周易》。在《周易》中，先后有乾、屯、临、随、无妄、革等六卦的卦辞中提到元亨利贞四字。但这四个字，在乾卦中与其余五卦中所表示的意义却不同。在乾卦中，元、亨、利、贞四个字应该断读，这样就构成了乾卦的四个特点。其余五卦中，应看作元亨和利贞，分别表示两个意义。在乾卦中，"元、亨、利、贞"，表示乾，就是健。这是对天道运行不息，永不差忒的高度概括。元，表示春天，万物在这时开始生发；亨，代表着夏天，在这时万物茂盛；利为秋季万物成熟；冬天万物藏敛故为贞。这样，元亨利贞就表示着一年四季天道的健运，并存在着普遍意义。若以元亨利贞表示人事，则可理解为仁、义、礼、知。

贞，是《周易》中常常用到的一个词，在《周易》中用到"贞"的地方，有170处。关于"贞"，历代诸家大体有两种解释：一是认为贞，含有正的意思。朱熹《周易本义》："有所待而能有信，则光亨矣，若有得正则吉。"另一种是，认为贞有固的意思。如未济（下坎上离）九四："贞吉，悔亡。"郭雍《家传易说》："四居近君之位，有刚强可济之才，而能固守居柔之贞，是以吉也。吉则未济之悔亡矣。"这就是说，贞具有坚固和坚持的意思。

元，在《周易》中也比较常用，大凡见到元的地方，有47处。元，即为始。《子夏易传》曰："元，始也。"考诸他经，如《公羊传》隐公元年："春王正月。元年者何，君之始年也。"

本方证为"气道噎塞，势剧垂危者"。张景岳曰："常人但知为气急，其病在上；而不知元海无根，亏损肝肾。"元者，原也，为人体生命本原之气，本方因可滋补肝肾，正固元海原始之气，故取名为"贞元饮"。

# 伏　梁　丸

【出处】《三因极一病证方论》

【组成】茯苓、厚朴（姜汁制，炒）、人参、枳壳（麸炒，去瓤）、白术、半夏（汤洗七次）、三棱（慢火煨熟，乘热温治）各等分。

【用法】上药为末，煮糊丸，如梧桐子大。每服 20 丸，空服时用米饮送下，一日二服，或作散剂，酒调服。

【功用】除湿消积。

【主治】伏梁。心之积，起于脐下，上至心，大如臂，久久不已；病烦心，身体髀股皆肿，环脐而痛，脉沉而扎。

【方义】伏梁之证，属积聚范畴。《难经》根据部位不同，提出了五积的名称，"心之积，名曰伏梁。"尽管名称有所不同，但其致病原因，多由于七情所伤，或寒气痰食停积，使气血运行受阻，而成积聚，但人体正气虚弱，又为最主要的因素。故方中人参大补元气，健脾养胃；苓、术健脾燥湿，上三味合用，以使脾胃健旺，气血资生；枳壳破气消积、化痰除痞；厚朴、半夏行气化痰，三棱可温经通络。诸药同用，可使痰湿蠲化，气血畅通，积块以消。

【方名释】伏梁，为古代病名，指腹部有包块、疼痛、腹胀的疾病。所谓伏梁，就是形容肿块疼痛，腹直肌隆起如梁，故曰伏梁。因本方主治伏梁病，因此方以"伏梁丸"而命名。

伏梁，为积聚之一种。在《难经·五十六难》中，始提出五积之名称。其称肝之积，曰肥气；心之积，名曰伏梁；脾之积，名曰痞气；肺之积，名曰息贲；肾之积，名曰贲豚。在《难经·五十六难》中并曰："心之积，名曰伏梁。起脐上，大如臂，上至心下。久不愈，令人病烦心。以秋庚辛日得之，何以言之？肾病传心，心当传肺，肺以秋适王，王者不受邪，心欲复还肾，肾不肯受，故留结为积，故知伏梁以秋庚辛日得之。"这段是讲，心之积，名为伏梁。其部位在脐以上、心胸以下，突起的形状，如同人的胳膊杵在那里。日久好不了，病人心中就会发生烦乱、心痛。这种病是秋天庚辛日得的。为什么这样说呢？这是因为肾水的病邪，可以传到心火，心火本当传到肺金，但肺金恰巧在秋天是当旺的时候，当旺之时，不易受邪。心的病邪既不能转传给肺，转过来，肾脏也不接受，因此就滞留郁结在心，而成为心积。所以说伏梁是在秋天庚辛日得病的。

《灵枢·邪气脏腑病形》曰："心脉……微缓为伏梁，在心下，上下行，时唾血。"杨上善注曰："心脉微缓，即知心下热聚，以为伏梁之病，大如人臂，从脐上至于心，伏在心下，下至于脐，如彼桥梁，故曰伏梁。"

《素问·奇病论》对伏梁的病因、治疗亦作了进一步分析。其曰："病名曰伏梁，此风根也，其气溢于大肠，而著于肓，肓之原在脐下，故环脐而痛也。不可动之，动之为水溺涩之病也。"说明伏梁的致病原因主要在风邪，并提出不可轻易攻下，认为攻下，则会导致小便困难。

综上所述，说明伏梁是腹内有包块的一种疾病，而且，这种包块伏于心下，伏而不动，如梁木然。故《经》云："心之积，名曰伏梁。"

# 伊 祁 丸

【出处】《博济方》

【组成】伊祁15克（点醋微炒），穿心巴戟（糯米炒），黑附子（炮，去皮、脐）、羌活、沙苑白蒺藜（慢火微炒）各30克。

【用法】上药为末，炼蜜为丸，如梧桐子大。空腹时用盐酒送下15～20丸，食后临卧米饮下。

【功用】育阴潜阳。

【主治】肝肾虚风上攻，头眩，项筋急，眼有黑花，耳内虚鸣。

【方义】本方证主治肝肾阴虚，虚风上攻所致的头眩、眼花、耳鸣等证。方中主药伊祁，即全蝎，有祛风通络之效。李时珍："蝎产于东方，色青属木，足厥阴经药也。故治厥阴诸病，诸掉眩，搐掣。"方中伍以沙苑白蒺藜以增强平肝潜阳之力。黑附子，虽可补火助阳，《本草汇言》："诸病真阳不足，虚火上升，……引火归元，则浮游之火自熄。"《本经》：巴戟"主大风邪气"，能补肾祛风。羌活亦有发散风寒止痛的效果。故诸药相伍，以育阴潜阳，平肝熄风。

【方名释】本方名为"伊祁丸"，是由于方中主药为伊祁的缘故。伊祁当为蛜𧎢，是全蝎的异名。本当方名为"蛜𧎢丸"，但立方者却取"伊祁"为名，这就说明另有一层含意。

若以"伊祁"二字为究，当为古代门神之名。唐·周繇《梦钟馗赋》："彼号伊祁，亦名郁垒。"传说在黄帝时，黄帝为了治理鬼国，就派神荼和伊祁到桃都山。山上有一株桃树，其枝干延伸三千里，其树枝间有一鬼门，伊祁兄弟就把守在这里。树上还有一只天鸡，每当太阳初升时，天鸡即啼，天下所有的公鸡也都跟着叫起来。鸡一叫，各种鬼都要赶回鬼国，伊祁兄弟二人就在鬼门监视着，一旦发现有祸害了人的恶鬼，就

把他扔到后山去喂老虎。所以鬼最怕伊祁兄弟二人。后来，人
们便用桃木雕刻成伊祁兄弟二人的模样，挂在门上，作为门
神，使恶鬼惧而远之，以保佑全家平安。

伊祁丸，既取蟛蜋为本方主药，又取其谐音，并以伊祁善
于治鬼，可保人间平安为喻，故方名以"伊祁"名之。

另外，在《沈苏良方》中，亦有伊祁丸，其义与本方同。

# 后 辛 汤

【出处】《医醇剩义》

【组成】柴胡、陈皮、栀子皮、枳壳各 3 克，郁金、当
归、茯苓、合欢花各 6 克，蒺藜 12 克，佛手 1.5 克。

【用法】水煎服。

【功用】宣疏肝胆。

【主治】胆胀，胁下痛胀，口中苦，善太息。

【方义】本方主治胆胀。胆胀为古病名，出自《内经》，
《灵枢·胀论》："胆胀者，胁下痛胀，口中苦，善太息。"肝
位于胁部，与胆为表里之经。《诸病源候论》："肝气盛，为血
有余，则病目赤，两胁下痛引小腹，善怒。"又曰："胆气不
足，其气上溢而口苦，善太息。"（太息即叹息）。此皆为情志
郁结，肝失疏泄，肝气上逆所致。故方中用柴胡、蒺藜、合欢
花之类平肝疏肝，解郁除烦，而柴胡，《本草正义》中说：有
解"肝胆火炎，胸胁痛结"之功。陈皮、枳壳、茯苓理气调
中，栀子能清肝胆湿热，而又解郁除烦。气滞一久，又会致使
血瘀，故方中用郁金行气解郁并配当归活血止痛。如此肝胆宣
疏，诸症自然可除。

【方名释】本方名为"后辛汤"。后辛，是商代最后一个
帝王纣的名字，也称帝辛。辛，是纣名；后，指君主或帝王。
《释诂》："后，君也。"古代凡继体之君，称为后。大凡开创
基业之君在先，继体之君在后，故言后。后辛在位 33 年，而

亡国。是我国历史上著名的暴君。

后辛在位时宠幸妲己，荒淫残暴。据史书载：后辛造鹿台琼室玉门，七年才成。厚税赋充满后宫，以酒为池，悬肉为林，让男女脱光衣服，相逐其间，以供观赏。《史记·殷本纪》："九候有好女，入之纣。九候女不喜淫，纣怒，杀之，而醢九候。"即将九候父女一起剁成肉酱。《缠子》载："纣熊蹯不熟而杀庖人。"是说，纣的厨师，有一次在烹调熊掌时，因火候不到不太熟，纣一怒，就把厨师杀了。北魏·郦道元《水经注·淇水》中，还讲了一件"纣乃于此斫胫而视髓"的事。是说"老人晨将渡水而沈吟难济，纣问其故，左右对曰：老者髓不实，故晨寒也。"于是纣命人把老人抓起来，用斧子将其脚砍下来，看其胫骨内的骨髓，是不是实在。《吕氏春秋·过理》，也记载了一件"纣剖孕妇而观其化"的事，讲的是纣与妲己纵观行乐为了开心，将孕妇拉来，脱光衣服，剖开其腹，以观其腹内是男是女。汉·刘向《列女传·殷纣妲己》说：纣重刑辟，"乃为炮烙之法"。炮烙之法，就是将钢柱，外涂以膏，内燃以火，将之绑缚于上，以听其号叫之声，以观其糜烂之骨，这样纣与妲己，大以为乐。……

后辛如此暴虐，虽大臣屡谏而不听。梅伯劝谏，杀而菹醢。就连他叔父比干的话也听不进去。一次，比干向纣陈先王创业之艰，指出国家将亡之征，伏于象魏之门。纣大怒曰："比干自以为圣人矣，吾闻圣人心有七窍，信有之乎！"于是命人将比干的心挖出来，以辨有无。由于纣王残忍暴虐，民怨四起。周武王便在其尚父姜子牙的扶助下，遍告诸侯曰："殷有重罪，不可不伐。"于是联合诸侯，消灭了纣王，建立起周朝。

"后辛汤"一方，是为治疗肝胆疾病而设。《素问·灵兰秘典论》曰："肝者，将军之官，谋虑出焉。"肝属木，其性疏泄，"在志为怒"，怒则伤肝，故《素问·脏气法时论》中说："肝病者，两胁下痛引少腹，令人善怒。"在《灵兰秘典论》中又曰："胆者，中正之官，决断出焉。"肝与胆如张介宾所说："胆禀刚果之气，故为中正之官，而决断所出。胆附于肝，相为表里，肝气虽强，非胆不断，肝胆相济，勇敢乃成。"一旦肝失疏泄，胆汁排泄也会不利，从而出现胸胁胀满疼痛等症，若肝气上逆，亦可引起胆汁上逆，出现口苦等。沈金鳌在《杂病源流犀烛》中说："肝于五脏为独使，为将军之官，惟其德属木，故其体本柔而刚，直而升，以应乎春。其性条达而不可郁，其气偏于急而激暴易怒，故其为病也多逆。"唐宗海《医易通说》："五伦五常之性，本于五行，生于五脏。仁者木之性，出于肝。"清末四川医家何仲皋用西江月词调写成的《脏腑通》中说："肝叶内藏胆腑，二经表里相连。肝仁胆义性不偏，治病亦须两管。"

由于肝胆为表里之经，如果肝胆之气疏散宣泄功能正常，肝仁胆义的五常之性就会中正不偏；一旦，肝胆疏泄功能失常，仁义之性即会偏离。这样，就会出现"激暴易怒"，像后辛那样，无仁无义，残酷暴虐，故制方者费伯雄在取方名时用了暴君后辛的名字。

# 华　盖　散

【出处】《博济方》

【组成】紫苏子（炒）、麻黄（去根节）、杏仁（去皮尖）、陈皮（去白）、桑白皮、赤茯苓（去皮）各30克，炙甘草15克。

【用法】上药同为粗末。每服6克，用水150毫升，煎至90毫升，食后温服。

【功用】宣肺化痰，止咳平喘。

【主治】肺感寒邪，咳嗽上气，胸膈烦闷，项背拘急，声重鼻塞，头昏目眩，痰气不利，呀呷有声。

【方义】木方证以风寒为致病因素，因风寒束表，肺气失宣，故见咳嗽上气，痰气不利等。故方中麻黄宣肺化痰、解表发汗为君；杏仁、苏子降气消痰、宣肺止咳为臣；陈皮理气燥湿，桑白皮泻肺利水，赤茯苓渗湿行水，三味行气祛水以消痰为佐；炙甘草调和诸药为使。共成宣肺化痰，止咳平喘之功。

【方名释】本方名为华盖散。华盖者，原指星官名，属紫微垣，在五帝座上。紫微垣是古人以北极星为标准，集合附近其他星座合为一区，居北天中央，称为中宫或紫微宫，故名紫微垣。在紫微垣中，共有三十七个星座，华盖就是其中一个星座。在华盖星座中共有十六星，有的说华盖有九星，如《晋书·天文志》："天皇大帝上九星曰华盖，所以复蔽大帝之座也。盖下九星曰杠，盖之柄也。华盖下五星曰五帝内座，设叙顺帝所居也。"这样看来，华盖应是吉星，但古代以遇华盖星为不吉之兆。鲁迅在《华盖集·题记》中说："我平生没有学过算命，不过听老人说，人是有时要交华盖运的……这运，在和尚是好运……但俗人可不行，华盖在上就要给罩住了，只好碰钉子。"鲁迅在其《自嘲》诗中就有这样的诗句：运交华盖欲何求，未敢翻身已碰头。其中"华盖"，即指此星。

后来，将皇帝所用的伞盖或车盖也称为华盖。晋·崔豹在《古今注》中说："华盖，黄帝所用也。与蚩尤战于涿鹿之野，常有五色之气，金枝玉叶，止于帝上，有花葩之象，故因而作华盖也。"

肺在脏腑中的位置最高，故《素问·痿论》称"肺者，脏之长也，为心之盖也"。《灵枢·九针》称"肺者，五脏六腑之盖也"。从而肺有"华盖"之称。唐宗海《血证论》："肺为乾金，象天之体，又名华盖，五脏六腑，受其覆冒。"《黄庭内景经》曰"肺部之官似华盖"，言人之肺脏犹如华盖，以荫心君而称相傅。这样，历代医家就将华盖作为肺脏的指代。由于本方有宣肺化痰、止咳平喘的作用，故方以华盖而命名。此外，在《圣济总录》有华盖散治疗肺痈，在《三因极一病证方论》有华盖散治疗肺痿，其华盖之义，基本是一致的。

# 舟 车 丸

【出处】《景岳全书》

【组成】黑丑120克，甘遂（面裹煨）、芫花、大戟（俱醋炒）各30克，大黄60克，青皮、陈皮、木香、槟榔各15克，轻粉3克。

【用法】共为末，水糊丸如小豆大，每服3～6克，每日一次，清晨空腹温开水送下。

【功用】行气逐水。

【主治】水肿水胀，形气俱实。症见口渴、气粗、腹坚、便秘，脉沉数有力。

【方义】此方主治水热内壅，气机阻滞所致的水肿水胀，而且形气俱实者。由于病势笃重，故当急用攻逐峻剂。是以用甘遂、大戟、芫花攻逐水饮；配大黄、二丑通腑泻热，荡涤水热湿浊；水湿内停，多由气机升降受阻，而使水不能去，所以用青皮、陈皮、木香、槟榔行气导滞，使气行则水行。尤其是轻粉无窍不入，逐水通便，更增强了逐水功能。这样，水热之邪，尽从二便而去。故本方有峻下逐水，行气破滞之功。

【方名释】"舟车丸"一方，由于治疗形气俱实之水肿水胀，故方中集众多逐水与行气药于一炉，力峻势猛。张秉成曰："此方用牵牛泻气分，大黄泻血分，协同大戟、甘遂、芫花三味大剂攻者，水陆并行；再以青皮、陈皮、木香通理诸气，为之先导，而以轻粉无窍不入者助之，故无坚不破，无水不行，宜乎有舟车之名。"

本方证因其形气俱实、病情至重，故急用峻攻，以洁净府，去菀陈莝，所以"水陆并行"以攻之。《孙子·作战篇》："凡用兵之法，驰车千驷，革车千乘。"并曰："以水佐攻者强。"因此本方合其兵势、水陆并进、舟车兼行，以期无坚不破，迅烈莫当，一鼓荡平，使肿胀旋消，故名为"舟车丸"。

# 交 感 丹

【出处】《赤水玄珠》

【组成】香附子9克，茯神、黄连各6克，桂心3克，甘菊花3克。

【用法】上为细末，每服4.5克，灯芯汤调下。

【功用】交济心肾。

【主治】小儿耳疳，耳中疳臭；或怒气上逆，上下不得宣通，遂成聋聩。

【方义】本方主治耳疾。耳为肾窍，是清阳交会之处，若肾水不足，虚火上亢，就会蒙蔽清窍，发生耳疳、耳聩等耳部疾病。《医宗金鉴》："出黑色臭脓者，名耳疳。"所谓聋，是指耳不能别五声之和；所谓聩，是指生而聋者。凡此，尽由于阴阳上下不能相交所致。故方中用香附疏肝理气。香附子，原名莎草香附子，通称香附，为气病之总司，常用于治耳卒聋闭、聤耳出汁。香附若与茯神相伍，交济心肾，尤为妙用。方中用黄连、肉桂是为交泰丸，可使阴阳升降，水火既济。方中白菊花制头面风木，灯芯以清心火。这样，心肾相交，上下感应，肾窍即可开塞，耳为之聪矣。

【方名释】本方方名为"交感丹"者，是《周易》交感思想在中医学中的又一具体运用。易，是《周易》的理论核心，而交感则是变易的重要形式。所以《周易》十分重视交感理论。这种交感理论，在《周易》中主要表现在阴阳相交、水火既济等几个方面。如泰卦，为阴阳相交；否卦，为阴阳不交；既济卦，为水火相济；未济卦，为水火未交等。《周易》这些具有交感思想的理论，就成了中医心肾相交理论的渊源。

心肾相交，是指心火和肾水在正常情况下相互升降，彼此交通，从而保持着心肾乃至全身阴阳水火的动态平衡。心肾相交就是阴阳气化的相交，因为心是阳中之阳，肾为阴中之阴，正常情况下阴阳二气相互制约、相互依存，所以肾水上济于心，则心火不炎；心火下降于肾，则肾水不寒。之所以保持了这种心肾交济的关系，主要在于坎离升降得宜。《医理真传》曰："坎为水，属阴，血也，而真阳寄焉。一爻即天也，天一生水，在人身为肾，一点真阳含于二阴之中（☵），居于至阴之地，乃人立命之根，真种子也。……离为火，属阳气也，而真阴寄焉。中一爻，即地也，地二生火，在人为心，一点真阴藏于二阳之中（☲）。"由于坎离的这种升降感应作用，就发生了泰、否、既济、未济等卦象的阴阳交感和水火相交关系。中医学就是在《周易》交感思想的基础上提出了交通心肾的理论。

《周易》比象，首先是"近取诸身"，所以它以八卦同人体相联系，说明八卦内也包含着人的生理在内，故《说卦》中曰："坎为耳。"《医易义》曰："坎为耳，阳聪于内也。"在《医易通说》中，唐容川对肾同耳的关系更进一步的作了论述，其曰："气虚耳鸣则宜补肾，以复坎中之爻。然中爻之阳又赖两爻之阴以封蛰之，设阴虚阳动亦能耳鸣，宜滋肾阴。至于少阳经风火壅塞耳鸣者，是火扰其阴，不能成坎卦外阴内阳之象，须清火以还其阴爻，则耳自清沏。"同时，唐氏对交感思想也十分重视，他认为："观于否泰二卦，可知兴废之机。医家以火气上逆，水气不下，结于胸中，名曰痞疾。张仲景之泻心汤，泻火之亢，使之下交，即是转否为泰之大法。……又如山本在上，泽本在下，山泽相交，则为咸卦。咸，感也。气感而后能生万物。"

"交感丹"一方，其主要功用在于治疗耳疾，《易》曰"坎为耳"，为肾之窍，是清阳交会之所，古代医家认为聋聩为病，是因阴阳上下不能相互感应所致，故用本方"以复坎中之爻"，使阳充于耳内而变聪。所以方中以桂连交泰阴阳，用茯神、香附交济心肾，这样上下相交感应，五声可闻，故本方以"交感"而命名。

# 交 泰 丸

【出处】《四科简效方》

【组成】生川连15克，肉桂心1.5克。

【用法】上二味，研细，白蜜为丸。每服1.5～2.5克，空腹时，用淡盐汤下。

【功用】交通心肾，清火安神。

【主治】心火偏亢，心肾不交，怔忡，失眠。

【方义】交泰丸一方，主治由于心火偏亢，心肾不交所引起的不寐怔忡。沈金鳌说："又有真阴亏损，孤阳漂浮者，水亏火旺，火主乎动，气不得宁，故亦不寐。"《素问玄机原病式·火类》中说："水衰火旺而扰火之动也，故心胸躁动，谓之怔忡。"由于肾阴不足，不能上济于心，以致心火内动，扰动心神，使水火不济，故方中用大热之肉桂，温补肾间命门相火，鼓舞肾水化气上升；又用黄连之苦寒直折心火，引心火下行。如此一清一温，一补一泻，使心肾相交，水火既济，神得安宁。

【方名释】本方名为"交泰丸"，而"交泰"一语系出自《易·泰·象传》，《象》曰："天地交，泰。后以财成天地之道，辅相天地之宜，以左右民。"泰，卦体为下乾上坤。乾为大，天在上而来居于下；坤为地，地在下而往居于上，这祥天地相交而能变通，故称为泰。《象》曰：交，是指相交；泰，即为通。后，指君；财，通裁。《象传》这段意思是讲，天地这种交和虽然是客观存在的变化规律，不以人们的意志为转移，但是，君王可以裁制它、掌握它、运用它。通过认识、掌握和运用，就能辅助客观规律的变化，而不违背它，从而达到治理天下百姓，以左右民生的实际效用。

整个泰卦的卦义为通达，其所以通达，就是因为乾坤阴阳能上下往来，相反相成，构成对立面的辩证统一。就理言之，天地之形体是不可以交的，但其气可交，交则万物化生，故泰卦《象》曰："天地交而万物通也。"封建社会认为君与民上下之间，虽然地位不可以交换，但其心可以交换，交则上下同心，故《象》又曰："上下交而其志同也。"所以说天地交泰是指天地之气，即阴阳二气相交而遂顺和畅，万物成长。就社会而言，由于上下之志通，则君子得位，小人在下，天下太平。

中医学在《周易》"天地交泰"的基础上，引申了这一思想，并发展形成了"阴阳相交"、"交通心肾"的理论。唐宗海在《医易通说》中说："必天气下降，地气上腾，则天地交泰，万物亨通。……惟其乾坤相交，是以化成坎离。乾得坤阴而成离，坤得乾阳而成坎。坎在人为肾，良由己身阴阳交泰，是以水火既济，为无病也。"这里讲的水火之间的关系，也就是心与肾的关系。心为阳脏，位居膈上，其性属火；肾为阴脏，位居于下，其性属水。在正常情况下，心阳下降于肾，以资肾阳，使肾水不寒；肾水上济于心，以资心阴，使心阳不亢。古代医家把这种心火下降，肾水上济的关系，比作"天地交泰"的关系，故称为"心肾相交"或"心肾交泰"。一旦这种关系失调，或心火亢盛，或心阴不足，或肾水不能上济于心，使水火不济、心肾不交，这样就可以出现怔忡、不寐等病态。

本方就是运用交通心肾的方法，滋阴降火、引火归元以使心肾交泰，故方名以"交泰"而命名。


# 冲 和 汤

【出处】《杨氏家藏方》

【组成】生姜120克，草果仁22.5克，炙甘草22.5克，半夏曲7.5克，白盐（炒）30克。

【用法】上为细末，入盐和匀。每服6克，沸汤调下。

【功用】醒酒快膈，消痰助胃。

【主治】酒食过伤，呕逆恶心，不思饮食。

【方义】本方证系因酒食不节，伤胃滞脾，致使胃气不能下行，而出现呕逆恶心，不思饮食。故方中用生姜和中降逆；草果燥湿温中，《本草纲目》引李杲云："（草果）温脾温，止呕吐，治脾寒湿、寒痰，益真气，消一切冷气膨胀，化疟母，消宿食，解酒毒、果积。"方中半夏燥湿止呕，炙甘草补中缓急。本方加入食盐者，一则可调和脏腑，李时珍曰："盐为百病之主，百病无不用之。……补脾药用炒盐者，虚则补其母，脾乃心之子也。"二则食盐有醒酒之功，《肘后方》："凡饮酒先食一匕，则后饮必倍。"上数味合用，以共奏温中健脾，醒酒快膈，和胃降逆之效。

【方名释】"冲和"一语出自《老子》。《老子·四十二章》："万物负阴而抱阳，冲气以为和。"所谓冲和，就是指阴阳二气相互撞击而产生的一种具有均调和谐状态的中和之气。"冲"，就是交冲、激荡，《说文》："冲，涌摇也。""冲气"，则是指阴阳两气相激荡。"和"，是指阴阳合和的均调状态，《淮南子·天文训》中说："道始于一，一而不生，故分两为阴阳，阴阳合和而万物生。"所以说"冲气以为和"，是指阴阳合和的一种状态。后来，有一些学者认为"冲和"是指真气、元气。《文选·夏候湛》："谈者又以先生嘘吸冲和，吐故纳新。"张铣注曰："冲和，谓真气也。"

脾与胃，为"后天之本"，二者共主饮食物的消化、吸收及其精微输布，以营养全身。胃主纳主降，水谷及其糟粕才得以下行；脾主运化主升，水谷及其精微始得上输于肺。脾胃共居中焦，在五行均属于土。胃为阳土，喜润恶燥；脾为阴土，喜燥恶湿。脾与胃，阴阳相合，升降得宜，燥湿相济，饮食物消化、吸收的功能才能正常。尤怡在《医学读书记》中说："土具冲和之德，而为生物之本。冲和者，不燥不湿，不冷不热，乃能生化万物。"一旦脾胃升降失常，就会出现呕逆恶心、不思饮食等病症。所以在《济生方·脾胃虚实论》中说："若饮食不节，或伤生冷，或思虑过度，冲和失布，因其虚实，由是寒热见焉。"

以上说明，在脾胃具"冲和之德"时，则其功能正常，如果"冲和失布"则会发生一系列的脾胃病症。本方因其主要功用在于调和脾胃，且方中草果能"益真气"，真气即为冲和之气，故方名以"冲和"而命名。

# 守 中 丸

【出处】《圣济总录》

【组成】白茯苓（去黑皮）300克，麦门冬90克，白术、人参、甘菊花、山萸、枸杞子各60克，生地黄10000克（绞取汁）。

【用法】上八味，先将生地黄汁置于银器内，入酥90克、白蜜90克同煎，掠去汁上金花令尽，煎至3升左右；再将余七味捣罗为末，入地黄汁中拌炒，至干为度，入白蜜同捣，杵丸如梧桐子大。每服50丸，空腹或食后用清酒送下。

【功用】平肝潜阳，清热养阴。

【主治】头旋脑转，目系急，忽然倒仆。

【方义】本方主治眩晕一证。而眩晕有轻有重，轻者闭目即止；重者则如坐舟车，旋转不定，甚则昏倒。在临床则以虚者多见。有阴虚肝风内动者；有肾亏髓海不足者；有气虚清阳不展者。故方用菊花平熄肝风，疏风明目，《本经》：菊花"主诸风头眩，肿痛，目欲脱。"《药性论》曰：菊花"治头目风热，风眩倒地。"方中生地清热养阴；麦冬清心除烦；方用山萸、枸杞子滋补肝肾；人参、白术、白茯苓均为健脾益气之品，可资生化之源，使清阳充实而眩晕自止。

【方名释】"守中"一语，出自《老子》。是指内心保持虚无清静。《老子·五章》："天地之间，其犹橐龠乎！虚而不

屈，动而愈出。多言数穷，不如守中。"橐籥，俗称风箱。吴
澄说："橐籥，冶铸所用，嘘风炽火之器也。为函以周罩于外
者，橐也；为辖以鼓扇于内者，籥也。天地间犹橐籥者，橐象
太虚，包含周遍之体；籥象元气，细缊流行之用。""虚而不
屈"，屈，通竭，言虚而不可竭。"多言数穷"，言指声教政
令。多言，指政令烦多。数通速。这句话是说，政令烦苛，加
速败亡。"守中"是持守虚静的意思。张默生说："不如守中
的'中'字，和儒家的说法不同：儒家的'中'字是不走极
端，要合乎中庸的道理。老子则不然，他说的'中'字，是
有中空的意思，好比橐籥没被人鼓动时的情状，正是象征着一
个虚静无为的道体。"老子这段话的意思是：天地之间，犹如
一个风箱，虽然空虚但不会穷竭，只要发动起来就会生生不
息。那些烦苛的政令反而会加速灭亡，不如守中保持虚静。这
里所谓的虚、静也正是老子守中思想的具体内容。老子认为万
物的根源是虚静状态的。他面对世事的纷争搅扰，提出了守中
的主张，希望人们在人事活动中致虚守静。

　　虚，老子用橐籥形容，说明天地之间是空虚的，但它的作
用却是不穷屈的。运动一旦开始，万物就从这空虚之处涌现出
来，从而发挥这个虚中所蕴藏的力量和创造性。静，就是保持
清静无欲的状态。在《老子》一书中，凡谈静的地方，其基
本论旨都在政治方面，主张为政应力求清静，就是人们的生活
也应在烦劳中求静逸，"以静制动"。

　　"守中丸"一方，主治眩晕。凡眩晕者，多见于平素阳盛
之人，肝阳上亢，或因忧郁恼怒，气郁化火，使肝阴暗耗，风
阳升动，上扰清空而发为眩晕。《素问玄机原病式》中说：
"风火皆属阳，多为兼化，阳主乎动，两动相搏，则为之眩
晕。"由于眩晕"主乎动"，故用本方平肝潜阳，清热养阴，
使内心保持虚无清静，以静制动，虚静就是守中，所以方名以
"守中"命名。

# 导 赤 散

【出处】《小儿药证直诀》

【组成】生地黄、生甘草、木通各等分。

【用法】上药同为末。每服9克，用水150毫升，入竹叶，同煎至80毫升，食后温服。

【功用】清心凉血，利水通淋。

【主治】心经热盛，心胸烦热，口渴面赤，口舌生疮；或心移热于小肠，小便短涩不畅，尿时刺痛，舌红脉数。

【方义】本方证治疗心经有热或热移小肠，故用清心利水之法。方中生地黄清热凉血，兼以养阴；木通、竹叶清心降火、利水通淋；甘草清热解毒，通淋止痛。四药合用，既能清热凉血，又可利水通淋。

【方名释】本方名为导赤散，是为治疗心热和热移小肠之证而设。

导，这里作疏导、疏泄解。如：南朝萧统在《诸停吴兴等三郡丁役疏》中说："开漕沟渠，导泄震泽，使吴兴一境无复水灾。"鲁迅先生在《故事新编·理水》中说："禹心里想，但嘴里却大声地说道：我经过查考，知道先前的方法'湮'，确是错误了。以后应该用'导'！不知道诸位的意见怎么样？"。故导具有疏浚、疏导的意思。

赤，是朱色之浅者。古代人们以木、火、土、金、水五种物质的抽象特性来推演、绎络各种事物。首先由五味，逐渐发展至五色、五声等。到《内经》时期，将五行的属性又进一步推演，并和人体脏器相互联系起来。在《素问·阴阳应象大论》中说："南方生热，热生火，火生苦，苦生心，心生血，血生脾，心主舌。其在天为热，在地为火，在体为脉，在脏为心，在色为赤。"说明赤为心之色。"导赤散"中的"赤"，则表示为心经。而心的经脉，属心络小肠，故心与小肠二者互为表里，在正常情况下，心火（阳）敷于小肠，则小肠"受盛化物"、"泌清别浊"的功能才能顺利进行，如果出现病理，或心火炽盛，或移热小肠，就会影响小肠"泌别清浊"的功能，热邪熏蒸水液，引起尿赤、尿痛等。因本方具有疏导心经之邪热从小肠而出的功能，故名为"导赤"，正如《医宗金鉴·删补名医方论》中云："赤色属心，导赤者，导心经之热从小肠而出。"

# 阳 和 汤

【出处】《外科全生集》

【组成】熟地黄30克，麻黄1.5克，鹿角胶9克，白芥子（炒，研）6克，肉桂3克，生甘草3克，炮姜炭1.5克。

【用法】水煎服。

【功用】温阳补血，散寒通滞。

【主治】阳虚寒凝而成之流注、阴疽、脱疽、鹤膝风、石疽、贴骨疽等漫肿无头，平塌白陷，皮色不变，酸痛无热，口不渴，舌淡苔白者。

【方义】本方证是由于素体营血虚弱，复受寒邪侵袭，使阴寒内盛，阳气受损，寒凝痰滞，气血壅滞而生诸阴证。故本方重用熟地温补营血，又配伍血肉有形之品鹿角胶生精补髓，养血助阳，强壮筋骨。炮姜、肉桂温阳散寒；白芥子除皮里膜外之痰；麻黄辛散温通，开达腠理，以利于阴寒外解，甘草解脓毒而调和诸药。上药同用，可使痰化寒消，阴破阳回，而阴疽诸症自除。

【方名释】本方取名"阳和汤"。阳和者，即为春天之暖气。《史记·秦始皇本纪》："二十九年，始皇东游。……登之罘，刻石，其辞曰：维二十九年，时在中春，阳和方起。"中春，即仲春。阳和，就是指春天的暖气。意思是说，到了仲春二月，阳和之气，方始升起。唐·柳宗元在《诏追赴都二月至灞亭上》亦有诗曰："诏书许逐阳和至，驿路开花处处新。"
说明阳和，就是春天的暖气。

"阳和汤"，是治疗外科阴性痈疽疮疡的一首著名方剂。
它适用于因风、寒、湿、痰袭于脉络筋骨，以致阳气失和、气
血凝滞之证。故本方使用温通经络的药物，驱散阴寒凝滞之
邪，这犹如仲春和煦之气，普照大地，驱散阴霾，而布阳和一
样。故方名以"阳和"而名之。

# 阴 阳 散

【出处】《外科枢要》

【组成】川紫荆皮 150 克（炒，又名肉红，又曰内消），
独活 90 克（炒，不用节），赤芍药 60 克（炒），白芷 30 克
（不见火），木腊（即石菖蒲，随症加减）。

【用法】上为细末，葱汤或热酒调敷患处。

【功用】疏风散寒，活血消肿。

【主治】痈疽发背，阴阳不和，冷热不明者。

【方义】本方主治因阴阳不和而发生的痈疽发背。痈是一
种发生于皮肉之间的急性化脓性疾患，其特点为局部红肿热
痛，发病迅速，易肿、易脓、易溃、易敛。发背疽，亦为有头
疽，是发生于肌肉内的急性化脓性疾病，其特点是初起在皮肤
上出现粟粒样脓头，焮热红肿胀痛，易向深部及周围扩散，脓
头亦相继增多；溃后状如蜂窝，一般好发于项背，生于背部的
即称"发背疽"。痈和疽的形成，多因外感六淫，内郁湿热火
毒，使邪毒壅聚，营卫不和，经络阻塞，气血凝滞而成。故治
宜祛除毒邪，流通气血。方中紫荆皮，又名内消，可消肿解
毒，活血通经，用为主药；石菖蒲，又称望见消，亦有散风活
血，豁痰祛湿，治疗痈疽之效；张元素说独活可"散痈疽败
血"；白芷能疗痈疽疮疡；赤芍功在行瘀止痛，凉血消肿，所
以《日华子本草》说：赤芍治疗"发背疮疥"。诸药共用，有

调和阴阳，疏风祛毒，活血消肿之效。

【方名释】

1. 阴阳解

阴阳，是我国古代哲学的一对范畴。阴阳代表着事物和现象相互对立又相互关联的相对属性。阴阳的概念，来源于人们对自然现象长期观察的结果，是人们对错综复杂、变化万千的各种自然现象进行的抽象概括。古人认为，阴和阳是两种相反的势力，二者通过相互作用，才能形成和产生宇宙间的万物。故《周易》在《说卦》中说："立天之道，曰阴曰阳。"在《系辞》中说："一阴一阳谓之道。"认为任何事物内部也都存在着阴和阳两种相反势力的相互作用。因此，以阴阳为纲来观察自然现象，研究自然规律，是一种执简驭繁的方法。《素问·阴阳应象大论》明确提出："阴阳者，天地之道也。万物之纲纪，变化之父母，生杀之本始，神明之府也。"

阴阳学说，是以阴阳的相对属性、阴阳之间的运动变化来认识自然、解释自然现象、探求自然规律的。中医学就是运用阴阳学说中的阴阳对立制约、互根互用、消长平衡和相互转化等，说明人体生理和病理现象的。人体正常的生命活动，就是阴阳保持着消长平衡的协调关系，所以中医学将"阴平阳秘、精神乃治"、"阴阳匀平……命曰平人"作为人体正常生理的理论基础；如果由于某些因素造成机体阴阳消长失调，不能维持相对的平衡状态，就会导致阴阳的偏盛偏衰，成为发生疾病的内在基础。

总之，阴阳学说是我国古代朴素的唯物主义，具有丰富的辩证法思想，它在中医学理论体系的形成和发展过程中，发挥了积极的作用。所以医家认为，阴阳学说是中医学理论的核心。

2. "阴阳散"方名释

方名称"阴阳散"者，是由于本方证为阴阳不和，营卫失调而发生痈疽发背。《外科正宗》指出，这种疮疡"介于阴阳之间"，所以用本方调和营卫，冲和阴阳，以使血脉流畅，疮消痛止。《疡医大全》："凡诊视疡疽，施治，必须先审阴阳，乃医道之纲领。阴阳无谬，治焉有差，医道虽繁，可以一言以蔽之，曰阴阳而已。"因为本方适用于阴阳不和之证，有调和阴阳之效，故方名取"阴阳散"。

# 红　丸　子

【出处】《三因极一病证方论》

【组成】蓬莪术、京三棱各 60 克（醋煮），胡椒 30 克，青皮 90 克（炒香），阿魏 7.5 克（醋化）。

【用法】上药为末，米糊为丸，如梧桐子大，朱砂为衣。以"老疟饮"送下 50～100 丸。

【功用】补肾壮阳，化瘀攻邪。

【主治】久疟，胁下结为癥瘕癖块。

【方义】本方主治久疟及因久疟不愈，耗伤气血，血瘀痰凝，形成瘕块之疟母。久疟不愈者，多伤及脾肾，元阳虚衰，故方中用大温之胡椒，胡椒辛热纯阳，能走气助火，可兴衰惫之元阳；又因久疟不愈，形成瘕块，故用三棱、莪术破血祛瘀，行气止痛；青皮可破气散结；方中阿魏为破癥瘕癖块之要药，且能治肾气瘟瘴，疟疾寒热。诸药同用，既可化瘀攻邪，又能补肾壮阳，虚实兼顾，使坚去而正不伤。

【方名释】

"红丸子"一方，主治久疟不愈。《景岳全书·疟疾篇》曰："疟疾久不能愈者，必其脾肾俱虚，元气不复而然。"所以方中用胡椒振起元阳。古人认为，阳若关日，为发育之首。《素问·生气通天论》："阳气者若天与日，失其所，则折寿而不彰。"这里是讲，人体之阳气象天上有太阳一样，如果人体阳气失其运行，就会寿折而不能强壮。张景岳在《大宝论》中也说："天之大宝，只此一丸红日，人之大宝，只此一息真阳。"久疟而真阳虚衰者，势必血瘀痰凝，因为本方有温补真阳之功效，且药丸以赤色朱砂为衣，如"一丸红日"，驱散阴霾，故取名为"红丸子"。

"红丸子"一方，为南宋陈言所创制，它与方士所言之"红丸"不同。旧时一些方士，将童女初行之经水炼为红铅，再配以参茸制成强壮药，方士将这种药称为"红丸"，并将"红丸"奉为长生不老药。清·夏燮在《中西纪事·江楚融教》中说："借宣讲为名，裸淫妇女，设女婴之会，采取红丸。"

蔡东藩在《明史演义》中说："你道红丸以内，是何药合成？原来是红铅为君，参茸等物为副。"这里所讲的，就是发生于明代的"红丸案"。公元1620年，明光宗即位后不几天就病了。掌管御药房的太监崔文升，自命为知医，便诊过帝脉，说是邪热内蕴，应下通利药品，遂将大黄、石膏等药，开入方剂，撮与帝饮。光宗服药后，一泄如注，萎顿不堪，致帝病情愈剧。这时，鸿胪寺丞李可灼，进红丸，自谓仙方。光宗服了一丸，稍觉舒畅。李可灼又让再服一丸，结果不到天明，光宗皇帝便归天了。所以蔡东藩在《明史演义》中写道："你道红丸以内，是何药合成？原来是红铅为君，参茸等物为副，一时服下觉得精神一振，颇有效验，但光宗已精力衰惫，不堪再提，况又服了两颗红丸，把元气一概提出，自然成了脱症，不到一夜，即至告终。"这便是史称之"红丸案"。

# 再　造　散

【出处】《伤寒六书》

【组成】人参、黄芪、川芎、甘草、熟附子、桂枝、细辛、羌活、防风、煨生姜、芍药。

【用法】上药用水400毫升，加大枣两枚，煎至200毫升，温服。

【功用】助阳解表。

【主治】阳虚外感。恶寒发热，寒重热轻，头痛项强，肢冷无汗，倦怠嗜睡，舌淡苔白，脉弱无力。

【方义】本方治疗阳虚感冒。凡阳虚之人又患外感，要比一般常人感冒表现为重，它除了发热恶寒、头痛身痛等一般表证外，还表现有阳虚的一些现象。故方中附子、桂枝助阳；而气亦属阳，阳虚者气必虚，所以方中用人参、黄芪、甘草益气；用川芎、芍药、大枣活血和营；用细辛、羌活、防风、生姜疏表散寒。这样，发汗而不伤正，补益而不留邪，使诸药共奏扶阳解表之功。

【方名释】再造散出自明代陶华所撰《伤寒六书》。其方名为"再造"者，系取《新唐书·郭子仪传》中"国家再造，卿力也"之句。"再造"即重行创造之谓，有重新给予生命之意，多表示对重大恩惠的感激。

唐玄宗李隆基天宝时代，政治腐败，不设武备，并将边疆诸道节度使多改用胡人。河东节度使安禄山看到隆基淫昏，便在天宝十四年（公元755年）十一月，以讨伐杨国忠为名，发动部兵十五万南下，攻荥阳，陷洛阳，并在洛阳称帝，国号燕，建元圣武。第二年五月，安禄山又攻占潼关，迫近长安。于是玄宗慌忙率杨贵妃及皇宫亲近逃出长安，至马嵬驿，随从军卫杀杨国忠，又逼玄宗杀杨贵妃，拥玄宗入蜀。太子李亨逃往灵武，即皇帝位，改元至德，这便是唐肃宗。当时安禄山已入长安，第二年安禄山被长子安庆绪杀死。朔方节度使郭子仪率军十五万攻下长安，又进袭洛阳，安庆绪大败，逃河北邺城。据《新唐书·郭子仪传》载：于是河东、河西、河南州县悉平。以功加司徒，封代国公，食邑千户。入朝，帝遣具军容迎灞上，劳之曰："国家再造，卿力也。"子仪顿首陈谢。这里是讲，郭子仪率兵首先收复了长安、洛阳，为平息"安史之乱"打开了局面。所以肃宗皇帝感激地说："国家再造，卿力也。"谓"子仪有社稷功"。正因为郭子仪挽救了唐王朝，国家才如同重建，犹人生命之再生。

　　"再造散"用于阳虚外感。仅外感者病轻，若外感复加阳气素虚之人，病即危重，故用本方去邪而不伤正，补益而不恋邪，使垂危之体获得生机，如"承再造之恩"（唐·刘禹锡），故方取"再造"之名。

　　此外，在《跌损妙方》中有"再造活血止痛散"治疗跌打损伤；在《北京市中药成方选集》中有"人参再造丸"治疗中风中痰、半身不遂；在《通俗伤寒论》中，有"参附再造丸"，其组成、功效与本方相似。以上诸方言"再造"者，皆与本方取名之义类同。

# 回 春 丹

【出处】《敬修堂药说》

【组成】贝母、陈皮、木香、白豆蔻、枳壳、法半夏、沉香、天竺黄、僵蚕、全蝎、檀香各38克，牛黄、麝香各12克，胆南星60克，钩藤240克，大黄60克，天麻38克，甘草26克，朱砂适量。

【用法】上药为小丸，每丸重0.09克。周岁以下每次1丸；1～2岁，每次2丸。每日2～3次。

【功用】清热化痰，开窍定惊。

【主治】小儿急惊，痰热蒙蔽。症见发热气喘、烦躁神昏，或反胃呕吐、夜啼吐乳、腹痛泄泻，或满口痰涎、喉中痰鸣等症。

【方义】本方所治急惊风，系痰热壅盛，内闭心窍，热动肝风所致。由于小儿急惊风在临床表现有"热、痰、风、惊"四大特点，故治宜清热化痰、开窍定惊为主。方中牛黄性凉芳香，有清热解毒、豁痰开窍、熄风定惊，实为一药而三法尽备；天竺黄清热豁痰、凉心定惊；贝母、胆南星清热化痰；麝香通达十二经，善通全身诸窍。上五药相伍，清热、豁痰、开窍为方中主要组成部分。方中钩藤、全蝎、天麻、僵蚕皆为平肝清热、熄风解痉之品；朱砂重镇安神，助牛黄清心定惊；更用大黄清热泻火、涤荡肠胃积滞；陈皮，半夏和胃化痰、降逆止呕；白豆蔻行气消痞；檀香、木香调畅肠胃气机；枳壳宽中，沉香降气，甘草调和诸药。这样，诸药合用，可使痰热得除，窍闭得开，而诸症自愈。

【方名释】本方名为回春丹。"回春"，原指冬去春来，万物重生。陈毅在《感事书怀》中诗曰："大地已回春，生意遍万物。"明·龚廷贤在《万病回春》中谓"回春"时说："时和于春也，春而曰回则无不发生。如万物当严凝肃杀之余，挽之以阳春太和之盛，天之造化，生斡旋至矣。"

后以"回春"比喻医术高明或药效卓著，指病人经治疗或服药后，能很快恢复健康，如同万物逢春。所以现在常以"回春妙手"、"妙手回春"等赞扬医术高明者。

本方治疗小儿急惊，有起死回生之效，犹如大地回春，万物复苏，故取"回春"而为方名。

方剂中以"回春"命名的颇多。如在《摄生众妙方》中有"回春丸"治疗疝气；在《同寿录》中有"回春酒"治疗老年阳痿；《古今医鉴》"回春散"治疗阴冷；《喉症全科紫珍集》之"回春散"治疗喉疳。至于儿科中，以"回春"命名的方剂就更多了。尽管这些方剂，在组方与功用上各自都有些差异，但所取"回春"之义却基本是一致的。

# 庆 云 散

【出处】《备急千金要方》

【组成】覆盆子、五味子各120克，天雄30克，石斛、白术各90克，桑寄生120克，天门冬270克，菟丝子120克，紫石英60克。

【用法】上药为散，食后酒服3克，每日三次。

【功用】温补肾阳。

【主治】男子阳气不足，阳痿不育。

【方义】本方主治男子阳气不足而阳痿不育之证。这是由于禀赋不足、房劳过度，或年老体衰等损伤肾气，而使肾阳虚衰引起阳事痿软而不育，故治宜温补肾阳。方中覆盆子补益肝肾，常用于治肾虚阳痿、不育等证；天雄辛温，可助阳道，是补下焦命门阳虚之要药；紫石英能填补下焦不足；五味子能补肾强阴，益男子精；菟丝子补阳益阴，用治阳痿遗精；方中恐补阳太过，又用天冬、石斛滋补肾阴；桑寄生亦补肝肾；用白术者，可健脾益气，以资后天生化之源。所以本方可温补肾阳，有治疗阳痿不育之功效。

【方名释】本方名"庆云"者，乃庆云为祥瑞之兆。庆云，是一种具有五色的云彩。古人认为见到这种云彩，就会遇上喜庆、吉祥。《汉书·天文志》："若烟非烟，若云非云，郁郁纷纷，萧索轮囷，是谓庆云。庆云见，喜气也。"

古时人们认为，在天下太平的时候，就会有十二种祥瑞的征兆出现，"庆云现"就是其中的一种。这十二种祥瑞指的是：河出图，洛出书，景星明，庆云现，甘露降，膏雨零，凤凰集，麒麟游，蓂荚发，芝草生，海无波，黄河清。

本方有温补肾阳，使人生育有子的功效。一经服用犹如庆云浮现而降麟诞凤，使瑞气盈门，合家喜庆，故取"庆云"作为方名。

# 异 功 散

【出处】《小儿药证直诀》

【组成】人参（切，去顶）、茯苓（去皮）、白术、陈皮（锉）、甘草各等分。

【用法】上为细末。每服 6 克，用水 150 毫升，加生姜 5 片，大枣 2 个，同煎至 100 毫升，空腹时温服。

【功用】健脾理气。

【主治】脾胃虚弱，中焦气滞。饮食减少，大便溏薄，胸脘痞闷不舒，或呕吐泄泻。

【方义】本方是由四君子汤加陈皮而组成，用治于气虚兼气滞之证。四君子汤具有益气补中，健脾养胃的功效，因其方中人参能大补脾胃之气，白术可燥湿实脾。脾气者，喜燥恶湿，故又用茯苓渗湿健脾，使湿从小便而去，并使脾不为湿困，甘草补中调胃。这样补中有泻，补而不滞。方中更加陈皮一味，理气散逆，使本方具有益气健脾，行气化滞之功效。

【方名释】

"异功散"见于《小儿药证直诀》，有温中和气之功效。

异，这里具有奇特或不平凡的意思。如《诗·邶风·静女》："自牧归荑，洵美且异。"高亨注："异，出奇。"

韩愈《龊龊诗》云："大贤事业异，远抱非俗观。"这里所述之"异"字即可作奇异、非凡解。

《论语·先进篇》："吾以子为异之问。"孔安国曰："谓子问异事耳。"

《后汉书·陈龟传》："政未逾时，功效卓然，实应赏异，以劝功能。"这里的异，即谓不平常。

《史记·仲尼弟子传》中说："受业身通者七十有七人，皆异能之士也。"异能，就是杰出的才能。

"异功散"一方，系由四君子汤加陈皮所组成。四君子汤可用于治一切阳虚气弱之证。张璐曰："无论寒热补泻，先培中土，使药气四达，则周身之机运流通，水谷之精微输布，何患其药之不效哉！是知四君子为司命之本也。"四君子汤本身就具有益气健脾的作用，是以为"司命之本"；而今更添陈皮一味散逆理气。这样，本方不仅可以益气健脾，而且又可行气化滞，治疗气虚又兼气滞之证，使本方功效显得更为奇特不凡，故命名为"异功散"。

# 百合固金汤

【出处】《慎斋遗书》

【组成】熟地、生地、当归身各9克，白芍、甘草各3克，桔梗、元参各2.4克，贝母、麦冬、百合各1.5克。

【用法】水煎服。

【功用】养阴清热，润肺化痰。

【主治】肾水不足，虚火刑金，咳嗽气喘，咽喉燥痛，痰中带血或咳血，手足烦热，舌红少苔，脉细数。

【方义】本方证以肺肾阴虚火旺为主要病因，病位重点在肺，而累及肾。故宜滋养肺肾之阴，方中百合、生熟地即滋养肺肾阴液，并以之为主；麦冬助百合以养肺阴、清肺热；元参助生熟地以益肾阴，降虚火；当归、芍药养血和营；贝母、桔梗化痰正咳；甘草以调和诸药。诸药合用，可使阴液恢复、肺金得固，则咳嗽吐血诸症自愈。

【方名释】百合固金汤，出于明代周之干《慎斋遗书》中，是治阴虚劳嗽的常用方剂。方名中除清肺润燥的中药百合外，这里固、金以及"汤"三个字，都含有坚固的意思。其"固金汤"之名，实取自"固若金汤"、"金汤之固"、"金城汤池"等典故。由于"百合固金汤"一方在医疗上的作用，与这些典故意义类似，故立方者在方剂命名时，别具匠心地将其巧妙的结合起来，使方名寓意更为深刻。

在典故中：固，指城郭坚固；金，指城墙如钢铁铸成一样；汤，指护城的河水像滚汤一样。故颜师古曰："金以喻坚，汤以沸热不可近。"总之，在典故中固、金、汤均有坚固的意思，比喻城池或阵地坚固异常，难于攻破。

在方剂学中：固，仍指坚固；金则指肺，因在五行中金代表着肺；汤，表示剂型，指汤剂。这样，本方因有固卫肺金、滋养肺阴的作用，而称为"固金汤"。

从以上可以看出，二者之间在所指与借代方面虽有差异，但二者又有殊途同归、异曲同工之妙。

关于"固若金汤"（"金汤之固"、"金城汤池"）的典故，是《汉书·蒯通传》里的一段故事：秦末，农民起义领袖陈胜部下，有个部将名叫武臣，领兵攻打燕、赵，在将要逼近范阳的时候，范阳人蒯通，去见范阳令徐公，劝说徐公献城投降，是为上策。徐公听了蒯通的话，立即备了车马，让蒯通求见武臣。蒯通见到武臣后，对武臣说："将军攻每一个城池，都要死打硬拼，这种战略是不高明的。我有个办法可以不战而略地，不攻而下城，只要一通文告，千里之地就可以平定。"武臣问道："那么，你的办法又是什么呢？"蒯通答："比如范阳，这个城池本来可坚守，但是县令怕死，准备投降。他如果投降，你把他杀了，其他各城的官吏就会以此为戒，接受范阳令的教训，觉得与其投降一死，还不如固守城池，这样一来，各处的城池都要重新加固，每一城池都成了'金城汤池'、都准备得'固若金汤'，结果给进攻带来了困难。我认为，将军应该用优厚的待遇把范阳令接过来，让他带上你的文告，到燕、赵各地走一遭。这样，其他的官吏也会投降。"武臣采纳了蒯通的建议，不但徐公免死，而且燕赵一带的三十多个城池都很快宣布投降，响应了起义。

以上便是"固若金汤"之由来。周之干在设制本方命名时，既取义于"金汤之固"等典故，又在方名上冠以中药百合之名以示区别，故名为"百合固金汤"。

# 安奠二天汤

【出处】《傅青主女科》

【组成】人参30克，熟地30克，白术30克，山药15克，山萸15克，炙草3克，杜仲9克，枸杞6克，扁豆l5克。

【用法】水煎服。

【功用】补益脾肾，固本安胎。

【主治】妊娠小腹作疼，胎动不安，如有下坠之状。

【方义】本方主治胎动不安。傅青主认为："胎动乃脾肾双亏之症，非大用参、术、熟地补阴补阳之品，断不能挽回于顷刻。世人往往畏用参术或少用，以冀建功，所以寡效。"于是本方用人参、白术、扁豆、山药健脾益气，以补后天；用熟地、山萸、杜仲、枸杞等养血滋阴，补益肝肾，以补先天。这样脾肾得补，胞胎自固。

【方名释】安奠二天汤，主要用治于妊娠少腹作痛，胎动不安，如有下坠之状。

所谓"安奠"，就是安定的意思。明·高启《赠杨荥阳》诗曰："吾皇奋神武，四海始安奠。"这里就是指国家安定。

所谓"二天"，就是指先天之本肾和后天之本脾。傅青主认为，胞胎虽系于带脉，而带脉与脾肾有关。凡脾肾亏损，带脉就无力，胞胎就有下坠之感。所以傅青主说："脾为后天，肾为先天。脾非先天之气不能化，肾非后天之气不能生，补肾而不补脾，则肾之精何以遽生也？是补后天之脾，正所以补先天之肾也，补先后二天之脾与肾，正所以固胞胎之气与血。"

本方证，通过"补先后二天之脾与肾"，即可使胞胎安定，故方名以"安奠二天汤"命名。

# 观音梦授方

【出处】《普济方》

【组成】洗净夜明砂30克，当归30克，蝉壳30克，木贼（去节）30克，羊肝120克。

【用法】前四味共碾为末；用羊肝煮烂，捣如泥，入药末拌和为丸，梧桐子大。每服50丸，食后温水下。

【功用】退翳消障。

【主治】肝经风热，眼多赤膜及障翳。

【方义】本方主治翳、膜、障等眼科疾病。翳和膜是外障眼病的常见证候，二者均可遮蔽黑睛或瞳神而影响视力。内障则是从内而蔽，有如薄纱笼罩，但眼睛表面却无特殊病征，只是自觉昏蒙。外障多由于六淫邪毒外侵，内障则因七情内伤。目者乃肝之窍，故肝经病变所引起的眼病，在眼科疾患中占多数。方中夜明砂，乃蝙蝠之砂屎，李时珍曰："砂乃蚊蚋眼也"，故可明目，"治目翳盲障"。木贼治风热所致翳膜，羊肝者能补肝明目并常用于肝阴不足之内障。蝉退以其善退之能为退翳之要药。眼病虚者多兼肝肾气血俱虚，是以用当归补血活血。诸药合用，既可清肝经之风热，又能退翳消障，使眼复明。

【方名释】在佛教中，声名最著的"四大菩萨"是：大悲观世音菩萨、大智文殊菩萨、大行普贤菩萨、大愿地藏菩萨。观音即指观世音菩萨。观世音，是梵文 Avalokite'svara（阿婆卢吉低舍婆罗）的意译，又可译作"光世音"、"观自在"、"观世自在"等。因唐太宗李世民时，避太宗之讳，遂改称"观世音"为"观音"。

观音，源出于古印度神话传说。佛教早期佛经《悲华经》中说："有转轮圣王名无诤念。王有千子，第一太子名不眴，即观世音菩萨；第二王子名尼摩，即大势至菩萨。"并说不眴立下宏愿，生大悲心，断绝众生诸苦及烦恼，使众生常住安乐，为此佛给他起名观世音。无诤念就是所谓的西方极乐世界阿弥陀佛。阿弥陀佛与其两个儿子便合称为"西方三圣"。

观世音的名字在我国的三国时期就已被传诵。后来因观世音能现三十三化身，如《楞严经》说："观世音尊者白佛言，若有女人好学出家，我于彼前现比丘尼（即尼姑）身，女王身，国王夫人身，命妇身，大家童女身，而为说法。"遂之观音传为女身，成了妙年美容的女子，而普济众生。

佛经《妙法莲花经·观世音菩萨普门品》中说："观世音以何因缘名观世音？佛告无尽意，菩萨善男子。若有无量百千万亿众生受诸苦恼，闻是观世音菩萨，一心称名，观世音菩萨即时观其声音，皆得解脱。"这里是说，观音菩萨大慈大悲，神通无边，在众生受苦难时，只要称颂其名号，就不用听声音，一观即知，并且立即前往解救，故名观音。

观音菩萨的全部名号叫"大慈大悲救苦救难灵感观世音菩萨"。故在《大智度论》中言观音有"大慈与一切众生乐，大悲拔一切众生苦"。佛教徒认为，观音能出现三十三种化身，救人于十二种灾难。能使病者康复，盲者复明。

本方名为"观音梦授方"，又名"羊肝丸"，其功效，在于除翳消障，使盲者复明。《类说》中载："定海徐道亨患赤眼，食蟹，遂成内障五年，忽梦一僧以药水洗之，令服羊肝丸，求其方……遂复明也。"

由于本方为僧人梦中所授，且有观音使盲者复明之宏力，故托名为"观音梦授方"。

# 伊尹甘草泻心汤

【出处】《证治准绳》

【组成】甘草12克（炙），黄芩9克，干姜9克，半夏9克（洗），大枣12枚（擘），黄连3克。

【用法】上六味，以水2升，煮取1.2升，去滓，再煎取600毫升，温服120毫升，一日三次。

【功用】益气和胃，消痞止呕。

【主治】伤寒中风，医反下之，以致胃气虚弱，其人下利日数十行，完谷不化，腹中雷鸣，心下痞硬而满，干呕，心烦不得安。

【方义】本方即半夏泻心汤加重甘草用量而成。本方为治下后里虚胃弱，心下痞硬的方剂。方用甘草、大枣甘以补中，干姜、半夏辛以通达，芩、连苦寒，泻痞清热。故本方具有缓中降逆，泻痞除烦之功效。

【方名释】

"甘草泻心汤"原出于《伤寒论》第158条，是为再次误下，以致胃气重虚，心下痞硬而设。林亿说："泻心以疗痞"，所谓泻心，即是解除心下之痞满；由于两次误下，所以在原"半夏泻心汤"的基础上，为了加强补中的作用，加重了甘草的分量，作为本方君药，故方以"甘草泻心汤"而名之。后世，王好古在《医垒元戎》、王肯堂在《证治准绳》中，都在原方名前加了伊尹，成为"伊尹甘草泻心汤"，作为"甘草泻心汤"异名。

本方选自王肯堂《证治准绳·类方》卷二。王肯堂是明代著名医学家。曾任翰林院检讨、福建参政等职，在当时文界享有盛名。年老还乡，精研医药，并编写了《证治准绳》，为整理、保存中医文献作出了贡献。由于他博采众长，知识丰富，所以他在"甘草泻心汤"方名前再冠以伊尹，使这个古方，又别具新意。

伊尹，商之贤相，名伊，官名尹。一说名挚，后因功高，汤尊为阿衡（相当于宰相）。后辅佐五代商王，活了百岁，善终，葬于亳。为传说中汤液的创制人。

伊尹，原为夏朝末年有莘氏部落的家奴，富有谋略，后有莘氏女嫁与汤。汤，是商部落首领，灭夏后建商称王。在有莘氏嫁女时，伊尹作为陪嫁的男仆到汤部落，初为厨师，后以才智为汤赏识，委以重任，为汤出谋划策，攻灭夏朝，任为右相，奠定了商朝基业。伊尹先后扶立了汤、汤的儿子外丙、仲壬，汤的孙子太甲及曾孙沃丁五代，谓商之"国老"。

国老者，指国家之重臣，帝王之宗师。其又为中药甘草之别名。唐太宗时的散朝大夫甄权曰："在诸药中甘草为君，治七十二种乳石毒，解一千二百般草木毒，调和众药有功，故有国老之号。"所以，唐代文学家柳宗元在他的诗中写道："蒔药闲庭延国老，开樽虚室值贤人。"诗中国老，即是甘草。宋代诗人梅尧臣《司马君实遗甘草杖》诗云："药中称国老，我懒岂能医"。

这样，"甘草泻心汤"便可称之为"国老泻心汤"或"伊尹泻心汤"。不过，"甘草泻心汤"乃出自医圣仲景之手，故无须更易。于是在甘草前面加上个"伊尹"，并列"两个国老"，这样方名就成了"伊尹甘草泻心汤"。

伊尹既为国老，又有疗君心痼病之能，所以方名将伊尹同"泻心汤"联系在一起，确实别具匠心。至于伊尹疗君心病痼一事，又需要从"伊尹放太甲"这段传说说起：

《史记·殷本纪》载："帝太甲既立三年，不明，暴虐，不遵汤法，乱德，于是伊尹放之于桐宫。三年，伊尹摄行政当国，以朝诸侯。帝太甲居桐宫三年，悔过自责，反善。于是伊尹乃迎帝太甲而授之政。帝太甲修德，诸侯咸归殷，百姓以宁。"

这段记载，历史上就称为"伊尹放太甲"。讲的是汤王的嫡长孙太甲，在继位三年后，一味贪图享乐，虐待百姓，朝政昏乱，任意发号施令，严重破坏了汤制定的法规，伊尹虽百般规劝，他都不听。于是这位四朝元老伊尹，就只好把太甲送到汤王墓地附近的桐宫（河南偃师一带）居住，让他反省。太甲住在桐宫，见祖父汤虽为开国君王，墓地却十分简陋。又从守墓老人那里了解到祖父许多艰辛创业、仁厚省俭的旧事，对照自己所作所为，深感内疚。决心洗心革面，回心向善。三年后，伊尹见太甲真心悔过，高兴万分，便带领文武大臣，把太甲迎回亳都，还政于太甲。从此，太甲把天下治理得井井有条，商朝也更加昌盛。在伊尹摄政废帝的三年中，似君非君，而非君又为君之所宗，实为国老帝师。在太甲成为明君的时候，伊尹特地又写了一篇《太甲训》，称颂太甲，自己仍居相位，竭诚辅佐。后来唐代伟大诗人李白，还写了一首《纪南陵题五松山》的诗赞颂伊尹，其诗云："桐宫放太甲，摄政无愧色，三年帝道明，委质终辅翼。"通过对"伊尹放太甲"一段历史传说的叙述，说伊尹有"非君为君之所宗"的尊严，故称伊尹有疗君心病痞之能，本方药主要用治"痞病"，所以方名取"伊尹甘草泻心汤"。

【附】读"伊尹甘草泻心汤"有感

昔初读此方，懵于疗痞，他无所识。后再读，即有所思。痞者否也，言天地不交，阴阳隔绝，是故闭塞为痞，不泰即痞。大凡国之不泰，帝心病痞；人心不泰，民病于痞。而君民治同一理。是以五言纪之：

圣贤生空桑[1]，卑微作疱人[2]。

以味致王道[3]，自此明汤君。

仲景疗民痞，伊尹泻帝心。

甘草犹国老，桐宫三年春。

注：〔1〕《吕氏春秋·本味》篇载：伊尹生于伊水边一棵老空桑树的肚里。

〔2〕《墨子·尚贤》："昔伊尹为莘氏女仆，使为疱人。"

〔3〕《史记·殷本传》：伊尹"负鼎俎，以滋味说汤，致于王道。"

# 血府逐瘀汤

【出处】《医林改错》

【组成】当归、生地各9克，桃仁12克，红花9克，枳壳、赤芍各6克，柴胡3克，甘草3克，桔梗4.5克，川芎4.5克，牛膝10克。

【用法】水煎服。

【功用】活血祛瘀，行气止痛。

【主治】上焦瘀血，头痛胸痛，胸闷呃逆，失眠不寐，心悸怔忡，瘀血发热，舌质暗红，边有瘀斑或瘀点，唇暗或两目暗黑，脉涩或弦紧；妇人血瘀经闭不行，痛经，肌肤甲错，日晡潮热等。

【方义】本方原为治瘀血内阻胸部，气机失畅以致血瘀气滞而胸闷胸痛的方剂。故用桃仁、红花、川芎、赤芍活血祛瘀，配合当归活血养血，使瘀血去而又不伤血；柴胡、枳壳疏肝理气，使气行则血行；牛膝破瘀通经；桔梗入肺经，载药上行使药力行于上部血府；甘草缓急，通百脉以调和诸药。如此合用，既行血分瘀滞，又解气分郁结，故本方可作为一切气滞血瘀之通用方。

【方名释】本方是由清代著名医学家王清任所创立。王氏一生具有革新精神，且注重实践，对活血化瘀疗法贡献较大，并为中医在解剖学方面做出了成就。"血府逐瘀汤"就是王清任用于治"胸中血府血瘀之证"的，也是在他所著的《医林改错》中应用最为广泛的一个方剂。

"血府"，最早见于《内经》，《素问·脉要精微论》："夫脉者，血之府也。"但王氏所谓的血府，却与此不同。王清任说："血府即人胸下膈膜一片，其薄如纸，最为坚实，前长与心口凹处齐，从两胁至腰上，顺长如坡，前高后低，低处如池，池中存血，即精汁所化，名曰血府。"又曰："膈膜以上，满腔皆血，故名曰血府"。

关于"血府"问题，不少医家对王清任所述都作过评价。大多数认为王清任所谓的"血府"是个大误，也有人认为是"错误的认识产生了有效的治疗"，在一定程度上否定了"血府"的实际意义。

鉴于历史条件和封建传统习俗所限，王清任一生中只见到30多个小儿死体，而且这些死体多残破不全，所以他对横膈一直未能发现，感到十分遗憾。一次，王清任遇到江宁布政司恒敬，说他曾镇守哈密，领兵在喀什噶尔打过仗，所见被杀尸体甚多，所以他对横膈很清楚，于是王清任喜出望外，虚心地请教了恒敬，这样，王清任才绘成了内脏全图，完成了他的《医林改错》。

王清任把胸腔当作生理性的"存血"之所，这与实际解剖是不相一致的。但不能依此否定王清任"血府"概念是错误的。王氏所谓的"血府",是一个特定的概念,要比《内经》所指的"血府"含义要广,因为他不是专指某一特定的生理性器官,而是泛指包括胸腔在内的心、肺、血脉的功能。这样,他根据瘀血部位的不同,予以不同治法,就取得了很好的临床效果。

王清任根据他提出的"胸中血府血瘀"的理论,而创立了血府逐瘀之剂。故此,本方依其说而命名为"血府逐瘀汤"。

# 七　画

## 寿　星　丸

【出处】《杂病源流犀烛》

【组成】姜远志、人参、黄芪、白术、甘草、当归、生地、白芍、茯苓、陈皮、肉桂、胆星、琥珀、朱砂、五味子。

【用法】猪心血、姜汁糊丸。每服 10 克，温开水送下，一日二次。

【功用】化痰安神，益气养血。

【主治】痰迷心窍，气血两虚，遇事喜忘，言语如痴，神思欠敏，表情呆钝者。

【方义】本方主要功用在于益气养血，安神祛痰。故本方由人参养营汤加胆星、琥珀、朱砂等组成。人参养营汤可补气、养血、育神，又配以朱砂、琥珀镇心安神，胆星开窍并能祛蒙蔽心包之痰，所以全方具有益气养血，安神祛痰之效。

【方名释】

1. "寿星"解

古人将天球附近的星空划分成二十八个区域。这二十八个区域就称为二十八宿，分别于东、南、西、北各有七宿。东方的七宿又分别称为角、亢、氐、房、心、尾、箕，共包括了四十六个星座。

《尔雅·释天》："寿星，角亢也。"郭璞注释说："数起角亢，列宿之长，故曰寿。"又说："角之见于东方也，物换春回，鸟兽生角，草木甲坼。"角和亢是东方苍龙七宿的头二宿。角宿有二星，北边星小，南边星大，上小下大，又在苍龙的头部，所以称为角。亢宿共有四星，《说文》："亢，人颈也。"由于这四个星如同苍龙之颈，故以亢为星宿名。由于角、亢二宿在二十八宿中列为首位，所以称为"寿星"。

司马迁认为，在西宫狼比地有一颗大星，叫"南极老人"。老人星出现，治安；老人星不见，兵起。唐·张守节说："老人一星，在弧南（天狼星东南）一曰南极，为人主占寿命延长之应。见，国命长，故谓之寿昌，天下安宁；不见，人主忧也。"司马贞在《通典》中说："寿星，盖南极老人星也。见则天下理安，故祠之，以祈福寿。"所以，历代将"南极老人星"又称为"南极仙翁"，作为长寿的象征，民间并将他塑造成秃顶广额、白须持杖的老人，作为寿星供奉，以祈长寿。

2. 方名释

人之一身，赖以生存者，唯气与血。《直指方》："人之一生，所以得全其性命者，气与血也。盖气取诸阳，血取诸阴，人生之初。具此阴阳，则亦具此气血。血气者，其人身之根本乎。"

神为气血所化，血气充足则"聪明智慧，莫不由出"，人的精神、意识、思维活动就会正常。所以《医学入门》中说："神者，血气所化，生之本也。"

本方治疗遇事喜忘，言语如痴，神思欠敏，表现呆钝等，这些都是"神"在生命活动中的外在表现，由于本方有补气、养血、育神的作用，使"人生之本"得以充盈。如果人体气血充盈，则百邪外御；神气充盈，则"得神者昌"。故服用本方犹如祈寿星护佑一般，使聪慧由出，寿域宏开，所以取"寿星"名之。

# 坎炁丹

【出处】《医级》

【组成】坎炁（炙末）30克，人参30克，熟地60克，枸杞 60 克，人乳粉 60 克。

【用法】上为末，酒酿白蜜炼作丸，桐子大。每服 6 克，米饮下。

【功用】益肾纳气，益气补血。

【主治】阴阳两虚，精神气血皆伤，虚危之候。

【方义】气属于阳，血属于阴，气血之间具有阴阳相随、相互依存、相互为用的关系。如果这种关系失调，就可以形成阴阳气血两虚的病证。所以方中以坎炁（脐带）补气养血，益肾纳气作为主药。方中人参大补元气，《本草经疏》中说，人参"能回阳气于垂危，却虚邪于俄顷"。人乳、熟地、枸杞均为滋阴之品。人乳能大补真阴，李中梓曰："乳乃血化生于脾胃，摄于冲任……此造化玄微之妙，却病延年之药也。"熟地养血滋阴，枸杞子亦用治于肝肾阴虚之证。诸药合用，阴阳气血双补，故可疗虚于俄顷之间矣。

【方名释】本方名为"坎炁丹"，是因方中主药为坎炁之故而命名。坎炁，即坎气，亦称命蒂，俗谓脐带。

坎，为《易》之卦名，原意是指凹陷处，在《易》用坎象征险难，代表水，为北方之卦。《说卦》："坎，陷也"。又曰："坎者水也，正北方之卦也，劳卦也，万物之所归也。"

炁，气的古字，道家多用，指人身之元气。如道家认为，人身有上下炁海，上炁海是膻中，下炁海指丹田，并认为丹田为生气之源。宋黄休复《茅亭客话》："每日旦坐，瞑目绝虑，漱令满口乃吞之，以意送至脐下炁海一七遍。"《医林纂要》中亦说："脐带补益血气，得人气之余故也。"故炁通于气也。

坎炁，即脐带。因脐为人身巨大的孔穴及凹陷处，名坎者，即取《说卦》"坎，陷也。"之意；炁通气，为人身生气之源，故名谓坎炁，或称坎气。

所名谓脐带者，是因脐同齐。郭庆藩说："齐，物之中央也。"司马云："齐，回水如磨齐也。"磨齐就是磨的中心，而人齐居人腹部之中，故称作脐。脐者，灵胎之所寄，性命之本原，诸阴之所系也。张景岳在《大宝论》中说："不观人生之初，生由脐带。脐接丹田，是为气海，即命门也。所谓命门者，先天之生我者由此而受，后天之生我者由此而裁也。夫生之门，即死之户，所以人之盛衰安危，皆系于此者，以其为生气之原，而气强则强，气衰则病，此虽至阴之地，而实元阳之宅。"说明了脐带在生命形成与生存中的意义。

脐带亦称命蒂。李时珍曰："胎在母腹，脐连于胞，胞息随母。胎出母腹，脐带即剪，一点真元，属于命门丹田，脐干自落，如瓜脱蒂，故脐者人之命蒂也。以其当心肾之中，前直神厥，后直命门，故谓之脐。"

总之，坎气为生气之原，所以用其治疗虚劳羸弱，气血不足之证，方中并以坎炁为主药，故方名以"坎炁"而名之。

# 坎 离 丸

【出处】《活人方》

【组成】熟地 120 克，山萸肉 180 克，山药 120 克，丹皮 120 克，茯苓 90 克，莲须 90 克，知母 90 克，黄柏 90 克，远志 60 克，龙骨 60 克，牡蛎粉 60 克。

【用法】金樱子熬膏和丸，早晨空腹时用参汤或白滚汤送服 6～9 克。

【功用】滋肾水，泻心火，交通心肾。

【主治】痨瘵。肾水不足，心火旺盛，虚烦不眠，腰膝酸痛，夜多异梦，遗精滑泄，淋浊梗塞，甚至肌消骨瘘，形神困乏，五心烦热，骨蒸盗汗，痰嗽咳血，声嘶音哑。

【方义】《理虚元鉴》："虚劳初起，多由于心肾不交，或一念之烦，其火翕然而动，天蕤摇摇，精离深邃，浅者梦而遗，深之甚者，漏而不止，驯至恍惚健忘，神疲体倦，寝成骨瘘。"故本方用知柏地黄丸（减泽泻）以滋肾水，降心火，《医方集解》说知柏地黄丸"治阴虚火动，骨瘘髓枯。王冰所谓壮水之主，以制阳光也。"方中远志宁心安神；龙骨镇静安神，并伍牡蛎收敛固涩；莲须能清心固肾、涩精止血；金樱子又功专固涩。诸药同用，可使心火下降，肾水上济，以达到交通心肾，治疗痨瘵之目的。

【方名释】本方名为"坎离丸"，其谓"坎离"者，系取自于《周易》。

坎，为《易》之卦名，是八经卦之一。卦画作☵。《说卦传》："坎，陷也。"坎代表着天地万物八种性质之一。《说卦》又曰："坎为水。"坎卦之所以名坎，程颐《易传》说："卦中一阳，上下二阴，阳实阴虚，上下无据，一阳陷于二阴之中，故为坎陷之义。"

离，亦是《易》之卦名，为八经卦之一，卦画作☲。《说卦传》："离，丽也。"离就是附丽，代表天地万物八种性质之一。《说卦》又曰："离为火为日。"《经典释文》："丽，着也。八纯卦，象日象火。"是知离有丽义，亦有明义。离卦之所以名离，程颐《易传》说：取其阴丽于上下之阳，则为附丽之义，取其中虚，则为明义。

在中医学中，心于五行属火，肾于五行属水。因离为火，坎为水，故离卦配心火，坎卦配肾水。唐宗海在《医易通说》中说："日者离之精，水者坎之气，化生人物，全赖水火，盖乾南坤北交而变为坎离，所以后天功用全在水火。人身心配离火，肾配坎水。"关于坎离交易，唐氏又说："天地定位以后，乾坤之功用寄于坎离，天地间物多是坎离相交而生有绝异者。"

这样，离与坎，也就是心与肾的关系，或者谓水与火的关系。心虽属火而居上。肾虽属水而居下。是以心火下交，则肾得温煦，真阳充沛，气化乃行；肾水上济，则心得滋养，营血和调，百脉固通。这种心火下降，肾水上济的关系就称为坎离相交，或心肾相交。一旦这种关系遭到破坏，或因心火亢盛，或因心阴不足，就可以出现心火独亢或肾水不能上济于心的病理现象，这种现象就叫做坎离不交或心肾不交。

本方主要功用在于使心肾相交，也就是使坎水与离火相交，故取"坎离丸"而命名。

# 两 仪 膏

【出处】《景岳全书》

【组成】人参120～250克，大熟地500克。

【用法】上二味用好甜水或长流水3.7升浸一宿，以桑柴文武火煎取浓汁。若味有未尽，再用水0.5～1升煎滓取汁，并熬稍浓，乃入瓷罐，重汤熬成膏，入真白蜜120～250克收膏，每以白汤点服。

【功用】滋阴生津，补气养血。

【主治】积劳虚损，阴虚精不化气，以致气血两虚，身体消瘦，精神倦怠，惊悸健忘，耳鸣目眩，面色萎黄，肢软乏力，以及病后体虚者。

【方义】张景岳说：两仪膏"治精气大亏，诸药不应……虚在阴分而精不化气者。"由于阴虚精不化气，以致气血两虚。故当补精以化气，补气而生精。是以方中用人参大补元气，益气生津；用熟地养血滋阴，补精益髓。二药同用以奏滋阴生津，养血补气之效，如张景岳所说："若虚在阴分而精不化气者，莫妙于此。"

【方名释】

1."两仪"解

两仪，是《周易》重要概念之一。语出《系辞传上》，其文曰："易有太极，是生两仪，两仪生四象，四象生八卦。"俞琰注曰："仪也者，一阴一阳对立之状也。《尔雅》云：'仪，匹也。'谓其阴阳相并也。"这里是说，仪有匹配的意思。在《诗经·柏舟》中，亦有"实维我仪"之句，仪在这里也是讲匹。所以说，两仪就是一阴一阳统一物的两个方面。

在《周易》中阴阳两仪是用"—"和"– –"两个符号表示的。阴阳两仪分而为二即生成四象,四象再分而为二即生成八卦。

关于两仪,《太极图说》中说:"太极动而生阳,动极而静,静而生阴,静极复动,一动一静,互为其根,分阴分阳,两仪立焉。"《医易通说·两仪》中亦说:"两仪者,一阴一阳也,原无形象,今欲拟诸形容,则当作☯,左为阳,右为阴,以北为阳之初生,以南为阴之初起。有此两仪,而天地万物皆自此生。"

上述说明,两仪就是阴阳。

由于阴阳是对宇宙间普遍规律原理的总结,故《说卦》曰:"立天之道,曰阴与阳。"对于阴阳存在的普遍性,元代易家吴澄曾做过十分透析的说明,他说:"窃谓伏羲当初作易时,仰观天文,天文只有阴阳;俯察地理,地理只是阴阳;观鸟兽之文与地所宜之草木,近取诸人之一身,远取诸一切动植及世界服食器用之物,亦无一而非阴阳者。"正因为阴阳两仪是世间普遍规律的总结,而又具有丰富的辩证法思想,所以中医学,尤其在《黄帝内经》中被广泛运用,使阴阳学说成为中医学理论体系中的核心。

2. 方名释

"两仪膏"选自《景岳全书·五十一卷》,为补精滋阴、益气补血之剂。张景岳虽是温补学派,但他又十分重视阴阳调燮,他在《新方八略·补略》中的一段论述,对临床确有重要的指导意义。他说:"阳失阴而离出,不补阴何以收散亡之阳?水失火而败者,不补火何以苏垂寂之阴?此又阴阳相济之妙用也。故善补阳者,必于阴中求阳,则阳得阴助而生化无穷;善补阴者,必于阳中求阴,则阴得阳升而泉源不竭。"

本方选用了人参和熟地两味,就是张景岳调燮阴阳在组方遣药上的具体运用。人参得阳和之气,可补元阳;熟地合地之坚凝,为益阴上品。二药一阴一阳,正谓两仪,所以方名取

"两仪"而命名。

# 还 少 丹

【出处】《洪氏集验方》

【组成】干山药、牛膝各45克，山茱萸、白茯苓、五味子、肉苁蓉、石菖蒲、巴戟、远志、杜仲、楮实、舶上茴香各30克，枸杞子、熟干地黄各15克。

【用法】上药捣罗为末，炼蜜入枣肉为丸，如梧桐子大。每服30丸，用温酒盐汤送下，空腹，日进三服。

【功用】温补脾肾，养心安神。

【主治】虚损劳伤，脾肾虚寒，心血不足，腰膝酸软，失眠健忘，眩晕倦怠，小便混浊，遗精阳痿，未老先衰，疲乏无力。

【方义】本方主治诸证皆由命门火衰、肾阳不足所致。肾阳乃人身之根本，若不足，势必未老而身先衰。肾阳衰微则生土无权，脾胃因之虚寒；由于肾阳温煦无力，气血就会生化不足而神失所养。所以本方旨在温补脾肾，养血安神。方中枸杞子、杜仲、牛膝能补益肝肾，强筋壮骨；山萸肉、巴戟、肉苁蓉可补肾以助阳事；熟地补精益髓、养血滋阴；五味子滋肾涩精；山药脾肾两助。因脾胃虚寒，方中除温补肾阳外，又用楮实、茯苓、小茴香健脾益气、理气和中；方中远志、菖蒲有宁神开窍之功效。是以肾阳温、脾胃暖、心神安而诸症自除。

【方名释】本方名为"还少丹"，意谓返老还童之丹药。还，即返还的意思。《尔雅·释言》："还，返也。"《广雅·释诂》："还，归也。"

道教《大智度论》："如是耆老相，还变成少身。"就是指通过修道，可以达到还少的目的。道家认为，成仙修道之术包括两个方面：一是内保精气；二是服食丹药。内保精气，首先就须学会行气，葛洪在《释滞》中说，行气"久久可以至千，至千则老者更少，日还一日。"服食丹药，葛洪认为主要是服食还丹和金液，他在《金丹》中说："以千计矣，莫不皆以还丹、金液为大要者焉，然则此二事盖仙道之极也。服此而不仙，则古来无仙矣。"《西升经》亦说："我命在我不在天，还丹成金亿万年。"所谓还丹，是道家将丹砂烧成水银，积久又还成丹砂。这种还丹，道家认为服后即可"白日升天。"

由上所述，说明"还少丹"之名，取有道家"还变成少身"、"老者更少，日还一日"以及"还丹"之意，意谓服用本方后，有"返老还少"之效，故名"还少丹"。

"还少丹"一方，历沿多年，屡用屡验。现摘录验例二则于后，以示"还少丹"之神效。

1.《折肱漫录》载：泉州黄伯宗，讳汝良者，年九十余，犹然精神不衰，饮啖如故，平日服补中益气汤、还少丹二药，故是佳品，宜其得力。

2. 李克蕙《药理篇》载：湖南刘叟，为中央国医馆理事，每来京赴会，必偕一丽人与俱。人窃谓红颜白发，殆有其所以御之之术乎？或曰：安知丽人也者，非其儿辈行耶？曰：不然。人有清晨谒叟于旅邸者，见丽人高卧未起，而室无两榻，其非儿辈行也必矣。人于是审之确，某日宴会，群扰叟发表其健身之道，叟亦乐道往事，掀髯谓人曰：予年四十许，患阳痿证，不知人道者近十年，一日齿牙浮动，摇撼欲脱，因以还少丹药味，改为汤剂，煎服四五剂效大显，继续服之十剂，则枯杨生稀，源泉竟得复活矣，至今欲海波澜，非双宿不快，虽在短促之旅行期间，亦必与小妾偕行也。言罢，众始恍然，然终疑还少丹药味平淡，未必有若许功效也。

刘叟再度莅京，人复以还少丹为言，谓他人曾否实验。叟曰：余每年须服二三十剂，经介绍友人服用亦多效。言时，目视吴叟谓曰：君可否作一实验报告也？吴叟者亦长沙名医也，闻言，大呼刘叟害人不置，众异之，诘其所由，第笑而不言。嗣转询刘叟，始知吴病齿牙浮动，因介绍服用还少丹后立效。

不期其时新赋悼亡，服药后元阳无制，辗转床第，大是苦事。所谓害人也者，盖即指此。群闻言，为之绝倒。

# 扶 桑 丸

【出处】《胡僧方》

【组成】桑叶 500 克，巨胜子 100 克，白蜜 500 克。

【用法】将巨胜子擂碎，熬浓汁，和蜜炼至滴水成珠，入桑叶末为丸，如梧桐子大，每服 100 丸，一日二次，白开水送下。

【功用】养血祛风，润肠通便。

【主治】风湿所致关节不利，大便干结，须发早白，未老先衰等。

【方义】本方有养血祛风、补益肝肾之效。方中桑叶为箕星之精，为祛风湿通关节之上品，且入手足阳明，能利五脏，养津液；巨胜子即黑芝麻，因其房胜巨大故名，巨胜甘平色黑能补益肝肾、填精润肠。二药合用能使风湿去而筋骨强，精髓充而容颜泽，由是髭乌发黑，却病延年。

【方名释】

1. "扶桑"解

扶桑，传说是神话中的树名。扶，当为榑。《说文》："榑桑，神木，日所出也。"

《山海经·海外东经》中载："汤谷上有扶桑，十日所浴，在黑齿北。居水中，有大木，九日居下枝，一日居上枝。"这是说，汤谷上有一棵扶桑树，是十个太阳在这里洗澡的地方，位置就在黑齿国的北部。这里处于大水之中，有一棵高大的树，九个太阳住在树的下枝，一个太阳住在树的上枝。

《海内十洲计》载："扶桑在碧海之中，地方万里，上有太帝宫，太真东王父所治处。地多林木，叶皆如桑。又有椹树，长数千丈，大两千余围，树两两同根偶生，更相依倚，是以名为扶桑。仙人食其椹，一体皆作金光色，飞翔空立。其树虽大，其叶椹故如中夏之桑也。但椹稀而叶赤，九千岁一生实耳。”其树神奇，有歌云：

扶桑扶桑高入云，海东日出气氤氲。沧海变田几亿载，此树遗根今尚存。结子如丹忽如黍，绿叶英英翠可扪。真人采窃天地气，留与红霞共吐吞。濯磨入鼎即灵药，芝术区区未可群。餐松已有神仙去，我今朝夕从此君。叶兮叶兮愿玉汝，绿荫里面有桃津。

此外，《艺文类聚》八十八卷引《神异经》之说，形虽缩小，而描写则较具体，其云：“东方有树焉，高八十丈，敷张自辅，叶长一丈，广六尺，名曰扶桑，有椹焉，长三尺五寸。”

晋·郭璞在《玄中记》亦云：“天下之高者，有扶桑无枝木焉；上至于天，盘蜿而下屈，通三泉。”

扶桑，在传说中又认为是日出之处。

《淮南子·天文训》：“日出于旸谷，浴于咸池，拂于扶桑，是谓晨明。登于扶桑，爰始将行，是谓朏明。”

关于扶桑，确有其木。它栽培于我国南方，为一种灌木，全年开花，是著名的观赏植物。在《本草纲目》中也有记载：“扶桑产南方，为木槿别种。其枝柯柔弱，叶深绿，微涩如桑。”

## 2. “扶桑丸”方名释

本方名为扶桑者，是因方中主用桑叶，所以制方者将桑叶与扶桑联系在一起，以喻本方功效不凡，故名。

桑与扶桑不同。扶桑乃神话中的树名，而桑为落叶乔木桑科植物。《十洲记》中说扶桑“其树虽大，其叶椹故如中夏之桑也。”言二者形状相类。

桑，由叒（音若）与木合，古人认为，叒是指东方之神木；桑为蚕所食叶之神木，故加木于叒下，而作区别。言二者字义相近。

桑，古人认为是箕星之精。箕，星名，主风，故言桑能祛风痹，桑叶亦名神仙叶。言桑叶功效神奇，犹如神木扶桑。谓二者功效相似。正因为这样，李时珍说："东海日出处有扶桑树，此花光艳照日，其叶似桑，因以比之。"故取扶桑为名。

# 别　离　散

【出处】《备急千金要方》

【组成】桑上寄生、白术各 90 克，桂心、茵芋、天雄、菖蒲、细辛、茜根、附子、干姜各 30 克。

【用法】上十味，捣筛为散。用酒送服 1 克，日服三次。

【功用】养心安神，疏利肝胆。

【主治】夜多异梦。

【方义】《沈氏尊生书》："心胆俱怯，触事易惊，梦多不详。"这说明心胆俱虚之人，由于心神不安，善惊易恐，故夜多异梦。方中石菖蒲开窍宁心。《重庆堂随笔》："石菖蒲，舒心气，畅心神，恬心情，益心志，妙药也。清解药用之，赖以祛痰秽之浊而卫宫城；滋养药用之，借以宣心思之结而通神明。"天雄、附子、桂心、干姜皆回阳补火之品，且干姜可通心气。茵芋辛温有毒可除五脏邪气；桑寄生补肝肾、强筋骨，号为补肾补血之要剂。细辛祛风散寒开窍，益肝胆并宣泄郁滞结气；白术一则和中益气，二则助附子为除寒湿圣药；茜根通经脉又能益精。全方通过补心安神开窍、疏泄肝胆结气，以导引散失之阳气，断离梦忧之纷纭，从而达到消除睡眠障碍的目的。

【方名释】本方选自孙思邈《千金要方》，主治夜多异梦。方名为"别离散"者，谓服用本方后，有离别异梦之功效，故名。

别离，也就是离别。有分开、离析、分至两处的意思。《广韵》："近曰别，远曰离。"《楚辞·九歌》："悲莫悲兮生别离，乐莫乐兮新相知。"诗中的"别离"，就是指分开。

梦，张景岳认为："阴阳之逆厥而为梦。"他并在《类经》中论述了梦之所以形成的原因。他说："梦造于心，其原则一。盖心为君主之官，神之舍也。神动于心，则五脏之神皆应之。故心之所至即神也，神之所至即心也。第心帅乎神而梦者，因情有所着，心之障也。神帅乎心而梦者，能先兆于无形，神之灵也。夫人心之灵，无所不至，故梦象之奇，亦无所不见，诚有不可以言语形容者。"

异梦者，即奇妄之梦。《素问·方盛衰论》："是以少阴之厥，令人妄梦，其极至迷。"是指手少阴心与足少阴肾发生厥逆，则心肾不交，而精神散越，故为妄梦。若其至极乃令人迷乱昏昧也。在《灵枢·淫邪发梦》又提出了"淫邪泮衍"之梦，这种梦就是一种变幻无穷的奇邪之梦。同时，《内经》中还叙述了五虚、五实、十二盛、十五不足等梦象的具体表现，这些梦，大都属于异梦。

本方制方者孙思邈在《千金要方·心脏脉论》中说："心主神，神者，五脏专精之本也。为帝王，监领四方。夏王七十二日，位在南方，离宫火也。有生之来，谓之精，两精相搏谓之神，所以任物者谓之心。……心气虚则梦救火，阳物得其时则梦燔灼。心气盛则梦喜笑及恐畏，厥气客于心则梦丘山烟火。"说明梦责之于心神。

睡眠做梦可谓常事，但过奇、过异、过多、过恶之梦，则应视为病态。尤其是古人说的"魇"，俗称梦中惊叫。宋代医学家张杲在《魇不寝》中说："人眠则魂魄外游，邪鬼所魇，屈其精神，弱者魇则久不得寤，乃至气绝。"所以古人用厌梦符以断恶梦。《敦煌遗书·新集周公解梦书》中说："厌攘恶梦章第二十三：凡人夜得恶梦，早起且莫向人说，虔敬其心，以墨书此符（如兕），安卧床脚下，勿令人知，乃可咒曰：赤，阳。日出东方，此符断梦，辟除不祥。"

孙思邈生活在唐代儒、佛、道盛行的社会里，虽然他自己也很信仰，但他在"断梦"方面却采取了截然不同的态度，不是用符咒断梦，而是列心病虚实辨证论治，使异梦、恶梦从"梦境"中别离出来，正由于本方有着这方面的功效，故取"别离散"而命名。

# 吴　婆　散

【出处】《苏沈良方》

【组成】黄柏、黄连、桃根白皮各0.3克，木香、厚朴、丁香、槟榔各3克，芜荑0.3克，没食子4.5克，楝根白皮0.15克。

【用法】上为末。每服0.75克，三岁以上1.5克，五六岁3克，乳食前，用紫苏、木瓜、米饮调下，一日三服。

【功用】清热消积，驱虫除疳，兼以调理脾胃。

【主治】小儿疳泻不止，日夜无度，渐渐羸瘦，久治不愈者。

【方义】疳证，为小儿常见病之一。主要由于饮食不节、营养失调或感染诸虫而成疳。因此，饮食不濡肌肤，外形干枯羸瘦，出现大便失调、腹大如鼓等症，严重影响了小儿生长发育，故当调理脾胃为治。因疳证与虫证往往相兼，所以古人在治疳药中常入驱虫之品。方中黄柏、黄连清热导滞；木香、厚朴行气消滞；丁香温中；桃根皮行血兼治胃热；没食子能够固气，《开宝本草》：主小儿疳䘌。槟榔、楝根皮、芜荑杀虫消疳。这样，攻中寓补，补中夹攻，就可使脾胃得养，积滞得消而疳证自除。

【方名释】"吴婆散"一方，选自宋代沈括《良方》与苏轼《苏学士方》合辑而成的《苏沈良方》。由于本方出于文学大家之手，所以在一个方名中，就一下缀联了"吴市吹箫"与"寄食漂母"两个历史典故，一则说"吴"，一则言"婆"，合谓"吴婆"。

　　吴，指吴市吹箫。春秋时，伍子胥为报父兄之仇，自楚逃至吴，曾吹箫乞食于吴都之街市。《史记·范雎蔡泽列传》："伍子胥用囊载而出昭关，夜行昼伏，至于陵水，无以糊口，膝行蒲伏，稽首肉袒，鼓腹吹篪（chí，即箫），乞食于吴市，卒兴吴国，阖闾为伯。"这里是说，伍子胥被装载在袋子里逃出了昭关，夜里行走，白天躲藏，到陵水后，没有饭吃，只得伏在地上爬行，一路磕头，脱衣露体，鼓着肚皮吹箫，在吴国都市里讨吃。后来吴王阖闾在他的帮助下终成了霸业。故史称街头乞食的为"吴市吹箫"。

　　婆，指寄食漂母。寄，有依附、乞要的意思；寄食，指讨饭吃。漂，指在水里冲洗丝绵；漂母，就是指洗丝绵的老太婆。《史记·淮阴侯列传》：淮阴侯韩信为布衣时，贫而无行，从人寄食，人多厌之。"信钓于城下，诸母漂，有一母见信饥，饭信，竟漂数十日"，后韩信做了楚王，"召所从食漂母，赐千金"。

　　在《今古奇观》中，有一回叫"宋金郎团圆破毡笠"。讲述的是旧家子弟宋金，自幼父母双亡，无依无靠，沿街乞食。后来难过福来，终于成了南京世富的故事。小说中说，宋金迫于生活，受饿不过，少不得学那两个古人："伍相吹箫在吴门，韩王寄食于漂母。"正是指的上面两个典故。

　　由于本方主治以腹大如鼓、骨瘦如柴为主症的疳证，这种羸瘦的形象貌同讨食的乞儿，如经服用本方，就可以改变这种干瘪，如同摆脱了饥饿的威胁一般。所以方名以伍子胥乞食吴市、韩信寄食于漂婆的故事为喻，取名"吴婆散"。

# 体 气 散

【出处】《仙拈集》

【组成】石绿9克，轻粉3克。

【用法】上二味，研末，醋调涂。

【功用】攻毒，杀虫、除臭。

【主治】狐臭、体气。

【方义】现代科学研究证明，腋臭是由于大汗腺分泌物经局部细菌的分解，而释放出挥发性的脂肪酸，因此才放出一种特殊的臭味。方中石绿（即绿青）、轻粉，均有攻毒、杀虫（灭菌）的作用，若醋调涂患处，即可抑菌、杀菌，以消除挥发的腥臭。

【方名释】体气，又称狐臭，因其汗液带有臭气，如狐狸之腥臭，故俗称狐臭。一般发生在腋下，称作腋臭；严重时，可发生于乳晕、脐、腹股沟、阴部等处。

体气为病，多因湿浊侵淫所致或与遗传有关。不过随着年老汗腺的萎缩而随之减轻。该病一般不碍健康，亦勿须内治。

《诸病源候论·卷三十一》："人有体气不和，使精液杂秽，故令身体臭也。"这是讲，有的人因为体气不和，津液中夹杂着秽浊之气，所以使身体发生一种臭气。

由于本方旨在治疗体气，故依其功能命名为"体气散"。

# 返 蛰 汤

【出处】《医醇剩义》

【组成】当归6克，茯苓6克，白术3克，苡仁12克，广皮3克，鹤虱4.5克，雷丸3克，乌药3克，砂仁3克，厚朴3克，开口花椒24粒。

【用法】水煎服。

【功用】驱虫安蛔，理气止痛。

【主治】胃气上逆，蛔虫不安，腹痛时作时止。

【方义】虫证致病，多由饮食不洁引起。由于蛔虫居于肠道，扰乱胃肠气机，故出现胃肠嘈杂，腹痛时作，虫安则腹痛止如正常人。因此方中取鹤虱、雷丸以驱虫；并配花椒、乌药杀虫止痛；又因虫居肠道，湿热食滞从内而生，且可耗伤气血，导致脾胃虚弱，故用白术补气，当归补血；砂仁、厚朴燥湿止痛；薏仁、茯苓淡渗健脾；陈皮理气调中、下气止呕。诸药同用，可驱虫扶正并进，以达到驱虫安蛔、理气止痛之目的。

【方名释】"返蛰汤"一方，是为治疗蛔虫不安，以致腹痛而设制的。

"返"，即还也。有恢复的意思。"蛰"，指动物冬眠，潜伏起来不食不动。《易·系辞》："龙蛇之蛰，以存身也。"蛰在这里就是表示潜藏的意思。所以宋代梅尧臣《蜜》诗曰："天寒百虫蛰，割房露在匕。"

蛔虫寄居肠内，且喜钻孔乱窜、扭结成团，因此容易引起腹中疼痛。由于本方有驱虫、安蛔的作用，可使振动之虫恢复到如同冬眠的状态，故名为"返蛰汤"。

# 谷 神 丸

【出处】《世医得效方》

【组成】人参、缩砂、香附子、三棱、莪术、青皮、陈皮、神曲、麦芽、枳壳各等分。

【用法】上药为末，粳米糊丸，如梧桐子大。每服30丸，空腹时用米饮送服，盐汤亦可。

【功用】健运脾胃，消食导滞。

【主治】宿食停积，不欲饮食。

【方义】凡宿食停积，不欲饮食者，多因脾胃素弱加之食滞肠胃，升降失司，运化无权。故方中用人参健脾益气；砂仁醒脾和胃；香附与三棱、莪术相伍，可消磨积块，疏滞和中；青皮、陈皮、枳壳行气消滞，宽中快膈；神曲、麦芽消食和胃。诸药同用，以共奏健运脾胃，消食导滞，增进食欲之功效。

【方名释】本方名为"谷神丸"，其"谷神"一语，出自《老子》。《老子·六章》："谷神不死，是谓玄牝。"对于这句话，历代学者大体有两种解释：

（1）道家认为，谷原为两山相夹之处，象征空虚。所以谷神，指虚无而又神秘莫测的道。王弼说："谷神，谷中央无谷也，无形无影，无逆无违，处卑不动，守静不衰，谷以之成而不见其形，以至物也。"

谷，形容空虚；神，形容不测的变化；不死，指变化的没有停竭。故严复说："以其虚，故曰谷；以其因应无穷，故称神；以其不屈愈出，故曰不死。"牝，是指生殖；玄，表示幽深莫测的样子，因此"玄牝"是说微妙的母性，也是指天地万物总生产的地方，言"道"有不可思议的生殖力。总之，道家认为"谷神"，就是指"道"，说他能生殖天地万物，在整个创生的过程中没有一丝形迹可寻。

（2）"谷神不死"这句话，汉代河上公认为，"谷，养也。人能养神则不死，神谓五脏之神也。"谷是粮食作物的总称，所以古代常以百谷、九谷、六谷、五谷称之。《范子计然》："五谷者，万人之命，国之重宝。"《素问·六节藏象论》："天食人以五气，地食人以五味。五气入鼻，藏于心肺，上使五色修明，声音能彰。五味入口，藏于肠胃，味有所藏，以养五气，气和而生，津液相成，神乃自生。"故谷为素食之源，神气之所生也。李时珍引《食物本草》曰："天生五谷所以养人，得之则生，不得则死。唯此谷得天地中和之气，同造化生育之功，故非他物可比。"唐代大诗人杜甫在《冬日洛城北谒玄元皇帝庙》中诗曰："谷神如不死，养拙更何乡？"

本方因能够消食导滞，增进食欲，使五谷养人，将神气自生，故以"谷神丸"命名。

# 沆瀣丹

【出处】《幼幼集成》

【组成】川芎、大黄、黄芩、黄柏各27克，黑牵牛18克，薄荷叶 13.5 克，粉滑石 18 克，槟榔 23 克，枳壳 13.5 克，连翘、赤芍各 18 克。

【用法】上药研极细末，炼蜜为丸，如芡实大。月内之儿，每服 1 丸，稍大者 2 丸，茶汤化服。

【功用】清热解毒，泻火导滞。

【主治】小儿一切胎毒、胎热、胎黄及十种火丹，诸般风搐。

【方义】小儿胎毒、胎黄及丹毒，多因母体素蕴湿热之毒，遗于胎儿，出生后湿热之邪未及输泄所致。故方中用黄芩清上焦之热；黄柏清下焦之热；大黄清中焦之热，又能推陈出新，活血除烦，导三焦郁火从魄门而出；槟榔、枳壳行气利痰；川芎、薄荷散头面风热；连翘解毒除烦；赤芍调荣活血；牵牛、滑石清热利水，引邪热从小便而出。诸药共奏清热解毒，泻火导滞之功。

【方名释】沆瀣，是指夜间的水气、露水，道家谓仙人以此为饮。《汉书·司马相如传》："呼吸沆瀣兮餐朝露。"《楚辞·远游》："餐六气而饮沆瀣兮，漱正阳而含朝霞。"王逸注曰："《凌阳子明经》言，春食朝霞……，冬饮沆瀣。沆瀣者，北方夜半气也。"

《文选·嵇康·〈琴赋〉》："餐沆瀣兮带朝霞。"张铣注曰："沆瀣，清露也。"清露即夜间水气凝集而成者。

沆瀣丹，因其治疗小儿胎毒、胎热等证，所以用药大都寒凉，如同北方夜半之露气，具有清热解毒、泻火导滞之功效。北方夜半之露气者，即为沆瀣，故方名以"沆瀣"而命名。

# 状　元　丸

【出处】《古今医鉴》

【组成】石菖蒲、地骨皮、白茯神、远志肉各 30 克，人参 9 克，巴戟天 15 克。

【用法】上为末，煎浓汤，去滓，煮糊为丸。

【功用】双补心肾，安神益智。

【主治】健忘。

【方义】健忘之症，多由心肾俱虚所致。心藏神，若神明不充，则遇事遗忘。肾主智，若肾虚则智不足，故喜忘其前言。所以方中用菖蒲、远志、茯神等宁心安神开窍。且远志、菖蒲、人参相配伍，名为不忘散。巴戟能补肾增气，地骨皮可泄热除烦。这样，心肾俱补，神明得充，故可用治健忘。

【方名释】科举时代，称殿试第一名者为状元。《养新录》："进士第一人称状元，起于唐。"唐代规定，凡举人赴京应礼部试者须投状，因称居首者为状头，故名为状元。

在我国历史上，统治阶级为了巩固自己的统治地位，曾经采用过许多方式，选拔和任用符合他们政治需要的人才。早在公元581年隋文帝开皇年间，就开始了分科取士；唐王朝建立后这种分科取士的制度更臻完善；北宋建立后科举制度又进一步有了发展并开始确立了三级考试制度。迄明，科举制度达到了极盛时期。这时，科举分为乡试、会试和殿试三级进行。乡试，属于地方考试，每三年一次，中试后就称举人。乡试取得第一名的称为解元。会试，由礼部主持，是一次全国性的考试，一般在乡试后的第二年于京师举行。会试中取得第一名的称为会元。殿试，是最高一级的考试，凡会试中试的人都有资格参加，殿试由皇帝亲自主持，按明初规定："殿试毕，次日读卷，又次日放榜。"殿试后的名次分为一、二、三甲。一甲有三人，分别称为：状元、榜眼、探花，赐进士及第；二甲若干人，赐进士出身；三甲若干人，赐同进士出身。俗谓连中三元，就是中了解元、会元和状元。

清朝时期，殿试后要出榜公布，榜用黄纸，表里二层，故称为"金榜"，榜上要加盖"皇帝之宝"，并在传胪日公布。金殿传胪在清代十分隆重。到了这天，皇帝在太和殿升座，文武百官，身着朝服，按品级排立在丹墀内，鸿胪寺官进行宣

《制》，就是宣布一、二、三甲的名次，并引领状元、榜眼、探花出班跪谢，状元还要率众进士观榜，最后顺天府备伞盖仪从送状元归第。

在科举时代，要想飞黄腾达，中试状元，就必须精通经史子集，策论表判，参加乡、会、殿三试，要达到这样的目的，没有"十年寒窗苦"是不行的。即使十年寒窗，如遇事遗忘，善忘前言也是徒劳。因为本方有治疗健忘的功效，能够使"学儒业，守灯窗，望一举，把名扬。袍袖惹，桂花香，琼林宴，饮霞觞，亲夺得状元郎"（关汉卿），故方名取"状元"而命名。

# 启 宫 丸

【出处】《医方集解》

【组成】川芎、白术、半夏曲、香附各 30 克，茯苓、神曲各 15 克，陈皮、甘草各 3 克。

【用法】上药为末，以粥为丸。每次用白开水冲服 10 克。

【功用】祛湿和中除痰。

【主治】妇人体肥痰盛，子宫脂满，不能孕育者。

【方义】本方主治因妇人肥盛不能孕育者。凡妇人肥而不孕多因痰盛，故方中用半夏、陈皮、白术燥湿以除其痰；香附、神曲理气以消其滞；川芎散郁以和其血；茯苓、甘草祛湿和中。诸药同用以奏除痰祛湿和中之功效。如此可使壅者为之通，塞者为之启，脂满盈宫者为之开，开则妙合其间，以结胎矣。

【方名释】"启宫丸"，谓能开启子宫之闭塞，使妇人受胎而孕育。

启，是啟的古字。在古代这两个字用法是不同的。《说文·口部》："启，开也。"《说文·支部》："啟，教也。"不过现在通用。故张舜徽说："今经传中，唯《尔雅·释天》

'明星谓之启明'其字作'启'，余皆通用啟。"

"启宫丸"中的"启"作开解。如《左传》有"门启而入"一语，启即指开；唐·韩愈《春感》诗曰："宫门一锁不复启，虽有九陌无尘埃。"诗中的启，亦指开。

宫，在本方方名中作"子宫"解。何谓子宫？朱丹溪在《格致余论》中概括的十分精辟，他说："阴阳交媾，胎孕乃凝，所藏之处，名曰子宫。"

本方主治妇人肥而不孕之证。朱丹溪说："若是肥盛妇人，禀受其厚恣于酒食之人，经水不调，不能成胎，谓之躯脂满溢，闭塞子宫，宜行湿燥痰。"陈士铎在《石室秘录》中进一步总结了妇女不孕，共有十病。第五种就是痰气盛。他说："痰气盛者必肥妇也，毋论身肥则下体过胖，子宫缩入，难以受精，即或男子甚健，鼓勇而战，射精直入，而湿由膀胱必有泛滥之虞。"张景岳在《妇人规》中也说："肉肥胜骨者不堪，子宫隘而肾气拙。"

总之，古人认为妇人体肥不孕者，多因痰盛，这样就会"躯脂满溢，闭塞子宫"。所以用除痰燥湿之剂通壅滞，启闭塞，故名为"启宫丸"。

# 鸡 鸣 散

【出处】《古今医统》

【组成】大黄（酒蒸）30 克，桃仁（去皮、尖）7 粒，当归尾 15 克。

【用法】上药为末，用酒 250 毫升煎，去滓，五更鸡鸣时服，取下恶血即愈。若气绝不能言，急以小便灌之即苏。

【功用】活血通络，祛瘀止痛。

【主治】跌打损伤，瘀血凝滞，痛不可忍，大便秘结者。

【方义】《素问·缪刺论》："有所坠堕，恶血内留，腹中满胀，不得先后，先饮利药。"《正骨心法要旨》："今之正骨科，即古跌打损伤之证，专以血论，须先辨或有瘀血停积，或为亡血过多。……有瘀血者宜攻利之。"故方中用当归、桃仁活血祛瘀，消肿止痛；大黄，号称将军，荡涤败血，活血逐瘀，有拨乱反正之功，长驱直入之力，故能戡定祸乱，以致太平。药以酒煎者，是因酒能通血脉，行药势。如此共奏活血通络，祛瘀止痛之功效。

若气绝者，则灌以小便。因小便行血而不伤于峻，止血而不患其凝，故古人认为，人溺是治疗跌打损伤之仙方。

【方名释】　"鸡鸣散"一方，是根据在鸡鸣时服药而命名的。

鸡为阳禽，属木应风，在卦为巽。那么，鸡何以在五更时鸣？寇宗奭说："巽为风为鸡，鸡鸣于五更者，日至巽位，感动其气而然也。"

鸡鸣，是十二时之一。汉初改历时，将一日分为十二时，这十二时分别叫：夜半、鸡鸣、平旦、日出、食时、隅中、日中、日昳、晡时、日入、黄昏、人定。鸡鸣就是十二时中的一时。后来，人们又依十二地支为标志，将一日划分为十二辰，也叫十二时。十二辰分别叫：子、丑、寅、卯、辰、巳、午、未、申、酉、戌、亥。到清初，引进西法，才把一日分为二十四小时。三者结合对照。如表1：

**表1　十二时、十二辰与二十四小时对照表**

| 十二时 | 夜半 | 鸡鸣 | 平旦 | 日出 | 食时 | 隅中 | 日中 | 日昳 | 晡时 | 日入 | 黄昏 | 人定 |
|---|---|---|---|---|---|---|---|---|---|---|---|---|
| 小时 | 23～24 | 1～2 | 3～4 | 5～6 | 7～8 | 9～10 | 11～12 | 13～14 | 15～16 | 17～18 | 19～20 | 21～22 |
| 十二辰 | 子 | 丑 | 寅 | 卯 | 辰 | 巳 | 午 | 未 | 申 | 酉 | 戌 | 亥 |

本方是治疗跌打损伤的常用方剂。由于跌打损伤后，会引起血脉受伤，恶血滞留，经道壅塞，故须及时攻逐瘀血。瘀血属于阴物，为了治疗的需要，便让病人在鸡鸣时服用本方药。

《素问·生气通天论》："平旦人气生，日中而阳气隆，日西而阳气已虚，气门乃闭。"《灵枢·顺气一日分为四时》：

"夫百病者，多以旦慧昼安，夕加夜甚。……朝则人气始生，病气衰，故旦慧；日中人气长，长则胜邪，故安；夕则人气衰，邪气始生，故加；夜半人气入脏，邪气独居于身，故甚也。"通过这段论述，说明人体在一日内，随着昼夜的变化，阴阳都在有节律的消长。一日内，平旦至日中，为阳中之阳；日中至黄昏，为阳中之阴；夜半至鸡鸣，为阴中之阴；鸡鸣至平旦，为阴中之阳。《灵枢·营卫生会》亦曰："夜半后而为阴衰，平旦阴尽。"鸡鸣时，阳气初生，阴气将尽，病气亦趋衰惫。孙子曰："进而不御者，冲其虚也。"这时，如令病人服药，就可直捣巢穴，荡除阴邪。方名遂之以服药时间而定，命名为"鸡鸣散"。

# 完 带 汤

【出处】《傅青主女科》

【组成】白术（土炒）30 克，山药（炒）30 克，人参 6 克，白芍（酒炒）15 克，车前子（酒炒）9 克，苍术（制）9 克，甘草 3 克，陈皮 1.5 克，黑荆穗 1.5 克，柴胡 1.8 克。

【用法】水煎服。

【功用】健脾燥湿，疏肝理气。

【主治】脾虚肝郁，湿浊下注，带下色白或淡黄，清稀无臭，倦怠便溏，面色㿠白，脉缓或濡弱者。

【方义】本方证由于脾虚不运，湿浊下陷，带脉不固，肝气不舒所致。故方中用白术、山药、人参健脾益气，重用白术意在燥湿；辅苍术、陈皮芳香燥湿，运脾理气；车前子淡渗利湿，使湿浊由前阴而出；白芍、柴胡舒肝解郁，而柴胡可升发阳气，使湿气不致下流；芥穗收湿止带、甘草补中并调和诸药。诸药合用有健脾燥湿、解郁止带之功效。

【方名释】"完带汤"一方，是傅青主为治妇女白带而设。完，含有净尽、没有剩余的意思。方名言"完带"者，是谓服用本方后，可使白带净尽无余，故名。

带下之证多与带脉有关。若带脉有病，不能约束，故见带下。然而带下一证又与脾肝有关。如脾气虚弱，运化无权，则水湿内停，湿浊不化下注则成为带下；肝主疏泄，凡脾的升降、运化，有赖于肝气的疏泄，若肝失疏泄，脾就会失去健运，湿土之气就会下陷，这样亦见带下之证。论其治法，傅青主说："治法宜大补脾胃之气稍佐以舒肝之品，使风木不闭塞于地中，则地气自升腾于天上，脾气健而湿气消，自无白带之患矣。方用完带汤。"

# 丽泽通气汤

【出处】《兰室秘藏》

【组成】黄芪 12 克，苍术、羌活、独活、防风、升麻、葛根各 9 克，炙甘草 6 克，川椒、白芷各 3 克。

【用法】上药㕮咀。每服 15 克，加生姜三片，枣二枚，葱白 10 厘米，同煎至 150 毫升，去滓，空腹时温服。

【功用】益气升阳，祛风散寒。

【主治】肺气不足，外感风寒，鼻塞不闻香臭。

【方义】《济生方》："夫鼻者，肺之候，职欲常和，和则吸引香臭矣。"若肺气不足或外感风寒，则鼻气不得宣调，清道壅塞，不闻香臭。故方中用黄芪补气升阳，炙甘草补中缓急，升麻、葛根升阳发表，葱白通阳散寒。并用羌活、防风祛风解表，苍术、独活祛风除湿，川椒温中散寒。白芷可芳香上达，祛风止痛，为通上窍之要药。诸药共用，补气升阳，祛风散寒，以使肺气宣调，鼻窍通畅而吸引香臭矣。

【方名释】本方名为"丽泽通气汤"，其方名中的丽泽一语，见于《周易》兑卦的象辞中。

兑，为《易》之卦名，卦画作☱，此为八经卦之一。《说卦传》云"兑为泽"、"兑为口"等。如果将以上三画兑卦自重，成为兑下兑上☱，也称兑卦，为六十四卦中的第五十八卦。六画兑卦的意义，在《序卦传》中说："兑者，说（悦）也。"兑卦（☱）《象》曰："丽泽，兑。君子以朋友讲习。"兑为泽，泽不能够相重，故称"丽泽"。所谓丽泽，就是两泽互相连接又互相依附。王弼："丽，犹连也。"朱熹曰："两泽相连，互相滋益。"《周易正义》中说："《说卦》曰，说万物者莫说乎泽，以兑是象泽之卦，故以兑为名。泽以润生万物，所以万物皆说（悦）。""君子以朋友讲习"是说君子在看到两泽相丽而又互悦的情况后，便效法着丽泽，在朋友之间互相讲习，以求滋益。《周易集解》："兑，两口兑，故朋友讲习也。"朋友就是志同道合的人，孔颖达："同门曰朋，同志曰友。"《易传》："君子观其象，而以朋友讲习，互相益也。"俞琰在《易辑说》中也说："讲者讲其所未明，讲多则义理明矣；习者，习其所未熟，习久则践履熟矣。此朋友讲习，所以为有滋益，而如两泽之相丽也。"

本方主要能够治疗风寒所致的鼻塞不通。通过服用本方，可使相依的鼻窍通气而吸引香臭，如"两泽相丽"、"朋友讲习"，其间可"互相滋益"。且《说卦》中有"天地定位，山泽通气"之句，故本方取"丽泽通气汤"而名之。

# 龟鹿二仙胶

【出处】《医便》

【组成】鹿角5000克，龟板2500克，人参450克，枸杞子900克。

【用法】先将鹿角、龟板锯截，刮清水浸，桑火熬成胶，再将参、杞汁和入锅内，文火熬至滴水成珠而为胶。每初服4.5克，十日加1.5克，加至9克。空腹时用酒化下。

【功用】填补精血，益气壮阳。

【主治】男、妇真元虚损，久不孕育；精极，瘦削少气，梦泄遗精，目视不明。

【方义】本方主治男女真元虚损，久不孕育以及精极之证。精极属六极之一。六极指筋极、骨极、血极、肉极、肌极、精极。极，即疲。六极就是六种虚劳病的总称。《诸病源候论·虚劳候》："六曰精极，令人少气嗡嗡然内虚，五脏气不足，毛发落，悲伤喜忘。"因精生气，气生神，精极则无以生气，故瘦弱少气；气弱则不能生神，故目眊不明。精气不足，水不制火，故遗泄而精亦耗。所以方中用龟板滋阴潜阳，补肾健骨；鹿角益肾补虚，强精活血。古人认为，龟为介虫之长，得阴气最全，鹿角到夏至即解，禀纯阳之性，故二者峻补气血。人参大补元气，枸杞滋阴助阳，这样阴阳气血交补，以共行填补精血、益气壮阳之功效。

【方名释】本方名为"龟鹿二仙胶"者，是因方中主要药用龟、鹿二味，并煎熬为胶剂服用。古人认为，龟与鹿又皆为仙灵之物，因之方名为"龟鹿二仙胶"。

龟板，为龟科动物乌龟的甲壳。《玄中记》云："千岁之龟，能与人语。"张世南《质龟论》："龟老则神，年至八百。"李时珍曰："甲虫三百六十，而神龟为之长。龟形象离，其神在坎，上隆而文以法天，下平而理以法地。"所以医家常以龟板为滋阴要药。朱震亨："败龟板属金水，大有补阴之功……盖龟乃阴中至阴之物，秉北方之气而生，故能补阴治血治痨也。"

鹿角，为鹿科动物梅花鹿或马鹿已骨化的老角。《埤雅》云："鹿乃仙兽，自能乐性，六十年必怀璚于角下。"由于古人视鹿为神物，在《述异记》中，还记载了一段关于鹿的神话传说："贞山，在毗陵郡。梁时有村人韩文秀，见一鹿产一女子在地，遂收养之。及长，与凡女有异，遂为女冠。梁武帝为别立一观，号曰鹿娘。死后入棺，武帝致祭，开棺视之，但闻异香，不见骸骨，盖尸解也。"

李时珍在《本草纲目》中曰："龟鹿皆灵而有寿。龟首常藏向腹，能通任脉，故取其甲，以补心补肾补血，皆以养阴也。鹿鼻常反向尾，能通督脉，故取其角，以补命补精补气，皆以养阳也。乃物理之玄微，神工之能事。"这样，"龟鹿二仙"之方名，也就自然而生。

# 补阳还五汤

【出处】《医林改错》

【组成】黄芪120克，归尾6克，赤芍4.5克，地龙3克，川芎3克，桃仁3克，红花3克。

【用法】水煎服。

【功用】补气活血，祛瘀通络。

【主治】中风后遗症之半身不遂，口眼歪斜，语言謇涩，下肢痿废，小便频数，或遗尿不禁，苔白脉缓。

【方义】本方为治疗半身不遂的常用方剂。创制该方的王清任认为，形成半身不遂的本原是因为元阳亏损，半身无气。故方中重用黄芪大补元气，以起废痿。由于气虚而因虚致瘀，所以用当归、川芎、赤芍、桃仁、红花活血化瘀，地龙通经活络，与黄芪配合力专而性走，以运行全身。如此，气补、血活、络通，诸症自可向愈。

【方名释】半身不遂归属中风证中一个临床见症。就其病因，从中医学发展的历史看，可划分为两个阶段。在唐宋以前，多认为是"外风"所致，故以"内虚邪中"立论。在唐宋以后，特别是在金元时代，才突出以"内风"立论。刘河间主于火，李东垣主气虚，朱丹溪主于痰，张景岳认为是内伤积损，叶天士认为是肝阳偏亢。总之，由于病因学说不同，就导致了在治疗上的不一。清代，王清任专以气虚立说，爰立"补阳还五汤"治疗半身不遂。这个方剂，如运用得宜，确可获得良效。

王清任在《医林改错·半身不遂本原》中说："夫元气藏

于气管之内，分布周身，左右各得其半，人行坐动转，全仗元气，若元气足则有力，元气衰则无力，元气绝则死矣。"说明王氏对气的重视。同时王氏认为，人体阳气有十成，"分布周身，左右各得其半"。半身不遂就是由于阳气亏虚、半身无气所致。如果十成阳气亏损了二成，每边半身还有四成，则身体无病。如果十成阳气丧失了五成，每边半身就只剩下二成半。一旦两半身的阳气归并一边，一边的半身就会无气，无气就不能动，不能动则名为半身不遂。

所以本方重用黄芪补阳气，冀图将丧失的五成阳气力挽回来，重新归还给无气的半身，这样十成阳气就会遍行周体，偏枯萎废则不复见矣。故方名以"补阳还五"而名之。

# 补中益气汤

【出处】《脾胃论》

【组成】黄芪、炙甘草各1.5克，人参0.9克，当归身0.6克，橘皮0.6～0.9克，升麻0.6～0.9克，柴胡0.6～0.9克，白术0.9克。

【用法】上药哎咀，都作一服。用水300毫升，煎至150毫升，去滓，空腹时稍热服。或作丸药。

【功用】调补脾胃，升阳举陷。

【主治】脾胃气虚，少气懒言，四肢无力，困倦少食，饮食乏味，不耐劳累，动则气短；或气虚发热，气高而喘，身热而烦，渴喜热饮，其脉洪大，按之无力，皮肤不任风寒，而生寒热头痛；或气虚下陷，久泻脱肛。

【方义】本方证因于饮食劳倦伤脾，致使脾胃元气虚馁，清阳下陷，脾湿下流，郁遏阳气。故方中以黄芪为君，补气升阳；臣以参、草补中补气，白术燥湿健脾，以助黄芪之力。脾胃元气得充则清阳可升，且无脾湿下流之虞。佐以陈皮行气去滞，醒脾和胃，使补而不滞。当归养血调荣，升麻、柴胡升清举陷。如是脾胃升降有序，气机畅达，阳气不复郁闷，身热诸症自可解除。

【方名释】"补中益气汤"一方，由金元四大家之一的李东垣所创制，为其医疗学术思想的代表方，也是临床常用方剂。方名为"补中益气"，看起来似乎平淡易知，实则蕴意深刻。"补中益气"四个字，恰恰是《脾胃论》及其学术思想的概括。故这里颇费几笔，以次阐述。

1. 脾胃病的治疗需要

李东垣生活在金元时代（1180～1251），名李杲，字明之，晚号东垣老人，真定人。李东垣出身豪门，"富于金财"。他经常接待乡豪以至国使；曾建书院，延待儒士，故经常膏粱肥肠，脾胃易伤。加之当时战乱，烽火四起，饥饿不均，惊恐劳累，脾胃损伤者又不可数计。所以李东垣存心赴救，潜心于脾胃病的研究，创立了脾胃学说，成为"补土派"的代表。故叶天士说："脾胃为病，东垣最详。"

2.《脾胃论》立论依据

李东垣"少通《春秋》、《书》、《易》，博闻强记"（《畿辅通志·杂传》），且喜爱医药。李东垣对《易》的研究，造诣颇深，是继《内经》之后，全面把《周易》原理运用到中医药学方面的第一个人。

他的学生王好古在《此事难知》中，谓其记载了李东垣的"不传之秘"，这个"不传之秘"也正是《周易》的太极、八卦原理。李东垣认为，人肖天地而生，并绘有"人肖天地图"说明。（见图8）

李东垣谓，人身为一太极，气血为两仪，周流全身。六经配六卦，乾巽为天门地户。从图可以看出，乾位在三焦，脾居巽位。而三焦和脾都在中宫戊己，故《启玄子》："戊土属乾，己土属巽。"巽坤又同居西南方。所谓天门地户就是气血之源。三焦主气，称为天门；脾主血，称为地户。由此，可以清楚地看出，李东垣将中宫三焦（乾）与脾（巽）作为人体气

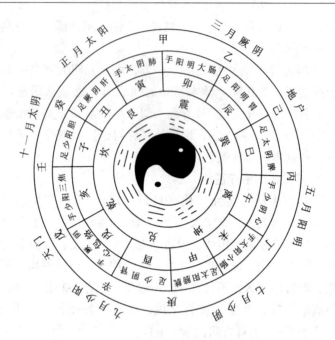

**图8　人肖天地图**

血生化之源。这种认识就成为李东垣撰写《脾胃论》的立论依据。

　　3. 脾胃是元气的根本

　　李东垣在《兰室秘藏》中说："脾胃为血气阴阳之根蒂。"李氏认为，脾胃为中宫太极，水谷精微所化生的清浊二气为两仪。清中清者，清中浊者，浊中清者，浊中浊者为四象。所以李东垣在《脾胃论》中说："《易》曰：'两仪'生'四象'，乃天地气交，八卦是也。在人则清浊之气皆从脾胃出，营气营养周身，乃水谷之气味化也。清阳为天，清中清者，清肺以助天真，清阳出上窍。清中浊者，荣华腠理，清阳发腠理，清阳实四肢。浊阴为地，浊中清者，营养于神，浊阴出下窍。浊中浊者，坚强骨髓，浊阴走五脏，浊阴归六腑。"正出于这样的认识，所以李东垣视脾胃为元气之本，他说："元气之充足，皆由脾胃之气无所伤，而后能滋养元气。若胃气本弱，饮食自倍，则脾胃之气既伤，而元气亦未能充，而诸病之由生也。"

4. 脾胃为升降的枢纽

李东垣认为脾胃是元气的根本，同时又注意到，脾胃功能与人体正气的相互作用是通过阴阳气血升降布散来完成的。他在《脾胃论》中说："万物之中，人一也。呼吸升降，效象天地，准绳阴阳。"他认为天地间万事万物都在不停地运动，其运动形式，主要表现是升降浮沉的变化，而这种变化就是"天地阴阳生杀之理"。例如：每年春夏之季，地气升浮而生长，万物由萌芽而繁荣；时至秋冬，则天气沉降而杀藏，万物斯凋零而死亡。一年之气的升降，只有长夏土气居于中央，为之枢纽。而人身精气的升降运动，亦赖脾胃居于其中以为枢纽。他说："盖胃为水谷之海，饮食入胃，而精气先输脾归肺，上行春夏之令，以滋养周身，乃清气为天者也；升已而下输膀胱，行秋冬之令，为传化糟粕，转味而出，乃浊阴为地者也。"

不过，在升降问题上，李东垣对生长、升发的一面，强调得比较过分。他认为只有谷气上升，脾气升发，元气才能充沛，生机才能洋溢活跃，阴火才能戢敛潜藏，否则脾胃就会虚弱。故李东垣说："大抵脾胃虚弱，阳气不能生长，是春夏之令不行。"那么，什么是春夏之令不行？这主要是指不能生发升腾之气。

李东垣在《内外伤辨惑论》中说："震者，动也。人感之生足少阳甲胆也。甲胆者，风也，生化万物之根蒂。《左传》云：'履端于始，序则不愆。'人之饮食入胃，营气上行，即少阳甲胆之气也。其手少阳三焦经，人之元气也，手足经同法，便是少阳元气生发也。"由此看出，李东垣所谓的生发升腾之气，指的就是少阳阳气。少阳是指手、足少阳，手少阳为三焦，足少阳即为胆经。《脾胃论》："胆者，少阳春升之气，春气升则万化安。故胆气春升，余脏从之。"又曰："三焦者。乃下焦元气，生发之根蒂。"

总之，李东垣认为脾胃的生理与病理变化，与少阳之气的盛衰有着直接的关系。这是因为脾为坤土，属于纯阴，没有生机。三焦为乾，乾为纯阳，万物赖三焦乾阳之气才能资生。所以脾气也只有在得到少阳升发之气后，元气才能充沛。

5. 补中益气汤立法大旨

从以上论述，我们可以看到李东垣这位"补土派"大师的学术特点是：重脾胃，贵元气，主升发。由于他重视脾胃，注重升发，所以在治疗上就自然着重于"升阳补气"。补中益气汤的创制，也正是这一学术思想的具体体现。李东垣在《内外伤辨惑论》中说："《内经》曰'劳者温之'，'损者益之'。盖温能除大热，大忌苦寒之药泻胃土耳！今立补中益气汤。"他认为内伤不足，应该用补气的方法，故方中用黄芪补气固表，用人参、甘草"泻火热而补脾胃中元气"，补气则阳升，为防其过亢，故以当归、白术和阴除湿，因胃中清气在下，故用柴胡、升麻以升清阳之气，并引黄芪、甘草等甘温之性上升。综观"补中益气汤"立方大旨，仍不外乎补气升阳。故张景岳曰："补中益气一汤，允为东垣独得之心法，本方以升、柴助升气，以参术归芪助阳气，此意诚尽善然。"

6. "补中益气汤"方名释

"补中益气汤"一方，是李东垣"重脾胃，贵元气，主升发"学术思想的代表方，方名"补中益气"，则又是这一思想的概括。李东垣说："补其中，升其阳"，便又是对方名"补中益气"的最好解释。所谓补中，就是调补脾胃；所谓益气，就是升发阳气。益，在这里不作增加讲，而含有升发之意。所以李东垣在命名"益气"时，特取了《易·益·象》中"益动而巽"一语中之"益"字。

☷☳，益，卦名，（下震上巽）。其《象》曰："益动而巽。"这里是讲，益卦的卦体为下震上巽，震，动也；巽，顺也。就是说下面的震一动，上面的巽就顺了。且益卦卦体来自"否卦"，现在上卦乾体的九四来居于下卦坤体的初六位置，这象征天施阳气于地；坤初六往居于乾体九四的位置，这又象征着地化生万物而生长，故《益·象》中称这种情况为"天施地生"。由否变为益，一个阳刚下来居于最下面的初爻，这就表示着这是一种初发的阳气，即少阳之气，这种气是一定会继续上升的。

李东垣说："震，动也。人感之生足少阳甲胆也。"并说："己土属巽。"认为巽当脾位。"补中益气"，就是为补脾巽之气、升发少阳震气而设，故李东垣取下震上巽的益卦之义。其构思巧妙，运用圆神，可谓达到炉火纯青的地步。

# 补天育麟丹

【出处】《辨证录》

【组成】鹿茸1具，人参300克，山茱萸、熟地、肉苁蓉、巴戟天各180克，土白术、炙黄芪、淫羊藿、山药、芡实各240克，当归、蛇床子、菟丝子各120克，柏子仁、肉桂各90克，麦冬150克，北五味、锁阳各60克，人胞1个，海狗肾1根，蛤蚧2条，黄连30克，砂仁15克。

【用法】上各为末，蜜和为丸，每日早晚各服15丸，连服二月。

【功用】双补心肾，滋阴壮阳，填精固涩。

【主治】男子心肾两虚，阳痿早泄，精液甚薄，不能生育。

【方义】本方出自陈士铎撰述的《辨证录》一书，陈士铎认为，"男子不能生子有六病"，"一精寒也，一气衰也，一痰多也，一相火盛也，一精少也，一气郁也。"本方主要用于因心肾两虚，阳痿遗精，或因精液甚薄不能生育者。故方中用柏子仁养心安神，麦冬清心养阴。黄连清心降火、肉桂补火助阳，二者相伍，名为交泰丸以交通心肾；由于肾阳虚衰，故用肉苁蓉、巴戟天、淫羊藿、蛇床子、锁阳、海狗肾（即腽肭脐）等补肾助阳；以鹿茸、蛤蚧、人胞补肾阳，益精血。方中山茱萸、芡实、五味子、菟丝子、山药等益肾涩精。人参益气壮阳，黄芪补气升阳，熟地滋阴补精，当归补血活血。方中又用白术、砂仁健脾温中以善后天。诸药同用，以共奏心肾两补、滋阴壮阳、填精固涩之功效。

【方名释】"补天育麟"之名，换句话讲，就是通过培补先天之后，使人可以种子生育的意思。下面就补天、育及麟三个方面分别作以解释。

补天，就是指补先天之本肾。因为肾藏精，主生长、发育和生殖，为脏腑阴阳之本，生命之根，故称为先天之本。李中梓在《医宗必读》中说："先天之本在肾，肾应北方之水，水为天一之源。……肾何以为先天之本？盖婴儿未成，先结胞胎，其象中空，一茎透起，形如莲蕊。一茎即脐带，莲蕊即两肾也，而命寓焉。水生木而后肝成，木生火而后心成，火生土而后脾成，土生金而后肺成。五脏即成，六腑随之，四肢乃具，百骸乃全。《仙经》曰：借问如何是玄牝，婴儿初生先两肾。未有此身，先有两肾，故肾为脏腑之本，十二脉之根，呼吸之本，三焦之源，而人资之以为始者也，故曰：先天之本在肾。"

育，有两个含义。一则指生，《易·渐》："妇孕不育，凶。"这是讲婚配不当，即使结婚，也不怀孕生育，所以言凶。育在这里即作"生"讲。二是指抚养，涵养。《诗·小雅·蓼莪》："父兮生我，母兮鞠我，拊我畜我，长我育我。"这里的生、鞠、拊、畜、长、育，就表示父母生我、抱我、抚摩我、保养我、调养我、涵养我。"育"，就是指父母涵养孩子的性情。《说文》云：育为"养子作善也"。即是涵养其德性，发抒其志气，开导其聪明，日夜望其成人也。总之，育含有生和教养的意思。

麟，是一种瑞兽，其性仁厚，就是它的趾（蹄）也很仁厚——不践生草，不履生虫。古人传说，王者行了仁道，麟才会出现。《诗·周南·麟之趾》中曰："麟之趾，振振公子。于嗟麟兮。"这是一首歌颂周文王子孙们都很仁厚的诗。后世便将出生的儿子称作麟。朱熹在解释这首诗时说："麟性仁厚，故其趾也仁厚，文王后妃仁厚，故其子亦仁厚。"

本方通过补肾助阳，培补先天之后，就可以使人们"降麟诞凤"、生育贵子，故方名取"补天育麟丹"。

# 纯阳真人养脏汤

【出处】《太平惠民和剂局方》

【组成】人参、当归、白术各18克，肉豆蔻、肉桂、炙甘草各24克，白芍药48克，木香42克，诃子36克，罂粟壳108克。

【用法】上药锉为粗末，每服6克，用水225毫升，煎至180毫升，去滓，空腹时温服。

【功用】涩肠止泻，温补脾肾。

【主治】泻痢日久，脾肾虚寒，日夜无度，腹痛喜温喜按，倦怠食少，及脱肛坠下。

【方义】本方主治久泻久痢，乃脾肾虚寒，不能固摄所致。所以在治法上应以涩肠固脱为主。故方中重用罂粟壳涩肠止泻，同温肾暖脾之肉桂并为君药；肉豆蔻温肾暖脾而涩肠，诃子涩肠而止泻，人参、白术以益气健脾共为臣药；久痢伤阴血，故以当归、白芍养血和营；木香调气导滞，并能止痛，共为佐药；甘草调药和中，合白芍又能缓急止痛，是为使药。诸药合用，则有温中补虚，涩肠固脱止泻的作用。

【方名释】"纯阳真人养脏汤"，据传为唐代吕洞宾所授，主治久泻久痢、脾肾虚寒等证。按道家说法，本方有"养精源对五脏"的作用，故名。

吕洞宾，名岩，号纯阳子。唐代河中府永乐（今山西芮城县永乐村）人。世称八仙之一。

纯阳，是吕洞宾的道号。据《吕仙自叙传》载："吕仙本唐宗室，避武后之祸，挟妻而遁，因易吕姓，以山居，名岩，字洞宾，妻又死，号纯阳子。"在《吕仙飞剑记》中又载：吕洞宾生于贞元十四年（公元 789 年）四月初四日巳时，出生时的年、月、日、时这四个时辰，都是阳数，故纯阳子的道号与此有关。后世道教奉吕洞宾为纯阳祖师，尊为真人，在元代被追封为纯阳孚佑帝君。俗称吕纯阳。

真人者，指修真得道之人。《文子》中说："得天地之道，故谓真人。"《淮南子·本经训》中说："莫生莫死，莫虚莫盈，是谓真人。"于是真人和仙人是道教中最受尊敬的。真人之名，源于《庄子·天下》："关尹、老聃乎，古之博大真人哉！"道教真人之称即沿此而来。一般说，道教的真人，大都是受到帝王封诰的"仙人"。如唐代封庄子为南华真人，列子为冲虚真人等。

所谓"纯阳真人"，就是道教徒对吕洞宾的尊称。据史载吕洞宾于咸通三年，曾进士及第，后游于长安，遇八仙之一的钟离权，经钟十试，吕洞宾被点化得道成仙。他在八仙中仅据第六位，但是他在民间的影响却远远在其余七仙之上。从传说中看到，吕洞宾不仅是个"剑仙"、"酒仙"、"诗仙"，而且还是"药仙"。所谓"剑仙"，是指他经常携剑遨游，为民除害；所谓"酒仙"，他本人也宣称自己"鹤为车驾酒为粮"；所谓"诗仙"，在《全唐诗》中，就载有他写的诗 249 篇。更受民间欢迎的是，吕洞宾发誓"必须度尽天下众生，方愿上升也"。所以民间有许多吕洞宾为人治病的传说，如：赐药马氏、成都施丹、丹度莫敌、宫中剿祟等。现在在不少寺庙内，还设有"吕祖药方"。

吕洞宾著的《敲爻歌》中说："真父母，送元宫，木母金公性本温，十二宫中蟾魄现，时时地魄降天魂。"这里的"十二宫"，就是脏腑，"蟾魄"，即指脏气。这几句的意思是，要时时刻刻将脏气中的元精、元阳送至丹田（元宫）。这样，脏腑才能得以充养。

　　道家对营养脏腑十分重视。他们认为，草木药味能使人脏腑得安。所以他们用人参、茯苓、桂心、柏子仁、天冬、麦冬等，制成"安和脏腑丸"，以充养脏气。葛洪在《抱朴子·内篇》说："服药虽是长生之本，若能兼以行气，其益甚速。"所以道家又有"养五脏五行气法"，通过服药行气，以达到"养精源对五脏，导荣卫于百关，祛病以安形，复延和而享寿"。

　　本方主治脏腑滑泄久而不瘥者。这时脏气必然大伤，故当亟待葆脏之安和，养脏之精源，故云"养脏"。因本方"传说"为吕纯阳真人所授，故冠以"纯阳真人养脏汤"之名。

# 八　画

## 青　云　散

【出处】《幼幼新书》

【组成】石莲心 7.5 克，天南星（炮）、僵蚕（直）、郁金（皂角煮）各 4.5 克，雄黄 3 克，粉霜 1.5 克。

【用法】上药研为细末，每用 0.3～1.5 克，蜜汤调服。

【功用】清心安神，除痰定惊。

【主治】小儿因惊啮齿，唇赤口干，面部色青，梦中叫唤。

【方义】本方主治小儿因受惊吓，或由郁热虫积引起的夜卧不安、睡中惊叫或睡中咬牙；又因小儿肝邪易动，受惊后往往面部出现青色。故方中用石莲心清心除热，郁金清心豁痰，真珠粉镇心安神。雄黄能定惊化痰杀虫，南星、僵蚕可化痰祛风，治小儿风痰热滞。诸药合用，以行清心安神、除痰定惊之功效。

【方名释】小儿惊恐之后，常常出现夜啼不安、睡中啮齿，或梦中惊叫，服用"青云散"后，就可以安神定惊，使之安卧。

青云，即为隐逸，有安居平静的意思。古代称避世而居，不求仕进的人为"青云之士"。如《三国志·荀攸贾诩传》中说："张子房青云之士，诚非陈平之伦。"《南史·萧钧》："身处朱门，而情游江海，形入紫闼，而意在青云。"所言青云，皆指避世隐逸之士。本方因有镇其心、定其惊；安其神、静其形的作用，故喻以"青云"而名之。

# 青 盂 汤

【出处】《医学衷中参西录》

【组成】荷叶1个（用周遭边浮水者良，鲜者尤佳），生石膏（捣细）30克，真羚羊角6克（另煎，对服），知母18克，蝉退（去足、土）9克，僵蚕6克，金线重楼（切片）6克，粉甘草4.5克。

【用法】水煎服。

【功用】祛风泻火，清热解毒。

【主治】瘟疫表里俱热，头面肿痛，其肿或连项及胸；亦治阳毒发斑疹。

【方义】张锡纯说："疫者，感岁运之戾气。因其岁运失和，中含毒气，人触之即病。《内经·刺法论》所谓，无问大小，病状相似者是也。其病者，挨户挨村，若徭役然，故名曰疫，且又互相传染也。《内经·本病论》有五疫之名，后世约分为寒疫、温疫。治温疫，世习用东垣普济消毒饮；治寒疫，世习用巢谷世圣散子。然温疫多而寒疫少，拙拟之青盂汤。实专为治温疫设也。"故方中用荷叶解毒逐秽，载诸药上至头面；蚤休、生甘草、羚羊角能清热解毒，且羚羊角善于透发消除"头面肿处之毒火郁热"；僵蚕善解毒祛风；石膏、知母以清热泻火。诸药同用，以奏祛风泻火，清热解毒之效，故"专为治温疫设也"。

【方名释】本方选自张锡纯《医学衷中参西录》。方名为"青盂"者，是指方中用荷叶之故。荷叶色青，其形如《易》之震卦，有仰盂之象，故名"青盂"。

《易经》的主要内容是八卦，传说八卦肇始于伏羲氏，它是以阴爻（－－）和阳爻（一）为基础，组成八经卦和六十四别卦。古人为了容易记忆起见，将八经卦编成了歌诀，称为"八卦正象歌诀"：

乾三连　　　坤六断　　　震仰盂　　　艮复碗……
　☰　　　　　☷　　　　　☳　　　　　☶

　　震卦（☳），由于有仰盂之象，如同青色的荷叶，故名
"青盂"。盂，即盛食物之器，《史记·滑稽传》："酒一盂。"
其盂即是盛酒之器，俗谓"痰盂"之称，亦以此引申而来。
仰者，举也。如《易·系辞》中说："仰以观于天文，俯以察
于地理。"☳之卦象，和仰着的盂相似，故言"仰盂"。

　　张锡纯在解释"青盂汤"中荷叶一味时说："《易·系辞》
谓'震为萑苇'。荷生水中，藕茎皆中空，亦萑苇类也。其叶
边平兜，茎在中央，更有震卦仰盂之象。故能禀初阳上升之
气，为诸药之舟楫。"震为萑苇，见于《易》之"说卦"。萑
苇即芦苇。古人认为苇根茎丛生蔓延而相连，与雷行类似，故
言震为萑苇。

　　李东垣曰："荷叶生于水土之下，污秽之中，挺然独立，
其色青，其形仰，其中空，象震卦之体。"故古代医家常以震
卦之仰盂比喻荷叶，是以本方取"青盂"作为方名。


# 青　莲　膏

　　【出处】《外科大成》

　　【组成】白矾 0.3 克，轻粉 3 克，青黛 6 克，乳香 3 克，
麝香 1.5 克。

　　【用法】上药为细末，用香油调薄，摊纸上，用槌捶实，
阴干收。每于卧时，漱净口，拭干，随疮大小剪药封之，至
晓去药，漱净吐之，三次，有效。

　　【功用】清热解毒。

　　【主治】走马牙疳。

　　【方义】本方主治走马牙疳。牙疳，是指牙龈红肿，溃烂
疼痛。走马牙疳多见于小儿，因其发病迅速，故名之为走马，
属一种危重的急性口腔疾病。本病所致，多由病后余毒未清而

引发，故方中青黛清热解毒，凉血消肿；白砒蚀疮去腐；轻粉攻毒杀虫；乳香、麝香活血消肿而止痛。诸药外敷，以行消除余毒之功。

【方名释】本方在方中重用青黛，以清解余毒。黛，是一种青黑色的颜料，古时妇女用以画眉，故称青黛。刘熙《释名·释首饰》中说："黛，代也。灭眉毛而去之，以此画代其处也。"陶潜在《闲情赋》中诗曰："愿在眉而为黛，随瞻视以闲杨。"称妇女眉色谓之黛。

青莲，产于印度，是一种青色的莲花，佛教常以青莲喻作佛之眼目。《维摩诘所说经》："目修广如青莲。"僧肇注："天竺有青莲花，其叶修而广，青白分明。有大人目相，故以为喻也。"在南朝梁萧绎《释迦文佛像铭》中说："满月为面，青莲在目。"即喻青莲为佛之眼目。

由于青黛喻为眉色，青莲喻作佛目，然眉目并称，如唐代诗人王维诗云："三贤异七圣，青眼慕青莲。"故立方者，在取方名时特意将青莲替代青黛之名，并以佛教语称谓，名曰"青莲膏"。

# 青 娥 丸

【出处】《太平惠民和剂局方》

【组成】破故纸（炒）240克，杜仲（姜汁炒）500克，胡桃肉20个。

【用法】右为末，用蒜120克捣膏和丸，梧桐子大，每服6～9克，每日二次。空腹时用温酒送下；妇人淡醋汤送下。

【功用】补肾壮腰。

【主治】肾虚腰痛，益精助阳，乌须壮脚力。

【方义】腰者肾之府，痛而不能转移，说明肾气衰惫。故方中用破故纸、杜仲、胡桃肉补肾助阳，以强筋骨。破故纸能通命门、暖丹田、敛精神、坚固元阳，充实骨髓。韩悆曰：

"破故纸属火，能使心包与命门之火相通；胡桃属木，主润血养血，血属阴，阴恶燥，故油以润之，佐破故纸，有木火相生之妙。"所以古语云：破故纸无胡桃，犹水母之无虾。古人认为，胡桃之状类似命门，故与破故纸同用，为补下焦肾命之药。杜仲，一名仙思，道家认为有服杜仲而得道者，故名，为补肝肾、强筋骨之品。蒜，在道家看来属"五荤"之一，当戒。《楞严经》："五荤熟食发淫。"所以方中用蒜者，正取此义。四药同用。可行补肝肾、助元阳、壮筋骨、乌发髭之功效。

【方名释】西王母在中国诸神中，是一位极为显赫的女神，也是道教诸神世界中重要的女仙。传说西王母的女儿很多，比较出名的有五个，这五个女儿分别叫：华林、娟兰、青娥、瑶姬、玉卮。著名道学家、文学家、晚唐诗人杜光庭在《墉城集仙录》中说："夫人名青娥，字愈意，王母第二十女也，昔降授太上《宝神经》与裴玄仁。"青娥，道教中又称她为紫微夫人，是裴玄仁之师，其二人都是道教古上清经的重要仙真。

青娥，在道教传说中是一位才气横溢、精通"黄赤"、又乐为媒妁的仙人。我国在魏晋时期，将以淫欲为目的的房中术称为"黄赤"。到南朝时，道教上清经派主张改造"黄赤"，宣扬一种"上真之道"或称"隐书"的新的房中术。青娥就是一位通晓房中之术且为房中导师的女仙，她所降授的《宝神经》也正是一部以啬精、爱精为主要内容的方书。

道经曾在《真诰·甄命授》中记述了青娥"上真之道"的一些内容，其中一段说："若以道交接，解脱网罗，推会六合，行诸节气，却灾消患，结精宝胎，上使脑神不亏，下令三田充溢，进退得度而祸除，经纬相应而常康，敌人执辔而不失，六军长驱而全返者，乃有其益。"说明房中之事，男子贵在"结精"，女子贵在"宝胎"，上以补脑，下充丹田。所谓交接之道，"道"在有度而已。

　　青娥不仅通晓房中之术，而且屡作媒妁。在道教传说中，由青娥牵线搭桥为媒作伐的就有几例。如："上清第二代玄师"杨羲和安妃、"上清教茅山派"创始人许谧和青娥的姐姐——沧浪云林右英夫人结为伉俪，都是由青娥从中穿针引线的。所以，道家在一些引作"媒介"的地方，都采用"青娥"一词。宋·张伯端《悟真篇》云："长男乍饮西方酒，少女初开北苑花，若使青娥相见后，一时关锁在黄家。"这里长男是指元神，少女是喻阴精，青娥即喻媒人黄婆，黄家则指中丹田。意思是元神、元精，在青娥的撮合下就会相聚在中丹田。

　　本方由于有益精助阳之功效，与青娥倡导的房中术内容十分类似，所以取"青娥"作为方名。历代凡补肾之剂，也多取"青娥"作为方名。如《政和本草》、《三因极一病证方论》、《摄生众妙方》、《仙拈集》等医籍中，均载有"青娥丸"，以补肾壮阳。故有诗云："三年时节向边隅，人见方知药力殊；夺得春光来在手，青娥休笑白须髭。"

# 青　囊　丸

【出处】《韩氏医通》

【组成】香附子（略炒）不拘多少，乌药（略泡）减附子量三分之一。

【用法】上药为细末，水醋煮和为丸，如梧桐子大。随证用引，如头痛，茶下；痰病，姜汤下。

【功用】健脾化痰，升清止痛。

【主治】妇人头痛有痰。

【方义】若脾失健运、痰浊内停，则清气不升，经络阻塞，就会发生痰浊头痛之证。故方中用香附子疏肝理气，《本草纲目》：香附子"消饮食积聚，痰饮痞满……止心腹、肢体、头目、齿耳诸痛。……乃气病之总司，女科之主帅也。"乌药行气止痛，并治"气厥头痛"。二药同用，行气健脾，化痰祛浊，使清阳得升，而头痛自止。

【方名释】李时珍说："青囊丸乃邵康节真人祷母病感方士所授方。"邵康节，名雍，字尧夫，谥康节，是北宋哲学家，后隐居百源山，人称"百源先生"。学术成就很高，开百源学派先河，创"先天学"之易学体系，其学说后人发展为算命学。传说，"青囊丸"是邵康节因母病头痛，在为母祈祷时方士授予的药方。

青囊，原意是借指医术。《后汉书·华佗传》："佗临死，出一卷书与狱吏曰：此可以活人。吏畏法，不敢受，佗亦不强，索火烧之。"张骥补注并引《神仙纲鉴》云："吴押狱者，每以酒食供奉，佗感其恩，告曰：'我死非命，有青囊未传，二子不能继业，修书与汝，可往取之。'吴至金城，取而藏之。佗知不免，大饮如醉而殂。吴弃役回家，向妻索书，妻曰：'纵学得神术，终使毙于狱中，故我以囊烧毁也。'吴叹恨不已。"所以，后世将青囊指称为医术。

《后汉书》云："华佗善治头风。"本方正是为治头痛而设，故而立方者以"善治头风"的青囊秘方为喻，名为"青囊丸"。

# 实 脾 散

【出处】《重订严氏济生方》

【组成】厚朴（去皮，姜制，炒）、白术、木瓜（去瓤）、木香（不见火）、草果仁、大腹子、附子（炮，去皮、脐）、白茯苓（去皮）、干姜（炮）各30克，甘草（炙）15克。

【用法】上药㕮咀。每服12克，水300毫升，加生姜5片，枣子1枚，煎至200毫升，去滓温服，不拘时候。

【功用】温阳健脾，行气利水。

【主治】阳虚水肿。半身以下肿甚，手足不温，口中不渴，胸腹胀满，大便溏薄。

【方义】本方所治之证，是谓阴水。此种阴水是因脾阳不振所致。凡中阳不足，脾失健运，土不能制水，气不能化水，就会招致水邪泛滥，溢于肌表，成为水肿。故方中白术、甘草、附子、干姜以振奋脾阳，温运水湿；木瓜、大腹子、茯苓以行气利水；厚朴、木香、草果、大枣以理气健脾燥湿。诸药合用，以奏温运脾阳，行气利水之功。由于本方偏重于温补脾土，故有脾实则水治之效。

【方名释】方名实脾者，是以其功能而命名。阴水为患，多责之于脾。脾属己土，土以制水，若实土巩堤、御水横溢则水自归壑，一旦土虚堤溃则水无所制。而今阳虚土败，土不制水，水自泛溢于肌表，故当实土，实土即是实脾，脾实则水自治，故本方以"实脾"而名之。

《素问·至真要大论》："诸湿肿满，皆属于脾。"因脾有运化水液的功能，这种功能正常，就可抵御水邪为患。反之，水液在体内就会停滞不化，水泛为肿。所以《医贯》中说："治肿满先以脾土为主。"因此，方中用白术、甘草以补脾虚；用姜附草果以温脾寒；用大腹子、茯苓以利脾湿；用木香、厚朴以导脾滞；木瓜酸泻肝木，使木不克土而脾和。综观全方，皆以健脾实脾为先务。故《医宗金鉴·删补名医方论》中说："脾胃虚，则土不能制水，水妄行肌表，故身重浮肿。……益气者水之母也，土者水之防也，气行则水行，土实则水治，故名曰实脾也。"

# 奔豚汤

【出处】《金匮要略》

【组成】甘草、川芎、当归各6克，半夏12克，黄芩6克，生葛15克，芍药6克，生姜12克，甘李根白皮12克。

【用法】上药九味，以水1.2升，煮取400毫升，每次温服100毫升，日三服，夜一服。

【功用】平肝降逆，理气和胃。

【主治】奔豚气上冲胸，腹痛，往来寒热。

【方义】奔豚气病证，主要是由于忧思惊恐等情志因素损伤心肝肾之气，或气郁横逆而上冲，或气挟寒水而上逆，然其均与冲脉有关。若肝肾气逆，宜投奔豚汤。方中李根白皮性大寒，止心烦逆，降奔豚气；葛根、黄芩清热平肝；芍药、甘草缓急止痛；半夏、生姜和胃降逆；川芎、当归调肝养血。诸药合用，以奏理气降逆，疏肝平冲之效。

【方名释】方名奔豚者，是因本方能够治疗"奔豚气"之故。豚，即小猪。《说文》段注云："方言，猪，其子或谓之豚。"奔豚，就是病人有气自少腹往上冲，一直冲至胸咽，其势如小猪在奔突一般，故名。

奔豚之名，始见于《内经》。如《灵枢·邪气脏腑病形》篇就有"肾脉急甚为骨癫疾，微急为沉厥奔豚"的记载。《难经·五十六难》将奔豚列为五脏积病之一，其曰："肾之积，名曰贲豚，发于少腹，上至心下，若豚状，或上或下无时。"《金匮要略·奔豚气病》："奔豚病，从少腹起，上冲咽喉，发作欲死，复还止，皆从惊恐得之。""奔豚，气上冲胸，腹痛，往来寒热，奔豚汤主之。"

在《诸病源候论·奔豚气候》中，对本病描述愈为详细，其曰："夫奔豚气者，肾之积气，起于惊恐忧思所生。若惊恐则伤神，心藏神也；忧思则伤志，肾藏志也。神志伤，动气积于肾而气下，上游走如豚之奔，故曰奔豚。"

因本方能够治疗奔豚气，故方名以"奔豚"名之。

# 虎　潜　丸

【出处】《丹溪心法》

【组成】黄柏250克（酒炒），龟板120克（酒炙），知母60克（酒炒），熟地黄、陈皮、白芍各60克，锁阳45克，虎骨 30 克（炙），干姜 15 克。

【用法】上药为末，酒糊丸或粥丸。每丸重 9 克，每日一丸，日服二次，空腹淡盐汤或温开水送下。

【功用】滋阴降火，强壮筋骨。

【主治】肝肾阴虚，精血不足，筋骨痿软，腿足消瘦，行走无力。

【方义】本方所治筋骨痿软等证，系肝肾精血亏损而内生虚火，不能濡养筋骨所致。故方中重用黄柏泻肝肾之火并坚肾治痿；熟地、龟板、知母、白芍，补肝血，滋肾水而养阴敛阳；更以虎骨强壮筋骨，锁阳益精起痿；陈皮、干姜温中健脾，理气和胃。诸药合用，共济滋阴降火、强壮筋骨之功。

【方名释】"虎潜"一词，意取《周易》。《易·乾·文言》曰："云从龙，风从虎。"言龙是水畜，云是水气，故龙吟则景云出，是云从龙也；虎是威猛之兽，风是震动之气，此亦是同类相感。故虎啸则谷风生，是风从虎也。

所谓"风从虎"者，是因风属于木，虎属于金，金能够制木，故言风从于虎，虎啸风生。而虎为阴物，风属于阳，一旦阳出，阴物便会潜藏。故方中用虎之胫骨，取阴类潜藏之意，以治阴分精血亏损所致筋骨痿软之证，使阴精潜藏于内，以壮筋骨，故方以"虎潜"而命名。

"虎潜丸"为治疗筋骨痿软之常用方剂。故历代医家对"虎潜"解释颇多，现将注家一些解释摘录于下，以供参考。

1. 吴崑·《医方考》："此亦治阴分精血虚损之方也。虎阴也；潜，藏也。是方欲封闭精血，故曰虎潜。"

2. 叶仲坚·《名医方论》："是方以虎名者，虎于兽中，禀金气之至刚，风生一啸，特为肺金取象焉。其潜之云者，金从水养，母隐子胎，故生金者必丽水也，意在纳气归肾也。龟应北方之象，禀阴最厚，首常向腹，善通任脉，能大补真阴，深得夫潜之意者。……又虑热则生风，逗留关节，用虎骨所以驱之，纯阴无阳，不能发生，佐锁阳以温之。羊肉为丸，补之以味。淡盐汤下，急于入肾，斯皆潜之为义。"

3. 王又原·《医宗金鉴·删补名医方论》："《道经》云：虎向水中生，以斯为潜之义焉夫！是以名之曰虎潜丸。"

4. 汪昂·《医方集解》："名虎潜者，虎阴类潜藏也。一名补阴丸，盖补阴所以称阳也。"

5. 费伯雄·《医方论》："虎潜丸息肝肾之虚风，风从虎，虎潜则风息也。"

6. 张璐·《张氏医通》："虎体阴性，刚而好动，故欲其潜，使补阴药咸随其性，潜伏不动，得以振刚劲之力，则下体受荫矣。"

# 肾　着　汤

【出处】《备急千金要方》

【组成】甘草、白术各6克，干姜、茯苓各12克。

【用法】上四味，以水1升，煮取600毫升，分三次温服，腰中即温。

【功用】温脾胜湿。

【主治】身劳汗出，衣里冷湿，致患肾着。身重，腰及腰以下冷痛，如坐水中，腹重，口不渴，小便自利，饮食如故。

【方义】肾受冷湿，着而不去，而为肾着。然病不在肾之本脏，而在肾之外腑。故其治法不在温肾以散寒，而在燠土以胜水。方中干姜辛热，温里散寒，为君药；白术、茯苓健脾利水为臣；甘草补气和中，调和诸药为佐使，四药合用温中散寒，健脾和中，以行暖土胜湿之效。

【方名释】本方出自《金匮要略》，原名"甘草干姜茯苓白术汤"，又名"肾着汤"。因本方能够治疗肾着病，故依其功用而命名为"肾着汤"。

肾着，是指肾为寒湿所伤，留着不行，故曰肾着。《金匮要略·五脏风寒积聚》篇曰："肾着之病，其人身体重，腰中冷，如坐水中，形如水状，反不渴，小便自利，饮食如故，病属下焦，身劳汗出，衣里冷湿，久久得之，腰以下冷痛，腹重如带五千钱，甘姜苓术汤主之。"由此看出，肾着一证，其症状偏重在腰，所以有"腰中冷"、"腰以下冷痛"、"腹重如带五千钱"等。带五千钱，形容重着之甚。钱，是指古代的金属货币，质硬而且沉重，比喻腰以下有沉重感。故吴仪洛曰："肾主水，湿性下流，必舍于其所合而归于坎，势也。腰为肾之府，冷湿之邪，着而不移，故腰冷身重。"本方就是通过补土制水、散寒渗湿以治肾着之病，故方名曰"肾着汤"。

# 肾 气 丸

【出处】《金匮要略》

【组成】干地黄128克，薯蓣64克，山茱萸64克，茯苓48克，泽泻48克，丹皮48克，桂枝、附子（炮）各16克。

【用法】上八味为末，炼蜜和丸，如梧桐子大，每服15丸，用酒送下，加至20丸，一日三次。

【功用】温补肾气。

【主治】肾气不足，腰酸脚软，肢体畏寒，少腹拘急，小便不利或频数，舌质淡胖，尺脉沉细，以及痰饮喘咳，水肿脚气，消渴久泻等。

【方义】本方证治为肾气虚，命门之火不足。故当温补肾气。方用干地黄滋补肾阴，山茱萸、山药滋补肝脾，辅助滋补肾中之阴；并以少量桂枝、附子温补肾中之阳，意在微微生长少火，以生肾气。泽泻、茯苓利水渗湿，丹皮清泻肝火，与温补肾阳药配伍，意在补而不腻。诸药合用，补阴者能以生气，助阳者得以化水，可使肾阳振奋，气化复常。

【方名释】

1. "坎"之象与肾及命门。

坎（☵），卦名，为《易》八经卦之一。程颐《易传》

曰："卦中一阳，上下二阴，阳实阴虚，上下无据，一阳陷于二阴之中，故为坎陷之义。"李时珍在《本草纲目》中说："水者坎之象也。其文横则为☵，纵则为☵。其体纯阴，其用纯阳。"

历代不少医家就是依据坎卦之象及其原理创立和阐述了肾及命门学说。明代医学家赵献可说："命门即在两肾各一寸五分之间，当一身之中，《易》所谓一阳陷于二阴之中。"他认为命门在两肾中间，构成坎卦。两肾由于命火的作用才能化气而有生命。张景岳在赵氏的影响下，进一步用坎卦原理，对肾与命门的关系作了说明，并以此创立了命门元阴元阳合一说。张景岳说："故水象外暗而内明，坎卦内奇而外偶。肾两者，坎外之偶也，命门一者，坎中之奇也。以一统两，两而包一，是命门主乎两肾，而两肾皆属于命门。"唐宗海在《补正·少阴篇》亦曰："足少阴肾经，肾形如豆，居背脊十四椎下，左右各一枚，中间有油膜一条，是为肾系，贯于脊中，以通髓道，名曰命门。为人身生气之根，肾属坎水之阴，其系即坎中之一阳。"又曰："盖肾中之阳，乃地下黄泉中之生阳……肾属气分，其阳名为元气，气行于膏膜，则膏油充足，是为肾中元阳。"从以上各家论述，均将命门与肾的关系，比作坎（☵），中间阳爻（—）代表命门，上下两个阴爻（- -），代表着两肾。故言"一阳陷于二阴之中"，然后由一阳而统二阴，由二阴包着一阳。

肾应北方之水，取象为"坎"。肾虽为阴脏，但肾阴之中却内蕴着坎阳，故赵献可说："君子观象于坎，而知肾中具水火之用。"有些医家不赞成肾间命门之说，认为两肾总号命门，命门即是肾中"一阳（—）"。如沈金鳌在《杂病源流犀烛》中说："是火也，乃命门真阳之火，安身立命之主，即坎中一画乾阳，以运化生长收藏之原也，是肾固以寒为位，以水为体，以火为本。……所以诸脏各一，独肾有水火两具。而命门真火与蛰藏真水两相并见。然坎中一阳要即藏于两阴之中，故命门之火亦具涵于真水之内。"这种肾中水火的关系,古人认为只有用"坎"卦才能说明,只有用坎卦的"外阴而内阳",才能够真正揭示肾中水火的本质。所以,持肾间命门说者或认为两肾总号命门者,均都取象于坎,并以此论述肾中水火的关系。

2."肾气丸"方名释

由于肾为水火之宅,从而构成坎象。故"精生于此"、"气化于此",肾精只有在坎中一阳即命火的发动下,方能化生为气,成为人身气之动源。徐大椿在《命门元气论》中说:"一阳居于二阴之间,熏育之主,五脏之阴气非此不能滋,五脏之阳气非此不能发。"说明肾气的产生有赖于命火对肾精的蒸腾。清代何梦瑶也说:"肾水为坎中之阳所蒸,则成气上腾于肺,所谓精化为气。"肾气就是命火蒸腾肾精之后而化生的。

"肾气丸"的目的,在于"益火之源,以消阴翳"。故立方者以"少火生气"(《素问·阴阳应象大论》)为旨,通过微微生火以生肾气。故柯琴在《名医方论》中说:"命门之火,乃水中之阳。夫水体本静,而川流不息者,气之动、火之用也,非指有形者言也。然火少则生气,火壮则食气,故火不可亢,亦不可衰。所云火生土者,即肾家少火游行其间,以息相吹耳。……此肾气丸纳桂、附于滋阴剂中十倍之一,意不在补火,而在微微生火,即生肾气也。"

"肾气丸"是一首温补肾阳的方剂,它运用坎卦的原理,按照"少火生气"的原则,在补阴药中加入少量桂附,使"肾水为坎中之阳所蒸"以生肾气,故名为"肾气丸"。

# 国 老 膏

【出处】《外科大成》

【组成】粉甘草 250 克。

【用法】用粉甘草无节者 125 克，擘破，用长流水浸透，炭火炙，蘸水，以一盆水尽无度，切片，另用长流水 600 毫升，无灰酒 1 升，煎三分之一，如膏，一起服之。其有节 125 克，用泉水煎汤，洗患处日三次，已破者三二服合口。年久者，虽肠溃粪从疮口出，多服亦验。

【功用】清热解毒，生肌止痛。

【主治】悬痈。

【方义】痈是一种发生于皮肉之间的急性化脓性疾患。悬痈，又名骑马痈，生于前后阴之间。初生如莲子微痒多痛，日久作脓而溃，溃破后较深，久则成漏。该病多由内蕴湿热火毒，或外感毒气所致。故用甘草清火解毒、生肌止痛，以治痈毒。

【方名释】本方名为"国老"者，是由于方中单用甘草一味，而甘草别名称为国老，故方以"国老"为名。

国老，原指国家重臣。如宋·李清照《浯溪中兴颂诗和张文潜》："君不见惊人废兴传天室，中兴碑上今生草。不知负国有奸雄，但说成功见国老。"甘草称为国老，在唐代柳宗元《从崔中承过卢少府郊居》诗中，就有"莳药闲庭延国老，开樽虚室值贤人"的诗句，国老即指甘草。那么，何以将甘草称为国老？这是因为甘草能协和诸药，使之不争，并能通行十二经，解百药之毒，故称为国老。关于甘草有国老之号，不少医家都作过一些论述，现摘录数家，以说明之。

陶宏景："此草最为众药之主，经方少有不用者，犹如香中有沉香也。国老即帝师之称，虽非君而为君所宗，是以能安和草石而解诸毒也。"

甄权："诸药中甘草为君，治七十二种乳石毒，解一千二百般草木毒，调和众药有功，故有国老之号。"

朱丹溪："甘草味甘，大缓诸火，黄中通理，厚德载物之君子也。"

李东垣："其性能缓急而又协和诸药，使之不争，故热药得之缓其热，寒药得之缓其寒，寒热相杂者用之得其平。"

李时珍："甘草外赤中黄，色兼坤离。味浓气薄，资全土德，协和群品，有元老之功。普治百邪，得王道之化。赞帝力而人不知，敛神功而己不与，可谓药中之良相也。"

以上诸家所述，理已尽善尽备。正因为甘草备坤离之色，资戊己之功，除百邪得王道之用，调群品有元老之称，故名为国老之号。本方因单用国老一味，故方名亦取"国老"而称谓。

# 波　斯　散

【出处】《青囊秘传》

【组成】珍珠9克，冰片6克，麝香、炙乳香、炙没药、儿茶、朱砂、轻粉各3克。

【用法】上药共为细末，用人乳或猪脊髓调搽。

【功用】清热解毒，收敛生肌。

【主治】下疳梅毒。

【方义】本方主要用治于梅毒下疳。梅毒是由梅毒螺旋体引起的一种慢性全身性传染病，中医认为是受霉疮邪毒所致。根据其发病特点和经过，一般将梅毒分为三期。一期梅毒主要表现为硬下疳，多发于男性包皮、女性大阴唇，其处有糜烂溃疡，并同时伴有横痃。二期主要表现在皮肤、黏膜和骨骼。到三期，又称晚期梅毒，可累及身体各个器官。本方主治下疳溃疡，故方中用轻粉、朱砂清热攻毒杀虫；用麝香、乳香、没药消肿止痛，祛腐生肌；冰片可清热生肌，珍珠、儿茶能收敛生肌。诸药调搽，以清热解毒，收敛生肌。

【方名释】"波斯散"一方是为治疗梅毒软硬下疳而设。所谓方名为"波斯"者，是因为方中大多数药品产自波斯及南海诸国，而且这些药品又较为珍贵，故本方以药品产地作为方名，称"波斯散"。

波斯，即指伊朗；在古代将印度尼西亚苏门答腊岛北部的地区也称作"波斯"。伊朗，位于亚洲的南部，南临波斯湾。公元前559年居鲁士首建波斯国，前331年灭于马其顿后，属帕提亚（安息国），三世纪时复兴。后几经兴废，到1499年才重建波斯，1935年改名伊朗。早在公元前二世纪我国同波斯就有友好往来，主要是通过"丝绸之路"，进行经济、文化交流。由于波斯地处海外，又是出产珍宝的地方，因此，古人以"波斯"借指宝贝。如《三宝太监西洋记》中说："手儿里一傍把今个包儿来拆开，只见包儿里面端正有两件波斯。"

本方中共用八味药品。《本草纲目》中说：乳香"西出天竺，南出波斯"，"没药生波斯国"。朱砂产云南、波斯，古人称为西胡砂；儿茶番语称乌爹泥，产于印尼及中南半岛诸国，故李时珍说"乌爹泥出南番爪哇、暹罗诸国"；李珣说"珍珠出南海"；冰片产东南亚地区；麝香与轻粉主产我国云、贵、川、藏等边远地带。由是看出，方中用药多产自波斯及南海地区，且诸药又较为贵重，故方取"波斯"为名。

# 建　瓴　汤

【出处】《医学衷中参西录》

【组成】生怀山药30克，怀牛膝30克，生赭石24克，生龙骨18克，生牡蛎18克，生怀地黄18克，生杭芍12克，柏子仁12克。

【用法】磨取铁锈浓水，煎上药服。

【功用】镇肝熄风，养血安神。

【主治】肝阳上亢，头目眩晕，耳鸣目胀，心悸健忘，烦躁不宁，舌强言语不利，口眼歪斜，半身麻木不遂，脉弦长而硬。

【方义】本方是张锡纯为治疗"脑充血"而设。脑充血即今所称之脑出血，属中风范畴。本病多由于肝肾阴虚，而致风阳内动，气逆血菀。故方中重用牛膝引血下行，并补益肝肾；用山药、白芍、生地滋养阴液，柔肝熄风；用龙骨、牡蛎、赭石镇肝潜阳，降逆平冲；用柏子仁养心安神。诸药同用，以使脑中之血下降，从而达到镇肝熄风，安神养血的目的。

【方名释】"建瓴"是建瓴水的省称。是指将高屋上盛着水的瓶子倾倒，并让其水从瓦沟中顺势流下，比喻居高临下，势不可挡。本方的立方者张锡纯说："愚十余年来治愈此证颇多，曾酌定建瓴汤一方，服后能使脑中之血如建瓴之水下行，脑充血之证自愈。"

《史记·高祖本纪》："（秦中）地势便利，其以下兵于诸侯，譬犹居高屋之上建瓴水也。"如淳注："瓴，盛水瓶也。居高屋之上而幡覆其瓴水，则向下之势易也。建音蹇。"建，通蹇（jiǎn），即倾倒。瓴（líng），檐角上的瓴瓶，用以滴水。《淮南子·修务》："夫救火者汲水而趋之，或以瓦瓴，或以盆盂。"瓦瓴，即指瓦瓶。建瓴，就是覆其屋上瓶中之水，让水流顺势而下，言有难以阻挡之势。如《周书·韦孝宽传》："窃以大周土宇，跨据关河，蓄席卷之威，持建瓴之势。"成语中有"建瓴高屋"或作"高屋建瓴"，即来源于《史记》。

本方如张锡纯所说："服后能使脑中之血如建瓴之水下行。"故名为建瓴汤。

# 武侯行军散

【出处】《感证辑要》

【组成】西牛黄、当门子、真珠、梅片、硼砂各3克，明雄黄（飞净）24克，火硝0.9克，金箔20页。

【用法】各研极细如粉，再合研匀，瓷瓶密收，以蜡封之。每服0.9～1.5克，凉开水调下，或点眼搐鼻。

【功用】通关开窍，解毒辟秽。

【主治】霍乱痧胀，山岚瘴疟，及暑热秽恶之邪，直中包络，头目昏晕，不省人事，肚腹绞痛，呕吐泄泻，四肢厥冷，牙关紧闭等危急之证。并治口疮咽痛。点目，去风热障翳。搐鼻，辟时疫之气。

【方义】本方主治山岚瘴疠及暑热恶秽诸邪。瘴者，指山岚云气之有致病力者，瘴疠则是由于湿热杂气所致的传染病。故方中麝香、冰片芳香透窍，行气辟秽；牛黄、雄黄、硼砂、火硝清心解毒；珍珠、金箔重镇安神。诸药合用，收开窍、辟秽、解毒之功效。

【方名释】"武侯行军散"一方，是三国时诸葛亮在出征行军中，为防治疫疠在军中流行，所制备的一首方剂。

武侯，即指诸葛亮。诸葛亮（181～234），三国时蜀相，阳都人，字孔明。曾躬耕襄阳，刘备三访其庐，始获见。既出，佐备败曹操，取荆州，定益州汉中地，建国蜀，与魏、吴鼎足而立。备即帝位，拜为丞相。备死，辅后主，封武乡侯、领益州牧。东和孙权，南平孟获，复屡出兵攻魏，志在恢复中原，重兴汉室。后卒于军，年五十四岁，谥为忠武侯，故后世称之为武侯。

建兴三年，蜀国南部有蛮夷孟获，起兵犯境。诸葛亮主张应先扫荡蛮夷，以绝后患，然后北伐以图中原。当时，也有一班朝臣认为，南方是不毛之地，瘴疫之乡，如果丞相亲征非为所宜。但诸葛亮一心为报先帝三顾之恩及托孤之重任，决心亲自南征。经过七纵七擒，使蛮王孟获，无不感戴，决心终身不反。诸葛亮在南征中，正值五月之间，南方炎酷非常。当地土人说："目今炎天，毒聚泸水，若要渡时，须待夜静水冷，毒气不起，饮食渡之，自然无事矣。"故诸葛亮在《出师表》中曰："五月渡泸，深入不毛。"《水经注》云："朱提县西八十里有泸津，水广六七百步，深十数丈，多瘴气，鲜有行者。"在《益州志》中亦云："泸水两峰有杀气，暑月旧不行，故武侯以夏渡为难。"又云："巂州南特有瘴气，三月、四月经之必死，五月以后行者得无害。故诸葛亮表云：'五月渡泸'言其艰苦也。"由于当时处于恶劣的环境和气候条件下，所以诸葛亮令马岱在押送粮草的同时，必须及时送来解暑及防瘴药品，把米和药视为同等重要。米药一到便立即同时分派给三寨。在大军到达西洱河一带时，这里不仅酷暑炎热，而且瘴气密布，每日只有未、申、酉三个时辰能够往来，其余时辰，由于烟瘴盛起，触之即可害人，故无法活动。诸葛亮除令军士服用行军散等药品外，又亲自到"万安溪"谒隐士求"薤叶芸香"，令将士每人口含一叶，这样瘴气就不会侵害，所以蜀军兵马安然，终于收复蛮夷，使边陲安定。

由于本方有预防和治疗山岚瘴疠及暑热秽恶之功效，所以武侯在南征行军中用这个方剂控制了瘴疠之危害，使全军将士安然无恙，故名曰"武侯行军散"。

# 金锁固精丸

【出处】《医方集解》

【组成】沙苑蒺藜（炒）、芡实（蒸）、莲须各 60 克，龙骨（酥炙）、牡蛎（盐水煮一日一夜，煅粉）30 克。

【用法】莲子粉糊为丸，盐汤下。

【功用】固肾涩精。

【主治】肾虚精关不固，遗精滑泄，腰酸耳鸣，四肢乏力。舌淡苔白，脉细弱。

【方义】遗精一证，主要责之于肾。本方所治为肾虚精关不固所致。故方中用沙苑蒺藜、莲子、芡实补肾涩精，以补为主；莲须、龙骨、牡蛎性涩收敛，专以涩精。诸药合用既可涩精液之外泄，又能补肾精不足，涩精秘气，以止滑脱。

【方名释】"全锁固精丸"一方，是为治肾虚精关不固、精液外泄而设。本方通过补肾涩精之法，而益精止遗。方之功能犹如用贵重的金锁锁住精关，并将肾之四方充塞，无隙外漏，使肾主闭藏的功能重新恢复起来，故名为"金锁固精丸"。

　　金锁，指贵重而又牢固的"门键"。

　　固，即四塞也。《说文》段注："四塞者无罅漏之谓。"罅，是器物的裂缝。因此，固指四方屏藩充塞，没有坼裂的意思。

　　《素问·六节藏象论》："肾者主蛰，封藏之本，精之处也。"即指肾主闭藏，具有封藏精气的生理功能。肾主闭藏就是将精气藏之于肾，不断使其充盈，并防止无故流失；一旦这种闭藏的作用减退，即肾失封藏，就可致使精气无故流失。本方所治就是由于肾虚、封藏失司、精关不固所引起的。故本方用补肾固精之品，把锁精关、固塞四方，以使精勿外泄，故命名为"金锁固精丸"。

　　昔读是方，曾吟数语，今附于后：

读《金锁固精丸》感怀

　　人之一身肾为本，蛰而封藏无隙罅。

　　精室受扰肾必衰，屏藩亦微关自开。

　　"金锁"一把锁精关，"补苴罅漏"充四塞。

　　即使金屋阿娇在，柳公怀中精莫排。

# 驻颜益心神丸

【出处】《太平圣惠方》

【组成】熟干地黄250克，牛膝120克（去苗），杏仁250克（汤浸、去皮、尖、双仁，微炒，研如膏），菟丝子90克（酒浸三日，曝干，别捣为末）。

【用法】上药捣罗为末，都研令匀，以炼蜜和捣三五百杵，丸如梧桐子大。每服40丸，空腹时用温酒送服。

【功用】滋补肝肾、乌发延年、开心益智。

【主治】须发早白。

【方义】古代医家认为，须属肾，禀水气，故下生；发属心，禀火气，故上生。未老先衰，须发早白，多责之于肝肾不足。故在方中用熟地养血滋阴，补精益髓，《本草纲目》说熟地能"补五脏内伤不足，通血脉，利耳目，黑须发。"菟丝子补阳益阴，甄权曰："添精益髓……久服去面䵟，悦颜色。"牛膝补肝肾，强筋骨，李时珍曰"益精利阴气，填骨髓止发白。"杏仁可治上焦风燥，润大肠气秘，常服可使人老而健壮。综观全方有滋补肝肾，延缓衰老，防治须发早白之功效。

【方名释】本方因有驻颜和益心神的功效，故名"驻颜益心神丸。"驻，有止住、停留的意思；颜，指容颜。驻颜，谓留止容颜，不令老也。晋·葛洪《神仙传》："草木诸药，能治百病，补虚驻颜，断谷益气。"宋·苏轼《洞霄宫诗》曰："长松怪石宜霜鬓，不用金丹苦驻颜。"说明驻颜有使容颜不衰老的意思。

方中所用药物，古代医家认为：熟地：在《铁瓮城申先生方》中云："地黄常服开心益智，发白返黑，齿落更生，辟谷延年。"菟丝子：据《抱朴子仙方单服法》载："此药治腰膝去风，兼能明目，久服令人光泽老变为少。"牛膝：《经验方》中载："久服壮筋骨，驻颜色，黑发。"杏仁：《野人闲话》中云："翰林学士辛士逊，在青城山道院中梦黄姑谓曰：可服杏仁，令汝聪明，老而健壮，心力不倦。"正由于本方具有填精益髓，黑发延年，驻颜悦色，开心益智的功能，故以其功能，取名为"驻颜益心神丸"。后有诗赞云"堪嗟未老鬓如霜，要黑原来有异方"。"驻颜"常服能延寿，老翁变作少年郎。

# 九　画

## 草　还　丹

【出处】《圣济总录》

【组成】生干地黄（净洗）、石菖蒲（节密细者）、牛膝（酒浸，切，焙）、菟丝子（入盐少许炒，乘热捣末）、地骨皮、肉苁蓉（酒浸一宿，细切，焙）各等分。

【用法】上六味，捣罗为末，炼蜜为丸，如梧桐子大，以丹砂为衣。每次 40 丸，早晨空腹时用温酒送下。日午再服 20 丸。一月内百疾俱退，一年内白发俱黑，身体有力，颜色如童，睡少欲薄。

【功用】补益气血，悦颜乌发。

【主治】气血两虚，髭发早白。

【方义】本方证治气血两虚所致的髭发早白等症，治宜补益气血。"肾其华在发"，故方中又多选肾经药，用肉苁蓉、菟丝子壮肾阳以补气，用生地黄、地骨皮滋肾阴以养血。石菖蒲养心健脑，丹砂为衣，又可补养心血。诸药合用，共奏补益气血，悦颜乌发之功。

【方名释】还丹，是指道家炼丹时，使丹砂烧成水银，积久又成为丹砂，谓之还丹。《抱朴子·金丹》："余考览养性之书，鸠集九视之方，曾所披涉，篇卷以千计矣。莫不皆以还丹、金液为大要者也。"又曰："若取九转之丹，内神鼎中，即化为还丹，一刀圭，即白日升天"。

本方名为"草还丹"者，是指方内不加金石，只系草药为用。这样，燥热无加，五脏不伤，全在制度之妙，可夺丹砂烧炼之功。有补益气血、悦颜乌发之效，故名为"草还丹"。

# 牵 正 散

【出处】《杨氏家藏方》

【组成】白附子、白僵蚕、全蝎（去毒）各等分。

【用法】上三味均生用，共为细末，每服 3 克，热酒调下。

【功用】祛风、化痰、止痉。

【主治】中风面瘫，口眼歪斜。

【方义】口眼歪斜属"中风"范畴，一般为中风之"中经络"。由于正气不足，脉络空虚，卫外不固，风邪乘虚入中经络，故见口眼歪斜。故方中白附子祛风化痰，治头面之风；僵蚕、全蝎祛风止痉，化痰通络。三药合用，使风去痰消，经络通畅，则病证可愈。

【方名释】《金匮要略·中风历节病脉证并治》："邪气反缓，正气即急，正气引邪，喝辟不遂。"这里叙述了口眼歪斜形成的原因，是由于风痰阻于头面经络，筋肉失养，经隧不利，故受邪之处筋肉不用而缓；在无邪的地方，气血尚能运行，相对而急，这样缓者为急者所牵引就发生了口眼歪斜，是以左歪者，邪在右；右歪者，邪在左。

方名"牵正散"，牵，通绰；原意谓引之使前，这里具有拉、挽的意思。既然受邪之处被无邪之处所牵而出现了口眼歪斜，而今则通过服用本方，将其偏歪之状牵拉过来，重新使之端正，故方名以其功效命名为"牵正散"。

# 威 喜 丸

【出处】《太平惠民和剂局方》

【组成】黄蜡 120 克，白茯苓（去皮）120 克（作块，用猪苓7.5克，同于瓷器内煮二十余沸，取出晒干，不用猪苓）。

【用法】上以茯苓为末，熔黄蜡，搜为丸，如弹子大。空腹时细嚼，满口生津，徐徐咽服，以小便清为度。

【功用】健脾益肾。

【主治】男子元阳虚惫，精气不固，溺后余沥不尽流，小便白浊，梦寐频泄；妇人血海久冷，白带、白漏、白淫，下部常湿，小便如米泔，或无子息。

【方义】大凡元阳虚惫，多由心脾阳虚累及于肾而出现肾阳虚损。这样，肾失蒸腾之力而阴寒内生，或因命门火衰，封藏失司而见遗精诸症。方中黄蜡补中益气、健脾养胃，且其性涩，能止诸泄。白茯苓渗湿、健脾、安神，并常用治于遗精、淋浊等症。二药合用，可上中下三焦俱补，使脾肾健旺，诸症自除。

【方名释】"威喜丸"之威喜一语，出自道家。《老子中经·第四十六》曰："常念脾中有黄气，上升至口中，咽之三五而止，即饱矣。可以辟谷，亦可思脾中有日，日中有黄金匮，匮中有书，封之以黄金，广三寸，字曰威喜，精而思之，见而读之，则心开目明，如神仙矣。"道家认为，威喜就是脾中黄气，而这种黄气有赖于"三老"的修治，人若能经常修治三老，黄气就会自然填满太仓，阴阳二气就可交会于戊己之宫，使饮食消化，百脉流通，五脏安和。

道家指的三老，又称三田，即上中下三田。他们认为，上田主乎神，为安镇灵性之本；中田主乎气，为藏养胎元之处；下田主乎精，为水火生发之源。反之，三老又在黄气的作用下，同处一堂，共居于中丹田，并交会于脾胃戊己之宫。故《黄庭内景经》曰："三老同坐各有朋。"《云笈七签》亦云："洞房中有三真，左为无英公子，右为白元君，中为黄老君，共治洞房中。"此处也是指三老同居于脾胃中宫。

方中所用黄蜡及白茯苓，具有健脾、安神及补肾的功效。而这些功效在道家看来，则是由于黄气使三老同居中宫的结果。黄蜡，又称蜜蜡，李时珍说："蜜之气味俱厚，故养脾；蜡之气味俱薄，故养胃。"《本草求真》："凡荡除下焦之药，以此（蜡）裹丸，亦免伤上焦之意。"白茯苓，《药品化义》中说："盖淡渗则膀胱得养，肾气既旺，则腰脐间血利，津道流行，益肺于上源，补脾于中部，令肺之气从上顺下，通调水道。"

以上说明，所谓威喜，就是指脾中黄气。而脾中黄气又只有在三老的修治下，才能够填满太仓，使气从上顺下，把精、气、神交会于戊己脾胃之宫。这种黄气，即称为威喜，故方以"威喜"而命名。

# 保 和 丸

【出处】《丹溪心法》

【组成】山楂 180 克，神曲 60 克，半夏、茯苓各 90 克，陈皮、连翘、萝卜子各 30 克。

【用法】上药为末，炊饼丸，如梧桐子大，每服 70～80丸，空腹用白汤送下。

【功用】消食和胃。

【主治】食积停滞，胸脘痞满，腹胀时痛，嗳腐吞酸，恶食，或呕吐泻泄。

【方义】本方证系因饮食不节或暴饮暴食所致。由于饮食停滞，胃失和降，故当消食和胃。方中山楂可消一切饮食积滞，尤善消肉食油腻之积；神曲消食健脾，更化酒食陈腐之积；萝卜子下气消食，又善于消谷面之积。三药同用，以消各种食物积滞。半夏、陈皮行气化滞，和胃止呕；茯苓健脾利湿，和中止泻；食积易于化热，故佐以连翘清热散结。诸药合用，以使食积消，气滞除，郁热清，脾胃和而诸症自除。

【方名释】方名"保和丸"，保者，养也，"保和"含有保持心志和顺、身体安适的意思。《魏书·崔浩传》："愿陛下遣诸忧虞，恬神保和，纳御嘉福。"韩愈在《顺宗实录三》中亦云："居唯保和，动必循道。"文中所言"保和"，皆谓和顺、安适。

"保和丸"所治之证，是由饮食停滞、胃气不和所致。故当消食和胃，使胃复壮。《中藏经》云："胃者，人之根本，胃气壮，五脏六腑皆壮也。"只有胃气和顺，人体才能"恬神安适"，得以保和，故方以"保和丸"命名。

一些医家认为，"保和"是由于本方药性平和而取名的。如：张秉成说："此方虽纯用消导，毕竟是平和之剂，故特谓之保和耳。"吴崑说："是方药味平良，补剂之例也，故曰保和。"

# 禹　功　散

【出处】《儒门事亲》

【组成】黑牵牛头末120克，茴香30克（炒）。

【用法】上为细末，用生姜汁调3～6克，临卧服。

【功用】行气消肿，逐水通便。

【主治】停饮肿满，症见便秘、脉实，元气未虚者。

【方义】本方主治寒湿停蓄，水饮肿满，二便不利者，故当逐水通便，散寒行气。方中牵牛辛烈，泻下逐水，可使水湿自二便排出，李杲说：牵牛"少则动大便，多则下水"。茴香辛热温散能祛寒理气，温暖丹田。是以二药同入下焦，以行泄阴邪、通二便、消水肿之功。

【方名释】本方为治水之剂，制方者将其治水之功效，比作像大禹治水一样，功绩卓著，故将方名取作禹功。

禹功，原指大禹治水的功绩，后以"禹功"指代帝王功业的美称。《左传·昭公元年》："刘子曰：美哉！禹功。明德远矣！微禹，吾其鱼乎！"大诗人杜甫在《壮游》中，也有"禹功亦命子，涿鹿亲戎行"的诗句。清代，胡渭在《禹贡锥指序》中云："中国之水，莫大于河；禹功之美，莫著于河。"所以，言禹功者即指大禹治水之功。

禹，夏代开国之主，颛顼孙，姓姒氏，号曰禹，亦曰文命。尧时，洪水滔天，浩浩荡荡，包围山岭，连丘陵高地也被淹没了。于是尧任命禹父鲧治水，"九年而水不息，功用不成"，后为舜所殛。因此，禹继父业，历时十三年，三过家门而不入，采用疏导的办法，疏通了九条河道，修治了九个大湖，凿通了九座大山，开辟了九州土地。终"以告成功于天下，天下于是太平治。"后受舜禅为天子，以夏为国号，都安邑，故史称禹为夏禹。禹南巡，崩于会稽，在位八年。

因本方用作治水，喻其功效如同大禹治水一样，功效昭彰，因此方以"禹功"而命名。

# 恒　山　丸

【出处】《备急千金要方》

【组成】恒山、知母、甘草、大黄各18克，麻黄24克。

【用法】上药五味，研为细末，炼蜜和为丸，如梧桐子大。每服5丸，每日二次，食前服。未见效者，可适当增加用量。

【功用】截疟。

【主治】温疟，寒热往来，脉浮大者。

【方义】疟证是以寒战壮热、休作有时为特征的一种病证。凡素体阳盛又复感疟邪者，往往见热多寒少，或但热不寒称为温疟。故治宜清热解表兼以截疟。方中麻黄发汗解表，《本经》曰："主中风、伤寒头痛、温疟。"大黄、知母清热泻火，《别录》中说知母能治"久疟烦热"。常山为截疟要药，甘草可清火解毒、缓和药性。诸药合用，以行截疟清热之功效。

【方名释】本方为截疟而设，方中常山为截疟之主药，常山又名恒山，故方名取"恒山"而命名。

恒山，山名，起自山西东行入河北省，绵亘于保定一带，称恒山山脉。主峰在河北省曲阳县西北。《书·禹贡》："太行恒山，至于碣石，入于海。"北魏·郦道元《水经注》："恒山为北岳，在中山上，曲阳县西北。"世以恒山为五岳中之北岳，历代王朝皆祀北岳于曲阳。汉避文帝讳，遂改恒山为常山，北周武帝平齐，仍改曰恒山。明时从曲阳望祀之说，乃定山西浑源之玄岳为恒山，清雍正十七年后改于浑源行岳祭。李时珍在《本草纲目》中说："恒亦常也。恒山乃北岳名，在今定州。常山郡名，亦名真定，岂此药始产于此得名欤？"由上说明，因方中药用恒山，故名。

# 济　川　煎

【出处】《景岳全书》

【组成】当归9～15克，牛膝6克，肉苁蓉（酒洗去咸）6～9克，泽泻4.5克，升麻2～3克，枳壳3克。

【用法】用水220毫升，煎至160～180毫升，空腹时温服。

【功用】润肠通便。

【主治】肾虚气弱，大便不通，小便清长，腰酸背冷。

【方义】张景岳在《景岳全书·新方八阵》中说："济川煎：凡病涉虚损而大便闭结不通，则硝黄攻击等剂必不可用，若势有不得不通者，宜此主之，此用通于补剂也。最妙！最妙！"

本方主要用于肾虚气弱之便秘。《素问·逆调论》："肾者水脏，主津液。"今因肾阳虚衰，下元不温，则津化无力，津亏液乏，而形成大便秘结。故宜温肾以润通大便。方中肉苁蓉咸温润降，能温补肾阳、润肠通便；当归养血活血，通便润肠；牛膝强壮腰膝、性善下行；泽泻入肾泻浊；枳壳宽肠下气；加入升麻以升清阳，使清升浊降。诸药同用，以奏温肾化津，润肠通便之功。

【方名释】"济川煎"一方，用治于因肾虚气弱，津化无力而引起的便秘。所以张景岳通过温肾化津，调补（济）水液（川），予以润肠通便。

"济川"，本意是指渡河。语出《书·说命上》："爰立作相，王置诸其左右。命之曰：朝夕纳海，以辅台德。若金，用如作砺，若济巨川，用汝作舟楫。"此殷高宗命傅说为相之词，后因以"济川"比喻辅佐帝王，并将"济川舟楫"比作济世的宰相。如，清·顾炎武《赠黄职方师正》诗曰："黄君济川才，大器晚成就。"这里，"济川"即指有辅佐帝王之才。

本方名为"济川"者，则是指调补水液而言。济，含有调剂、弥补、补益的意思。《易·系辞下》："断木为杵，掘地为臼，臼杵之利，万民以济，盖取诸小过。"曹植在《求自试表》中说："功勤济国，辅主惠民。"李善注引《尔雅》："济，益也"。川，即河流。《周礼·地官·遂人》："凡治野，夫间有遂，遂上有径；十夫有沟，沟上有畛；百夫有洫，洫上有涂；千夫有浍，浍上有道；万夫有川，川上有路，以达于畿。"郑玄注："万夫，四县之田，遂、沟、洫、浍，皆所以通水于川也。"陈毅《过太行山书怀》诗曰："吁嗟乎！黄河东走汇百川，自来表里太行山。"上凡言川者，均指河流。由上所述，说明济含有调补的意思；川就是指流水。用于方药中，"济川"即是调补水液。由于本方是通过温补肾阳而使津化复常、水液得以补益，从而达到润肠通便的目的，故方以"济川"名之。

# 响声破笛丸

【出处】《古今医统》

【组成】连翘、桔梗、甘草各75克，薄荷120克，诃子肉

（炒）、砂仁、大黄各 30 克，川芎 45 克，百药煎 60 克。

【用法】上为细末，鸡子清和为丸，如弹子大。每用 1 丸，临卧噙化。

【功用】宣散润肺，利咽开音。

【主治】歌讴失音不语。

【方义】杨士瀛在《直指方》中说："肺为声音之门，肾为声音之根。"说明声音嘶哑与肺肾有关。本方主治歌讴失音，主要由于高声歌讴，耗及肺气，治宜清咽宁肺。方中连翘、大黄清热泻火，使上炎之火下泄；川芎、薄荷散风热以利咽喉；桔梗宣肺利咽、甘草润肺泻火，二药同用，能治咽痛音哑，《珍珠囊》说，桔梗"与甘草同用，为舟楫之剂。"诃子利咽开音；百药煎清肺生津；砂仁行气化湿。诸药合用具有宣散润肺，利咽开音之功效。

【方名释】"响声破笛丸"一方，主治由于高声歌讴，耗伤肺气而出现的声音嘶哑。本方具有利咽开音之效，服药后能使歌讴者声音洪亮，以至超过笛声，故方名以"响声破笛丸"命名。

破，这里含有突破、超过的意思。如《红楼梦》第六十五回中说："这个无妨。我这会子就过去，索性破了例。"又如，在体育运动比赛中，说某某破纪录。这里的"破"字，都含突破、超过的意思。笛，是指声音尖锐的发音器，如警笛、汽笛等，这里的笛是指笛子。《续通考·乐考》："笛，以竹为之；长一尺六寸，围二寸二分，上开一大窍，名曰吹窍。……除吹窍凡六孔。"故马融《长笛诗》云："近世双笛从羌起，羌人伐竹未及己，龙鸣水中不见己，截竹吹之声相似。"传说，笛为黄帝时伶伦所制，也有人认为是汉武帝时丘仲所作。总之，笛是我国一种横吹的管乐器。

由于本方有使声音超过笛声的功效，再度让歌喉像"羌笛写龙声，长吟入夜清"那样的嘹亮，故名为"响声破笛丸"。

# 复元活血汤

【出处】《医学发明》

【组成】柴胡15克，瓜蒌根、当归各9克，红花、甘草、穿山甲（炮）各6克，大黄（酒浸）30克，桃仁（酒浸，去皮、尖、研如泥）50个。

【用法】上药除桃仁外，锉如麻豆大。每服30克，用水225毫升，酒75毫升，同煮至210毫升，去滓，空腹时大温服之，以利为度，得利痛减，不尽服。

【功用】活血祛瘀，疏肝通络。

【主治】跌打损伤，瘀血留于胁下，痛不可忍。

【方义】本方证治跌打损伤，瘀血留于胁下而痛不可忍。故宜活血祛瘀，疏肝通络。方中当归、桃仁、红花、炮山甲活血祛瘀，止痛通络；大黄荡涤瘀血，柴胡疏肝调气，二药联用可攻胁下之瘀滞；瓜蒌根清热消肿，甘草缓急止痛。诸药合用，可使瘀去新生，气行络通而胁痛自平。

【方名释】 "复元活血汤"即是活血复元。方名中的"元"字，在这里含有原来、本来的意思。唐·王鲁复《诣李侍郎》诗曰："文字元无底，功夫转到难。"这里，元即指原来的意思。古时，元通原，明以前多作"元"；迄明，因嫌元、原混淆，便改元作原。《春秋繁露》中说："是以春秋变一为之元，元犹原也。"

"复元活血汤"一方，是通过活血祛瘀为治疗手段，以达到瘀去新生、气行络通，使血脉重新恢复到原来正常状态为目的。故方以"复元活血汤"而命名。

# 南岳魏夫人济阴丹

【出处】《太平惠民和剂局方》

【组成】秦艽、石斛、藁本、甘草、蚕布（烧灰）、桔梗各60克，京墨、茯苓、人参、木香、桃仁各30克，熟干地黄、香附、泽兰各120克，当归、肉桂、干姜、细辛、川芎、丹皮各45克，山药、川椒各22.5克，苍术240克，大豆黄卷200克，糯米500克。

【用法】上为细末，炼蜜搜和，每30克作6丸。每服1丸，细嚼，空腹时用温酒或醋汤送下。

【功用】培补气血，调固冲任。

【主治】妇人气血不足，冲任虚寒，久不生育，或多次小产，经水不时，暴下不止，月内再行，或前或后，或崩中漏下，积聚癥瘕，脐下冷痛，小便白浊。

【方义】本方证治妇科疾病，主因气血不足、冲任虚寒，而致诸症。方中用药繁多，但不离其宗，培补气血，调固冲任，气血足，冲任固，而诸疾自愈。

【方名释】据传，本方为道教上清经派女仙南岳魏夫人所授，故名。

南岳魏夫人是道教"上清第一代太师"，所以她在上清经派具有特殊的地位。关于她的传说很多，这里简略介绍如下。

魏夫人（公元252—334年），任城人，晋司徒剧阳文康公魏舒之女，名存华，字贤安。幼而好道，静默恭谨。读《庄》、《老》、三传、五经百史，无不浏览。志慕神仙，味真耽玄，欲求成仙。常欲别居闲处，父母不许。在她二十四岁时，父母强迫她嫁给南阳刘幼彦。曾生二子，长子名璞，二子名瑕。二子粗立，乃离隔宇室，斋于别寝，将逾三月。忽有太极真人安度明，清虚真人王褒等来降，授以《太上宝文》、《八素隐书》、《大洞真经》、《灵书八道》等经，凡三十一卷。景林真人又授夫人《黄庭内景经》，令昼夜存念，读之万遍后，乃能洞观鬼神，安适六府，调和三魂，五脏生华，色返婴孩，乃不死之道。后其夫刘幼彦亡故，她携二子渡江。刘璞为安城太守，刘瑕为陶太尉侃从事中郎将。从此，夫人冥心斋静，累感真灵，修真之益，与日俱增。在普成帝咸和九年，夫人卒，年八十三岁。道家谓夫人八十三岁时托剑化形、飞升成仙，上诣三清，扶桑大帝遣八元仙伯等授夫人玉札金文，位为紫虚元君，后称她为"上真司命南岳魏夫人"。

魏夫人在后世影响很大，如在唐代，道教已把魏夫人作为南岳的主神来祭祀。大诗人李白在《江上送女道士褚三清游南岳》一诗中，诗曰："寻仙向南岳，应见魏夫人。"就是写女道士褚三清已经入流，到南岳后就会见到魏夫人。杜甫《望岳》诗中，也有"恭闻魏夫人，群仙夹翱翔"的诗句。据传，魏夫人才华很高，她对医药、气功、按摩、导引等均有很高的造诣。她自己也经常服用胡麻散、茯苓丸等以吐纳气液，摄生夷静。"济阴丹"是一首救治妇女疾病的方剂，相传为南岳夫人所授，故方名为"南岳魏夫人济阴丹"。

# 十　画

## 桃　花　汤

【出处】《伤寒论》

【组成】赤石脂 30 克（一半全用，一半筛末），干姜 9 克，粳米 30 克。

【用法】上三味，以水 700 毫升，煮米令熟，去滓，温服 150 毫升，纳赤石脂末 5 克，日三服，若一服愈，余勿服。

【功用】温中涩肠。

【主治】久痢不愈，便脓血，色暗不鲜，小便不利，腹痛喜按喜温等。

【方义】《伤寒论》以本方用治于"少阴病，下利便脓血"。是知病属脾肾阳虚，下焦失于固摄所致。治则宜温中涩肠固脱。方中赤石脂，甘酸涩温质重，可涩肠固脱；干姜温中散寒补虚；粳米养胃和中，以厚肠胃。三药同用，药简力专，共起温中涩肠固脱之效。

【方名释】"桃花汤"一方，由于方中所用主药赤石脂，又称桃花石，其颜色红似桃花，且具春和之义，故名。

赤石脂，为硅酸类矿物多水高岭土的一种红色块状体。其块状表面呈粉红色，用舌舔之粘舌。但由于赤石脂中含氧化铁、氧化锰成分的多少不同，所以颜色可见有白、灰、黄、绿等颜色，故《本草纲目》称"五色石脂"。其中以红色者为佳。《唐本草》中载有桃花石。李时珍认为："此即赤白石脂之不粘舌，坚而有花纹者，非别一物也，故其气味功用皆同石脂。昔张仲景治痢，用赤石脂，名桃花汤，《和剂局方》治冷痢，有桃花丸，皆即此物。"说明赤石脂，即桃花石。所谓"桃花汤"者，其由即此。

# 都 气 丸

【出处】《张氏医通》

【组成】熟地黄104克，山萸肉、干山药各52克，丹皮、白茯苓、泽泻各40克，五味子30克。

【用法】上药七味为末，炼白蜜丸，如梧桐子大。每服50～70丸，空腹时用淡盐汤，临卧时用温酒送下。

【功用】滋阴补肾，纳气平喘。

【主治】肾阴虚气喘、呃逆之证。

【方义】肾阴偏虚，则阴不敛阳，气失摄纳，就可见气喘呃逆，故宜滋阴纳气。本方系六味地黄丸加五味子一味而成。六味地黄丸立法，是以肾、肝、脾三阴并补，而重在滋补肾阴，以治阴虚阳亢，水亏火旺之证。五味子，五味咸备，以酸为胜，酸能收之，摄气归元。故《本草求源》说："五味子为咳嗽要药……肾水虚嗽、肾火虚嗽、久嗽喘促、脉虚浮者，按之若如葱叶者，天水不交，皆用之"。是以本方有滋阴补肾，纳气平喘之效。

【方名释】"都气丸"一方，由六味地黄丸加五味子一味而成，习称七味都气丸。本方主要治疗肾不纳气所引起的喘逆。林佩琴在《类证治裁》中说："肺为气之主，肾为气之根。肺主出气，胃主纳气，阴阳相交，呼吸乃和。若出纳升降失常，斯喘作矣"。因肾主纳气，如果肾气不足，摄纳无力，则由肺吸入之气就不能归下元而上浮，于是发生喘逆。

方中五味子，有敛肺滋肾之效，以其味酸善收，故能摄气归元，所以称为"都气丸"。

都，聚也，潴也。含有汇集的意思。《管子·水地》："人皆赴高，己独赴下，卑也，卑也者，道之室，王者之器也。而水以为都居"。都，即聚。郝懿行说："都，之言潴也。《风俗通》云：水泽所聚为之都，亦曰潴"。大凡肾气内夺，根本不固，气失摄纳，就可使逆气上奔而为喘。由于本方具有滋肾纳气，摄气归元的作用，使肺吸入之气统归下元，尽聚、潴、汇集于肾，故名"都气丸"。

# 都 梁 丸

【出处】《百一选方》

【组成】香白芷（大块，择白色新洁者，先以棕刷刷去尘土，用沸汤泡洗四五遍）。

【用法】上药研为细末，炼蜜和丸，如弹子大。每服1丸，多用荆芥点腊茶细嚼下。食后常服诸无所忌，只干嚼咽亦可。

【功用】祛风散寒。

【主治】诸风眩晕；妇人产前产后，乍伤风邪，头目昏重及血风头痛；暴寒乍暖，神思不清；伤寒头目昏晕。

【方义】本方单用白芷一味，祛风散寒，以治诸风眩晕等症。这是因为白芷有解表燥湿、消肿止痛之功效。如李时珍所说："白芷色白味辛，行手阳明庚金；性温气厚，行足阳明戊土；芳香上达，入手太阴肺经。肺者庚之弟，戊之子也，故所主之病不离三经。如头、目、眉、齿诸病，三经之风热也。如漏、带、痈、疽诸病，三经之湿热也。风热者辛以散之，湿热者温以除之。为阳明主药，故又能治血病、胎病而排脓生肌止痛"。

【方名释】"都梁丸"原载于王璆的《百一选方》。《百一选方》中云："王定国病风头痛，至都梁求名医杨介治之，连进三丸，即时病失。恳求其方，则用香白芷一味，洗晒为末，炼蜜丸弹子大。每嚼一丸，以清茶或荆芥汤化下。遂命名都梁丸。"

都梁，山名，在江苏省盱眙县东南。伏滔《北征记》载："都梁山有都梁香草，因以为名"。这是说，在都梁山上长着一种兰草，芳香异常，所以又名都梁香草。因此，都梁就成为兰草的别名。曹植在《妾薄命》诗中曰："中有霍纳都梁，鸡舌五味杂香"。诗中都梁，指的便是兰草。

"都梁丸"方中，仅单用白芷一味。《别录》中称，白芷即是白茝。许慎《说文》中云：茝"芬芳与兰同德，故骚人以兰茝为咏"。如唐于结《赋得生刍一束》诗中曰："每惭苹藻用，多谢茝兰荣"。因为古人多兰茝并称，因此香白芷亦常常被称为都梁。

由上说明，称谓"都梁"者，一则因其求医于都梁之地，二则因其赐药为都梁之丸，故名"都梁丸"。

# 真 武 汤

【出处】《伤寒论》

【组成】茯苓9克，芍药9克，白术6克，生姜9克，附子5克（炮）。

【用法】上五味，以水800毫升，煮取300毫升，去滓，每次温服100毫升。

【功用】温阳利水。

【主治】脾肾阳虚，水气内停。小便不利，四肢沉重疼痛，腹痛下利，或肢体浮肿，苔白不渴。太阳病，发汗，汗出不解，其人仍发热，心下悸，头眩，身𥆧动，振振欲擗地。

【方义】本方为治疗脾肾阳虚，水气内停的主要方剂。水之所制在脾，水之所主在肾。脾阳虚，则湿积而为水；肾阳虚，则聚水而从其类。治宜助阳行水。方中附子温肾暖土，以助阳气；茯苓健脾渗湿，以利水邪；生姜温阳祛寒，温散水气；白术健脾燥湿；白芍缓急止痛。五味相配，既能温补脾肾之阳，又可利水祛湿。故适用于脾肾阳虚、水湿内聚所产生的诸症。

【方名释】

1. 真武说

我国古代天文学家将黄道（太阳和月亮所经天区）的恒星分成为二十八个星座，即二十八宿。二十八宿按照东、南、西、北又分成四个区域，每个区域则有七宿，如果再把七宿连缀在一起，就出现了古人认为是十分吉祥的四种动物图案。《书·传》曰："四方皆有七宿，可成一形。东方成龙形，西方成虎形，皆南首而北尾；南方成鸟形，北方成龟形，皆西首而东尾"。这四种动物图形就称为"四象"。

到春秋战国时期，五行学说盛行，"四象"便分别备上了五方、五色。这就成了东方青龙，南方朱雀，西方白虎，北方玄武。其中北方玄武就代表了在北方天区中的斗、牛、女、虚、危、室、壁七宿。

北方玄武七宿，类似龟、蛇的形象。在《楚辞·远游》洪兴祖补注中说："玄武，似龟蛇。位在北方，故曰玄。身有鳞甲，故曰武"。朱熹在《朱子语类》中说："玄，龟也；武，蛇也。此本虚、危星形似之。"《后汉书·王梁传》："《赤伏符》曰：王梁主卫作玄武。"李贤注云："玄武，北方之神，龟蛇合体"。又曰："玄武，水神之名。"

至宋代，道教盛行。宋人赵彦卫在《云麓漫钞》中说："祥符间，避圣祖讳，始改玄武为真武。"祥符，是宋真宗赵恒的年号。这里是说，宋真宗曾梦见道教大神、圣祖赵玄朗降天书给他。于是真宗下诏曰："圣祖名：上曰元（玄），下曰朗，不得斥犯"。因此，改玄武为真武，并建真武堂。宋·高承《事物纪原》中说："营卒有见龟蛇者，军士因建真武堂。二年闰四月，泉涌堂侧，汲不竭，民疾疫者，饮之多愈。"真宗听后，下诏就地建观，赐"祥源"，封玄武为"真武灵应真君"。从此，真武一直为后世所沿用。

元代，元世祖忽必烈至正四年，在大都（北京）建营房时，又有龟蛇出现，诸臣曰："国家受命朔方，上值虚、危（二宿），其神玄武，其应龟蛇，其德惟水，水胜火，国家其尽有宋乎！"那时，南宋还占据着半壁江山，为了统一天下，忽必烈下诏建大昭应宫，以祀真武。到元成宗铁穆耳时，又加封真武为"元圣仁威玄天上帝"，为北方最高神。

迄明，成祖朱棣加封真武为"北极镇天真武玄天上帝"，并在北京建真武庙（即今显佑宫），真武"披发黑衣、仗剑蹈龟蛇，从者执黑旗"的威武形象便屹立于庙中。明·刘效祖撰写的《重修真武庙碑记》中说："缘内府乃造作上用钱粮之所，密迩宫禁之地，真武则神威显赫，祛邪卫正，善除水火之患。"由于这个原因，所以在明清时各地及官府内都设有真武庙（堂）。就是一般的商贾也都供奉真武，取以水避火，防止火灾之意。

2. "真武汤"名释

"真武汤"一方，源出于张仲景《伤寒论》。考宋人赵彦卫"祥符间，避圣祖讳，始改玄武为真武"之说，届张仲景时当为"玄武汤"。今所传《伤寒论》真武汤，乃为宋本第316条之原文，已为真宗改玄为真。真武汤，为温阳利水之剂，以治脾肾阳虚、水气内停等证。故赵羽皇在《名医方论》中说："真武一方为北方行水而设。"真武，北方之水神，"其德惟水"，取镇水之义，故以"真武"而名之。

# 致 和 汤

【出处】《霍乱论》

【组成】北沙参12克，枇杷叶9克，鲜竹叶9克，生甘草1.8克，生扁豆12克，陈木瓜3克，金石斛12克，麦冬9克，陈仓米12克。

【用法】水煎服。

【功用】健脾和胃，养阴生津。

【主治】霍乱后，津液不复，喉干舌燥，小水短赤。

【方义】霍乱，多因感受时邪或由饮食不洁所引起。一般起病急骤，上吐下泻，或有腹痛。由于吐泻之后，津液耗伤，所以在霍乱后出现喉干舌燥、小水短赤的现象。治则宜养阴生津，健脾和中，以善其后。方中沙参、麦冬、石斛滋养阴液，生津润燥；枇杷叶、白扁豆、木瓜、陈仓米和胃降逆，化湿健脾；竹叶清心除烦，生津利尿；甘草和胃、缓急、止痛。诸药共用，以奏养阴生津、健脾和胃之效。

【方名释】"致和汤"主要用于治霍乱后，津液不复诸症。霍乱一证，是由于感受时邪或饮食不慎，郁遏中焦，使脾胃受伤，运化失常，清浊相干，乱于肠胃所致。本方虽用于霍乱后，但毕竟津液未复，故用本方养阴生津，健脾和胃，以使脾胃运化功能重新达到和顺。

致和，就是达到和顺的意思。致，即是达到。致和一语，出自《中庸》："中也者，天下之大本也；和也者，天下之达道也。致中和，天地位焉，万物育焉。"这里是讲，中，是天下的根本；和，是贯通天下的原则。达到中和的境地，天地就能正常运行，万物都能生长发育，事情也就太平了。

本方因具有使"挥霍缭乱"的霍乱，重新达到和顺、太平的功效，故本方以"致和汤"而命名。


# 逍 遥 散

【出处】《太平惠民和剂局方》

【组成】甘草（炙微赤）15 克，当归（去苗，锉，微炒）、茯苓（去皮，白者）、芍药（白）、白术、柴胡（去苗）各 30 克。

【用法】上为粗末，每服 6 克，用水 300 毫升，加烧生姜 1 块，薄荷少许，同煎至 210 毫升，去滓热服，不拘时候。

【功用】疏肝解郁，健脾养血。

【主治】肝郁血虚，五心烦热，或往来寒热，肢体疼痛，头目昏重，心悸颊赤，口燥咽干，胸闷胁痛，减食嗜卧，月经不调，乳房作胀等。

【方义】逍遥散为抑肝扶脾、两调肝脾的常用方剂。肝藏血，主疏泄，性喜条达；脾主运化，为气血生化之源。若情志不畅，肝失调达，则肝气郁结，肝郁则横逆克脾，使脾失健运，气血来源告乏，不能濡养肝体，于是导致肝郁血虚、脾失健运。治宜疏肝解郁、健脾养血。故方中以柴胡疏肝解郁；当归、白芍养血柔肝；白术、茯苓健脾去湿；炙甘草益气补中、缓肝之急；生姜烧过温胃和中，薄荷少许助柴胡以疏肝。诸药合用，使肝郁得解，血虚得养，脾虚得补而诸症自愈。

【方名释】本方名"逍遥散"，逍遥，即安闲自得的样子。俗语谓"逍遥自在"，就是言无拘无束，自由自在。《诗经·清人》，是一首描写戍守防地将士生活的诗篇，其中有"二矛重乔，河上乎逍遥"的诗句，这是写将士们手执装饰着野鸡毛的长矛，在河上逍遥自在，优游自得。

《庄子·逍遥游》中曰："何不树之于无何有之乡，广莫之野，彷徨乎无为其侧，逍遥乎寝卧于下。"逍遥，在这里也是指安闲自得，自由自在。至于"逍遥游"一词，其含义则是绝对自由，庄子《逍遥游》的全篇主旨也正是论证绝对自由。他要人们与人无争，与物无忤；超脱现实，与万物混为一体；以浮游于超形象、超空间的"无何有之乡"。在《逍遥游》郭注中说："夫大小虽殊，而放于自得之场，则物任其性，事称其能，各当其分，逍遥一也。"总之，《逍遥游》全篇反映了庄子要求绝对自由，以逍遥至乐，万物贵任性自然的思想。

逍遥之名，是医家借鉴道家"逍遥"思想的反映，借逍遥以喻本方之功效，即在于使抑郁着的肝得到自由，并使之安闲自得，逍遥自在。名为"逍遥"，其原因正在这里。这点，许多医家的看法是一致的。费伯雄在《医方论》论述"逍遥散"时说："五脏惟肝为最刚，而又于令为春，于行为木，具生发长养之机，一有拂郁，则其性怒张，不可复制。此于调养中，寓疏通条达之法，使之得遂其性而诸病自安。"张秉成《成方便读》："夫肝属木，乃生气所寓，为藏血之地，其性刚介，而喜条达，必须水以涵之，土以培之，然后得遂其生长之意，若七情内伤，或六淫外束，犯之则木郁而病变多矣。此方……以顺肝之性，而使之不郁。"赵羽皇《名医方论》："盖肝性急善怒，其气上行则顺，下行则郁，郁则火动而诸病生矣。……经云；木郁则达之。遂其曲直之性，故名曰逍遥。"曲直为木的特性，曲即弯曲，直则不弯曲。曲直是指肝木生长、升发、条达、舒畅的特性。

"逍遥散"，是为疏肝解郁、健脾养血而设。肝，为藏血之脏而主疏泄，且肝为刚脏，性善条达而恶抑郁。若肝气郁结，则会病变多端。故用本方顺其肝之性，使其条达疏泄、曲直自如。这样，木郁得解，诸病自愈，肝及至于人，得以逍遥，故名曰"逍遥散。"

# 氤　氲　汤

【出处】《谦斋医学讲稿》

【组成】大豆卷 6 克，藿香 9 克，佩兰 9 克，青蒿 6 克，焦栀皮 6 克，连翘 9 克，滑石 15 克，通草 3 克，郁金 6 克，菖蒲 3 克。

【用法】水煎服。

【功用】清热化湿，宣气透痦。

【主治】湿温，发热身痛，热势起伏，汗出不解，胸脘痞闷，呕恶便溏，颈、项、腹部等处见白痦，舌苔黄腻，脉濡数。

【方义】凡温病外发白痦，必然是兼有湿热为患，因此白痦多见于湿温。白痦是一种细小的表面隆起的白色疱疹，这是由于湿热之邪留恋气分，淹滞不解，郁蒸肌肤，蕴酿而成。则治宜清热化湿，宣气透瘩。方中大豆卷、藿香、佩兰芳香化湿，透邪外出；青蒿、青栀皮、连翘、滑石清表里之热；菖蒲、郁金调正气机，而散内湿；通草淡渗湿热。全方具有上下内外分消的作用，适用于湿温出现的白瘩，并见有上述诸症者。

【方名释】本方名为"氤氲汤"。氤氲，亦作绷缊。《易·系辞下》："天地绷缊，万物化醇。"《白虎通·嫁娶》篇引《易》为："天地氤氲，万物化醇。"是说天地二气交融，密结在一起，最后变化为万物的形体。氤氲，就是指阴阳二气交会和合的状态，或谓气极盛貌。

白瘩常见于湿温，这是由于汗出不彻，湿热郁蒸所致。白瘩的临床诊断意义主要在于辨别病邪性质及津气盛衰情况。白瘩出现，虽为湿热外达之象，然而人体气液必当受损。陈光淞说："此湿温流连气分日久，失于开泄，始发此种白瘩，所以为邪虽出而气液枯"。是以用本方化湿养阴，清宣肺气，使其气体充盛，氤氲和合，从而气宣瘩透，故名以"氤氲汤"。

# 息 贲 汤

【出处】《三因极一病证方论》

【组成】半夏（汤洗七次）、吴茱萸（汤洗）、桂心、人参、炙甘草、桑白皮（炙）、葶苈子（炙）各75克。

【用法】上为锉散。每服12克，用水220毫升，加生姜7片，红枣2枚，煎至160毫升，空腹时服。

【功用】清肺降气，平喘散结。

【主治】肺之积，在右胁下，大如覆杯，久久不愈，洒洒寒热，气逆喘咳，发为肺痈，脉浮。

【方义】肺之积：名曰"息贲"，为古病名。其表现为气逆上奔，呼吸急促，右胁下有覆杯样块状物，发现恶寒，胸闷呕逆，咳吐脓血，久病可发为肺痈。方中半夏燥湿化痰，降逆止呕，消痞散结；吴茱萸散寒止痛，疏肝下气；桑白皮清肺消痰而降气平喘；葶苈子，《药性论》云"疗肺壅上气咳嗽，除胸中痰饮"。大凡治积，须攻补兼施，使正气渐复，则邪气自衰。故用人参补脾益肺，大补元气，《用药法象》："人参甘温能补肺中元气，肺气旺，则四脏之气皆旺，精旺而形自盛"。桂心，补火助阳，益阳消阴，以温通经脉，调和气血。诸药同用以共行清肺下气、平喘散结之效。

【方名释】"息贲汤"是为治疗肺之积——息贲而设，故依其功效命名为"息贲汤"。

息贲，亦作息奔。古时贲、奔通用。故息贲，即为或息或奔。《难经·五十六难》曰："五脏之积，各有名乎。……肺之积，名曰息贲，在右胁下，覆大如杯。久不已，令人洒淅寒热，咳喘，发肺痈。"这里是讲，息贲者，为肺之积。右胁，是指肺的部位。因肺主皮毛，故见洒淅寒热。所谓或息或贲，居处无常者，则是由于肺主气，故其病时动时息。因息贲汤为治息贲而立，故名。

# 离 照 汤

【出处】《医醇剩义》

【组成】琥珀3克，丹参6克，朱砂1.5克，茯神9克，柏仁6克，沉香1.5克，广皮3克，青皮3克，郁金6克，灯心100厘米，姜皮1.5克。

【用法】水煎服。

【功用】养心安神，降气利水。

【主治】心胀、烦心、短气、卧不安。

【方义】本方为养血安神之剂，主治由心阳、心气虚衰所引起的心胀等症。心阳虚衰，可瘀阻血脉，使心脉气血运行不利而出现心胸憋胀。心气虚则神志浮动，躁扰不宁而出现心烦、短气、失眠等，若损及肾阳就可见尿少、水肿。故方中用琥珀、郁金活血祛瘀，清心安神；丹参、朱砂、茯神、柏子仁养心安神；沉香、陈皮、青皮理气调中；灯心除烦利水；姜皮和脾退肿。诸药以共奏养血安神、降气利水之功效。

【方名释】本方名为"离照汤"。其离照一语，系出自《易·离·象》，其曰："明两作，离。大人以继明照于四方。"

离，卦名。为八经卦之一，卦画作☲。《说卦传》说："离，丽也。"又说："离为火为日。"离卦之所以名离，程颐《易传》说："取其阴丽于上下之阳，则为附离之义，取其中虚，则为明义。"离卦的本象为日，日高悬于空中光芒四射，象附丽于天上，故谓："离，丽也。"《象》曰："明两作，离。大人以继明照于四方。"作，在这里有"起"的意思，指离卦卦体下离上离，离如日，是指太阳今天升起，明天又升起，继续不断，永远如此，故言"明两作"。大人，是指才德高尚的人，这些人效法"明两作"之象，并以其明而又明之德，永不间断地照临着天下四方。

"离照汤"一方，是为养心而设。心者阳脏，在五行中属性为火，通于夏气。《千金要方》："心主神，神者，五脏专精之本也；为帝王，监领四方。夏王七十二日，住在南方，离宫火也。"故"离照"，含有使丽日照临于"离宫"之义。

本方主治心胀。心胀，即指心前区憋胀疼痛。此证多由胸阳不振所致，若心阳虚衰，则温煦推动作用无力，就会出现心脉痹阻，血液运行不畅，而出现心胀憋闷疼痛。《类证治裁》中说："胸中阳微不运，久则阴乘阳位。"治则宜宣痹通阳。由于本方有使丽日重照离宫之效，故名"离照汤"。

# 浚 川 丸

【出处】《医学入门》

【组成】桑白皮、大戟、雄黄、茯苓、芫花、甘遂、商陆、泽泻、巴戟、葶苈各 15 克。

【用法】共为末。每服 3 克，五更时姜汤调下，醋糊为丸，每服 30 丸。

【功用】逐水消肿。

【主治】水肿。

【方义】水肿是指体内水液潴留，泛滥肌肤引起头面、四肢甚至全身浮肿的病证。其形成多与肺、脾、肾三脏功能障碍有关。治则应利尿逐水并兼以健脾温肾。方中大戟、芫花、甘遂、商陆均为峻下逐水之品，用之以逐水泻饮，消肿散结；葶苈、桑白皮利水消肿；茯苓、泽泻渗湿利水；巴戟温肾助阳，以消水肿；雄黄解毒燥湿。十味药同用，以共行消肿利水之功，故又名"十水丸"。

【方名释】本方名为"浚川丸"。其浚川一语系取自《书·禹贡》"禹别九州，随山浚川，任土作贡"之句。浚，含有疏浚、浚利、深挖的意思。《春秋·庄公九年》："冬浚洙。"《公羊传·庄公九年》："洙者何？水也。浚之者何？深之也。"所以，浚在这里有浚利畅通的意思。川，是指河流。浚川，即是深挖水道，使之畅通。

由于本方使用大队峻下逐水之剂，以利水消肿，犹如深挖水道，使之浚利通畅，故名为"浚川丸"。


# 资 生 汤

【出处】《医学衷中参西录》

【组成】生山药 30 克，玄参 15 克，於术 9 克，生鸡内金（捣碎）6 克，牛蒡子（炒、捣）9 克。

【用法】水煎服。

【功用】补脾健胃，润肺止咳。

【主治】劳瘵羸弱已甚，饮食减少，喘促咳嗽，身热，脉虚数者。亦治女子血枯经闭。

【方义】本方是近代医家张锡纯为治阴虚劳热所设制，故依其立方大旨说明之。张氏认为，脾胃健壮，则罕有患劳瘵者，所以应"补助其脾胃，使饮食渐渐增多，其身体自渐渐复原"。故方中用於术（浙江於潜所产之白术），以健脾之阳，脾土健壮，自能助胃；山药以滋胃之阴，胃汁充足，自能纳食；鸡内金为鸡之脾胃，其善化有形郁积。张氏说："方中以此三味，为不可挪移之品。"元参能去上焦及周身浮热，且其色黑，能补肾气，故以治劳瘵之阴虚者。牛蒡子体滑气香，能润肺又能利肺，与山药、元参并用，"以成安肺之功"。综观全方，有补脾健胃、润肺止咳之效，实为治阴虚劳热之良方。

【方名释】"资生汤"资生一语，出《易·坤》之《象传》。其文曰："至哉坤元，万物资生，乃顺承天。"这是释卦辞坤元之语，文中至，言大，至哉，有伟大的意思；坤，卦名，坤元，是称地道；万物，是指天地之间万物；资，是取的意思；生，则是指万物之生。所以，"万物资生"，就是言万物资取坤元而得以生。故《朱子类语》中说："万物资以始而有气，资坤以生而有形。气至而生，即坤元也。"张锡纯在释"资生汤"时说："易有之，'至哉坤元，万物资生'，言土德能生万物也。人之脾胃属土，即一身之坤也，故亦能资生一身。"于是张锡纯以"资生汤"命之为方名。

# 秦王九疸散

【出处】《千金翼方》

【组成】栀子仁、茜根、葶苈子、栝楼、秦椒、瓜蒂、石钟乳、凝水石、牡蛎、泽泻、白术各等分。

【用法】上十一味，随病所在加15克，捣末下筛。每次3克，日三次，稍加至6克，用米饮送下。

【功用】除疸。

【主治】九疸。

【方义】本方原载《千金翼方》卷十八，在《秦王九疸散》方下曰："胃疸，食多喜饮，栀子仁主之；心疸，烦心、心中热，茜根主之；肾疸，唇干，葶苈子主之；脾疸，尿赤、出少、惕惕恐栝楼主之；膏疸，饮少尿多，秦椒、瓜蒂主之；舌疸，渴而数，石钟乳主之；肉疸，小便白，凝水石主之；髓疸，目眶深、多嗜卧，牡蛎、泽泻主之；肝疸，胃热饮多水激肝，白术主之。"

黄疸一证，多由感受时邪，或饮食不节，湿热或寒湿内阻中焦，迫使胆汁不循常道所致。祖国医学据脏腑辨证，分为胃疸、心疸、肾疸等九疸，本方用一方统治九疸，却又随病所在脏腑将相应药加大剂量15克，其义尤妙。

【方名释】本方载于孙思邈《千金翼方》，是为治疗九疸而设，相传该方为秦王李世民所设制，故名。

秦王，指唐太宗李世民（公元599～649年）。隋末，李世民佐其父李渊起兵，平定四方，建立了唐朝。其父高祖即位后，封李世民为秦王，旋晋封为天策上将，位在诸王公之上。公元626年6月秦王发动了"玄武门之变"，杀死其兄李建成和他的四弟李元吉，掌握了朝政实权。8月秦王逼李渊禅位，尊太上皇。秦王从此即位称帝，改年号为"贞观"。李世民及嗣位，重用贤才，轻刑薄赋，海内升平，史称"贞观之治"。在位23年，于51岁崩，庙号太宗。

李世民聪明英武，兼通文学，对孙思邈（约581～682年）十分赏识，孙思邈也认为李世民是一位圣人。《新唐书·孙思邈传》中曰："（孙）密语人曰：'后五十年有圣人出，吾且助之。'太宗初，召诣京师，年已老，而听视聪瞭。帝叹曰：'有道者！'欲官之，不受。"说明他们之间有着异于寻常的交往。孙言九疸散为秦王李世民所传，故命名为"秦王九疸散"。

# 泰山磐石散

【出处】《景岳全书》

【组成】人参、黄芪、当归、川续断、黄芩各3克，川芎、芍药、熟地黄各2.4克，砂仁、甘草各1.5克，白术6克，糯米1撮。

【用法】上药用水300毫升，煎至210毫升，空腹时服。但觉有孕，三、五日常用一服，四月之后，方无虑也。

【功用】补气养血，益肾安胎。

【主治】妇人气血两虚，素有堕胎之患者。

【方义】本方证是由气血虚弱，胞宫不固，胎元失养，以致胎动不安，甚或流产。方中人参、黄芪、白术、炙甘草益气健脾以固胎元；当归、熟地、白芍、川芎补血调血以养胎元；续断合熟地益肝肾而保胎元；砂仁调气安胎；糯米补脾养胃；黄芩与白术合用有安胎之功。诸药配合，使气血调和，冲任得固，自无堕胎之患。

【方名释】《景岳全书·妇人规古方》中云："（徐）东皋曰：妇人凡怀胎二、三个月，惯要堕落，名曰小产。此由体弱，气血两虚。……惟泰山磐石散、千金保孕丸二方，能夺化工之妙，百发百效，万无一失。"泰山，山名，在山东省中部，世以为五岳中之东岳，亦称泰岱、岱岳等。古代帝王常在这里举行封禅大典。郦道元说："王者封禅于其山，示增高也，有金策玉检之事焉。"磐石，谓既扁又厚的大石，亦称盘石，比喻稳定坚固。《古诗为焦仲卿妻所作》诗中云："君当作磐石，妾当作蒲苇。蒲苇韧如丝，磐石无转移。"即言丈夫对妻子的感情应如磐石一样，坚固稳定，忠贞不二。

泰山磐石散，主要用于素有堕胎之患者，所以用本方以固胎元，而其固胎之效，犹如泰山上的磐石那样，故取名为"泰山磐石散"。

# 十 一 画

## 琅 玕 散

【出处】《圣济总录》

【组成】寒水石（研细成粉）120 克，青黛（研）4 克，马牙硝（研细）7.5 克，硼砂（研细）3 克，龙脑（研细）7.5 克。

【用法】上五味共同研令极细。每用 0.8～1.5 克，食后、临卧时掺于咽喉中。

【功用】清热泻火，散肿止痛。

【主治】脾胃客热，唇肿生疮，饮食妨闷。

【方义】若脾胃客热，热气熏蒸，就会出现牙龈肿痛、口舌生疮等症，故当清热泻火。方中寒水石、冰片清热泻火；朴硝泻热润燥；青黛、硼砂清热解毒兼以消肿。五味同用，以共行清热泻火、散肿止痛之效。

【方名释】琅玕一语，见于《尚书·禹贡》篇，其曰："厥贡惟珠、琳、琅玕。"珠，指美玉；琳，指美石；琅玕，是指像珠子一样的美玉。全句是讲，贡物都是一些美玉、美石和珠宝。三国时，曹植《美女篇》诗曰："攘袖见素手，皓腕约金环，头上金爵钗，腰佩翠琅玕。"这里琅玕即指似珠的美玉。我国古代神话中也有"琅玕"的传说。传说古时有一种仙树，叫做琅玕，其果实如珠。《山海经·海内西经》载："服常树，其上有三头人，伺琅玕树。"是说有一种树叫服常树，上面有一个长着三个头的人，在那里伺察着附近琅玕树的动静——因为树上的琅玕是为凤凰准备的最好食品。所以明代刘基在《江上曲》诗曰："琅玕不是人间树，何处朝阳有凤凰。"

"琅玕散"方中，寒水石为矿物芒硝的天然结晶，马牙硝则是芒硝加工粗制的结晶；硼砂亦为硼砂矿石提炼而成；龙脑冰片为龙脑香加工所得的结晶；青黛是从菘兰等叶中色素加工制取的。凡此五味，皆为晶体，类似如石、如珠、如玉的琅玕，故方以"琅玕"而名之。

# 黄 龙 汤

【出处】《伤寒六书》

【组成】大黄、芒硝各3克，枳实、厚朴、人参、当归各2.4克，甘草2克。

【用法】以水400毫升，加生姜3片，大枣2枚，煎之，然后加桔梗，煎一沸，热服。

【功用】扶正攻下。

【主治】肠胃燥热，气血两虚。下利清水，神昏谵语，腹痛拒按，身热而渴，神疲少气，舌苔焦黄或焦黑，脉沉细数者。

【方义】本方主治阳明腑实证而又见气血两虚者。故以此方扶正攻下，方中以大承气汤之大黄、芒硝、枳实、厚朴荡涤胃肠实热，急下存阴；人参、当归双补气血，扶正去邪；肺与大肠相表里，桔梗宣肺气而通大肠；生姜、大枣、甘草和胃气兼调诸药。众药同用，以共行扶正攻下之功。

【方名释】本方选自明代陶华撰写的《陶氏伤寒全书》，是为治疗里热实证兼气血虚弱者而设。里热实证是由于寒邪化热入里、化燥伤津，致使胃中燥屎结实不通。若攻之，虑及素体气血不足；若补之，尚恐邪毒益加炽盛。故吴又可在《温疫论》中说："攻不可，补不可，补泻不及，两无生理。不得已勉用陶氏黄龙汤。"

方名"黄龙"者，言本方之功效。并取龙能兴云致雨为喻，使阴液充足以润燥竭之胃土，故名。黄龙，在这里有两个含义，一则曰黄，二则言龙。黄，即黄色。在《周易》中，黄既代表土之色，表示坤；又代表中之色，表示中。所以中医学常常用黄、土、中、坤表示脾胃。龙《易·文言》曰"云从龙"、"时乘六龙，以御天也，云行雨施，天下太平"，即言龙能兴云，云兴就可以致雨，以利济天下。

方名为"黄龙"者，即是取龙能兴云致雨以润燥土之意而命名。故《张氏医通》中说："汤取黄龙命名，专攻中央燥土，土既燥竭，虽三承气萃集一方，不得参、归鼓舞胃气，焉能兴云致雨？或者以为因虚用参，殊不知参在群行剂中，则迅扫之威愈猛，安望其有补益之力欤？"

# 黄 芽 丸

【出处】《景岳全书》

【组成】人参60克，焦干姜9克。

【用法】上药为末，炼白蜜为丸，如芡实大，常嚼服之。

【功用】益气温中。

【主治】脾胃虚寒，或饮食不化，或时多胀满泄泻，吞酸呕吐。

【方义】脾主运化，胃主受纳，若脾胃失于温煦，则中阳不振，腐熟无力，而出现上述诸症。治宜温中健脾。方中人参大补元气、补益脾气；焦干姜温中止呕。故二者配伍，常常适用脾气不足又兼虚寒之证。

【方名释】"黄芽丸"一方，为健脾益气而设。其"黄芽"一语，出自道家，是指初炼成的丹，由坎、离相交，元精、元神结合而成。故宋·张伯端在《悟真篇》中云："甘露降时天地合，黄芽生处坎离交。"

《云笈七签》云："黄芽是长生之圣药，牙为万物之初也，缘因白被火变色黄，故名黄芽。"又曰："若要长生，须服五色铅汞、丹砂、黄芽之药。"《还丹五行功论图》曰："绵绵不断谓之黄芽，变化无穷谓之丹砂。"《道藏·道门功课》曰："上药身中精气神，人人共足匪亏盈，能知混合回中术，金鼎黄芽日日生。"东汉·魏伯阳《周易参同契·姹女黄芽章》曰："河上姹女，灵而最神，得火则飞，不见尘埃，鬼隐龙匿，莫知所存。欲将制之，黄芽为根。"这里是讲炼丹时以真铅制汞的道理。姹女，指汞，属于离火，其性最灵最神，不易摄伏，只有坎中黄芽才能克制。黄为中黄之气，芽为初动之萌，黄芽者即指真铅，属于坎水。故道家谓，黄芽是水中之铅华，坎中之戊土。段式成诗曰："姹女不愁难管领，斩新铅里得黄芽。"

《钟吕传道集》："龙虎相交而变黄芽，柚铅炼汞而成大药。"所言龙虎铅汞，均指炼丹时的铅汞。后来逐渐衍化成铅指肾中所藏之真气，（或称婴儿），汞指阴精所合之真精，又称姹女。《参同契考异》朱子语录曰："《参同契》所言龙虎铅汞之属，只是互换其名，其实只是精气两者而已。精，水也，坎也，龙也，汞也；气，火也，离也，虎也，铅也。"《参同契集解》曰："求仙不识真丹汞，闲读丹书千万遍。盖丹药所谓丹汞皆比喻也，在学者触类而长之耳，不当舍吾身而外求也。"所以龙虎、铅汞、坎离、水火等名，只不过是阴精、阳气之别名，并无他义。

道家认为，脾居中央，扬威八方，脾胃一家，心、肾"灵根"及命门"玉都"都有赖于脾胃水谷之气的灌溉濡养，使阴阳二气交会于戊己之宫，这样人就可以长生。所以《黄庭内景经》说："神明八威正辟邪，脾神还归是胃家，溉养灵根不复枯，闭塞命门保玉都。"正是这样，道家以"黄芽为坎中之戊土"，又为长生之圣药。故张景岳将这一健脾之剂，取名为"黄芽丸"。

# 清 宁 散

【出处】《幼幼集成》

【组成】桑白皮（蜜炒）、甜葶苈（微炒）、赤茯苓（醋炒）、车前子（炒）、炙甘草（减半）。

【用法】右为细末，每服 1.5 克，生姜、大枣煎汤调服。

【功用】清热泻肺，止咳化痰。

【主治】肺热咳嗽。症见咳嗽阵作，痰稠难咯，发热口渴、小便短赤等。

【方义】《幼幼集成》："治心肺有热，而令咳嗽，宜从小便利出。咳而喉中介介有声，面赤发热，心烦或咽喉痛，声哑者，此肺病兼见心证，宜清宁散。"是以方中用桑白皮、葶苈子、车前子泻肺平喘，利水化痰；赤茯苓渗湿利水；炙甘草补中缓急。诸药同用，以奏清泻肺热、化痰止咳之效。

【方名释】"清宁散"一方，载于清·陈飞霞撰写的《幼幼集成》一书。清宁，取自《老子》"天得一以清，地得一以宁"之义。

《老子·第三十九章》："昔之得一者：天得一以清，地得一以宁……"一即指道，严灵峰在《老子达解》中说："一者，道之数。得一犹言得道也。"这句话的意思是，从来凡是得到一的：天得到一而清明，地得到一而宁静。故清代黄鷟来诗曰："天地贵得一，清宁以定位。"说明"清宁"表示清明宁静，而且含有清静、安静的意思。如，《清平山堂话本》中说："阿弥陀佛念几声，耳伴清宁到零利。"又如，郭沫若在《论中德文化书》中说："然而自然界之秩序，永远保持数学的严谨，那又是何等清宁的状态？"

"清宁散"，主要是为治疗肺热咳嗽而设。肺者，"其属则位西方金，其配则为秋令，秋则气化清肃，万物以成遂。"（见《杂病源流犀烛》）故肺有清肃而下行的特性，是谓肺主清肃。《临证指南医案》中说："肺为呼吸之橐龠，位居最高，受脏腑上朝之清气，禀清肃之体，性主乎降，又为娇脏，不耐邪侵，凡六淫之气，一有所著，即能致病。其性恶寒、恶热、恶燥、恶湿，最恶火风。邪著则失其清肃降令，遂痹塞不通爽矣。"肺职司肃清，且其形质"虚如蜂窠"，轻清肃静而不容异物，为"清明宁静"之脏。一旦热邪所著，则会"失其清肃降令"。本方具有清泻肺热，使之清宁之效，故方以"清宁散"名之。

此外，《直指小儿方》有"清宁散"主治略同；《医级》亦有"清宁膏"主治肺受火刑，咳嗽等症。

# 清　空　膏

【出处】《兰室秘藏》

【组成】川芎15克，柴胡21克，炙甘草45克，黄连（炒）、防风、羌活各30克，黄芩90克（去皮，锉，一半酒制，一半炒）。

【用法】上为细末，每次6克，入茶少许，汤调如膏，临卧时抹在口内，用少许白开水送下。

【功用】疏风散热，化湿止痛。

【主治】偏正头痛，年久不愈；及风、湿、热上壅损目，脑痛不止者。

【方义】凡感受风、湿、热诸邪后，邪气就由表侵袭经络，上犯巅顶，使清阳之气阻遏络道，而致头痛。治当疏风散邪。方中川芎，秉升散之性，祛风而能止痛，故为治头痛之要药；羌活、防风祛风胜湿止痛；柴胡能升清阳之气，与甘草合用可透表泄热；黄连、黄芩清热燥湿。诸药同用，以共行疏风散热、清化湿邪之效。

【方名释】本方名为"清空膏"。清者、明也；空，指太空，清空即为清明的天空。大诗人苏轼在《开先漱玉亭》诗曰："乱沫散霜雪，古潭摇清空。"清空，即指天空。

《易·说卦》中曰："乾为首。"这就是讲，乾为天，天高在上；人首也在上，所以乾又为首，故言头为天象。头者，天之象，为诸阳之会，六腑清阳之气，五脏精华之血，都聚会于此。因此不论外感诸邪，或内伤诸不足，或瘀阻其经络，脑失所养，皆侵扰清空，阻抑清阳之舒展而发生头痛之症。故当以本方疏风散邪，使清空清阳得以舒畅，而头痛自止。正由于头为天象，亦称清空，而本方又是为治头痛而设，故取以"清空"命名。

# 清 音 丸

【出处】《古今医鉴》

【组成】诃子 9 克，木通 6 克，桔梗、甘草各 9 克。

【用法】上药锉碎。水煎，用生地黄捣烂，入药同服。

【功用】清润滋阴，利咽开音。

【主治】声音不清。

【方义】声音不清，是指语音嘶哑不清。《直指方》："肺为声音之门，肾为声音之根。"于此可知，失音与肺肾有密切的关系。故方中用诃子清肺利咽开音；桔梗宣肺利咽开音；甘草润肺兼利咽喉；木通清利湿热，导热下行。由于肾水不足，阴液不能上承，故加入生地清热养阴兼以生津。诸药共用，以奏清润滋阴、利咽开音之效。

【方名释】"清音丸"之清音，即谓清越的声音。《淮南子·兵略训》："夫景不为曲物直，响不为清音浊。"唐代诗人张文姬在其《沙上鹭》诗中亦云："沙头一水禽，鼓翼扬清音。"又如，郁达夫在《沉沦》中说："这幽谷深深，全充满了她的歌唱的清音。"以上说明，清音就是指清亮的声音。因本方具有利咽开音之效，能够使不扬之音变为清亮的声音，故名"清音丸"。

# 清 宫 汤

【出处】《温病条辨》

【组成】元参心9克，莲子心1.5克，竹叶卷心6克，连翘心6克，犀角尖（磨、冲）6克，连心麦冬9克。

【用法】水煎服。

【功用】清心解毒，养阴生津。

【主治】外感温病，发汗而汗出过多，耗伤心液，以致邪陷心包，发热，神昏谵语者。

【方义】《温病条辨·上焦篇》十六："太阴温病，不可发汗，发汗而汗不出者，必发斑疹，汗出过多者，必神昏谵语。……清宫汤主之。"方中犀角、元参清心解毒养阴为君；连翘、竹叶卷心以清心热为臣；莲子心、连心麦冬补养心肾之阴，共为佐使药。诸药合用，共成清热养阴之功。

【方名释】"清宫汤"一方载于吴鞠通《温病条辨》中，为治太阴温病而设。

"清宫"一语，见于《史记·孝文本纪》："乃使太仆婴与东牟兴居清宫，奉天子法驾，迎于代邸。"文中所言清宫，即为清理宫室的意思。古代行幸所至，必先令人检查起居宫室，使其清静安全，以防止发生意外，称为清宫。

本方方名言"清宫"者，同清心之意。吴鞠通曰："此咸寒甘苦法，清膻中之方也。谓之清宫者，以膻中为心之宫城也。"心为君主，心包络在心的外围，简称心包，亦称膻中，是包在心脏外面的包膜，像心的宫城一样，具有保护心脏的作用。赵献可在《医贯》中说："心之下有心包络，即膻中也，像如仰盂，心即居于其中。"《血证论》亦说："包络者，心之外卫，心为君主之官，包络即为臣。"由是说明，清宫就是清理心宫之热邪，并能够使热邪向外透达而解，故名为"清宫汤"。

"清宫汤"一方其要旨在于清心养阴，是以方中诸药，用法独特，皆多取心。吴鞠通在释其方论时说："俱用心者，凡心有生生不已之意，心能入心，即为清秽浊之品，便补心中生生不已之生气，救性命于微芒也。火能令人昏，水能令人清，神昏谵语，水不足而火有余，又有秽浊也。"

# 清 震 汤

【出处】《素问病机气宜保命集》

【组成】升麻 30 克，苍术 30 克，荷叶 1 个全者。

【用法】右为细末，每服 15 克，水 150 毫升，煎 100 毫升温服后，或烧全荷叶一个，研细调煎药服，亦妙。

【功用】除湿化痰，清热解毒。

【主治】雷头风。

【方义】雷头风一证，多因湿热酒毒挟痰上攻所致。其症见头痛如雷鸣，头面起核或肿痛红赤，头面疙瘩，憎寒拘急，发热，状如伤寒。故方中用升麻发表升阳，清热解毒；苍术辛散温燥，以祛风湿；荷叶升阳利湿。三药配合，以成清热解毒、除湿化痰之功。

【方名释】本方为金·刘完素《素问病机气宜保命集》引《太平惠民和剂局方》，又名升麻汤。

刘完素曰："夫雷头者，诸药不效，为与证不相对也。夫头者，震卦主之，震仰盂，故予制药内加荷叶，谓象其震之形，其色又青，乃述类象形也。"

雷头风，是指头面部感染所引起的头痛。因自觉头痛并伴有雷鸣声响，故名雷头风。《易·说卦传》曰："震为雷。"雷亦为震卦之卦义。震卦（☳）是一阳生于二阴之下，这样必然会动而上进，故言震卦为震动；同时，二阴又压迫着一阳的上进，这样阴阳之间又会相互激荡而有声，故又言震为雷。由是刘完素说："夫头者，震卦主之。"震有仰盂之形（☳），于是"述类象形"，在方中加入禀有震卦之体的荷叶一个，以治雷头。荷叶，其色青，其形仰，其中空，象震卦之体，为诸药之舟楫。李东垣在《内外伤辨》中亦说："荷叶之一物……其主意用此一味为引用，可谓远识深虑，合于道者也。"

由上说明，立方者宗雷头为震卦所主之旨，选用了具有震卦之象的荷叶，以清雷头风证，故方名以"清震"名之。

# 清离定巽法

【出处】《时病论》

【组成】连翘9克，竹叶4.5克，细生地12克，元参9克，甘菊花3克，冬桑叶9克，钩藤12克，宣木瓜3克。

【用法】井华水煎服。

【功用】舒筋宁搐、清热定风。

【主治】昏倒抽搐，热极生风之证。

【方义】本方载于清·雷丰《时病论·卷四》治疗暑病"拟用诸法"中。雷丰说："暑风者，须臾昏倒，手足遂抽。"故用连翘、竹叶以清其热；热甚必伤阴，故用细生地、元参，以保其阴；菊花、桑叶平其肝木而定风；钩藤、木瓜，舒其筋而宁抽搐。

【方名释】本方乃《时病论》为治疗暑风而设。雷丰曰："暑风之病，良由暑热极盛，金被火刑，木无所畏，则风从内而生……夫木既化乎风，而脾土未尝不受其所制者，是以卒然昏倒，四肢搐搦，内扰神舍，志识不清，脉多弦紧或洪大，或滑数。总当去时令之火，火去则金自清，而木自平，兼开郁闷之痰，痰开则神自安，而气自宁也。拟用清离定巽法。"《易·说卦传》曰"离为火"、"巽为风"。本方以清火定风为治，故名为"清离定巽"。雷丰亦曰："今曰清离定巽，即清火定风之谓也。"

# 勒马听徽丝

【出处】《医宗金鉴》

【组成】白砒（末）0.3克，麝香（末）1克，青绵（撕碎）、青黛（飞、末）各30克。

【用法】用香油将上药拌匀。同时先以清米泔水漱口，次用镊尖将丝挑少许，塞于牙根缝内，每日换药三次。

【功用】清热解毒，消肿蚀腐。

【主治】走马牙疳，牙缝黑腐不尽，及有腐烂深坑者。

【方义】症见牙根作烂，随变黑腐，臭秽难闻，且发病急骤者，为之走马牙疳，此证多因积火热毒而成。故方中用青黛清热解毒，凉血消肿；以白砒"蚀痈疽败肉"；麝香活血散结；青绵即丝绵，能止血消疮。诸药同用，以共行清热解毒、消肿蚀腐之功效。

【方名释】"勒马听徽丝"一方，主治走马牙疳。其方名，运用了形象的比喻，谓只要控制住马头络衔，就能够逢凶化吉，治愈牙疳，而听到佳音，故名。

勒，即马头络衔，俗称带嚼子的马勒头。《说文·革部》段注曰："络其头而衔其口，可控制也。"即言，勒紧缰绳以止住牲口。清·纪昀在《阅微草堂笔记》中说："幸道力原深，故忽迷忽悟，能勒马悬崖耳。"徽，原意是指有三股纤纠合在一起的绳子。这里是指琴徽，琴徽就是系弦之绳。清·朱骏声在《说文·通训定声》中说："琴轸系弦之绳为之徽，后人乃以琴面识点为徽。"识点，是标识鼓琴时抚抑之处。朱熹曰："盖琴之有徽，所以分五声之位，而配以当位之律，以待抑按而取声。"嵇康在《琴赋》中亦曰："弦以园客之丝，徽以钟山之玉。"以上说明，徽就是琴上的"识点"，丝即琴弦，徽丝即统指琴音、徽音。明·陈汝元《金莲记》："听缥缈徽音消俏，似求凤声韵好。"这里，徽音又指佳音。

走马牙疳，为癣疾积火，余毒上攻所致，其发病迅速，若如"走马"。故将方中药物比作马头络衔，能够控制走马牙疳，犹如听到牙疳治愈的徽丝佳音，故名"勒马听徽丝"。

# 梅花点舌丹

【出处】《外科全生集》

【组成】没药、硼砂、藤黄、熊胆、乳香、血竭、葶苈、大冰片、沉香各3克，蟾酥、麝香各6克、珍珠9克、朱砂、牛黄各6克。

【用法】上药各制为末，将蟾酥用人乳化开，入末和捣，为500丸，如绿豆大，金箔为衣。凡红肿痈疖初起，取1丸，入葱白内打碎，用酒吞，盖暖取汗，六小时后毒消而愈。

【功用】清热解毒，消肿生肌。

【主治】疔毒恶疮，无名肿毒，红肿痈疖，乳蛾，咽喉肿痛。

【方义】疔毒恶疮，多由火热之毒为病，疮形如粟，坚硬根深，如钉丁之状，故名疔疮。其发病迅速，且易走黄，故当及时治疗。所以方中用冰片、硼砂、藤黄、蟾酥、熊胆、牛黄、朱砂诸药清热解毒、防腐消肿；用乳香、没药、麝香等活血止痛；血竭、珍珠能收敛生肌；沉香行气可破癥癖；葶苈破坚以消积聚。诸药合用，以共奏清热解毒、消肿生肌之效。

【方名释】"梅花点舌丹"一方，为治疗疔疮及无名肿毒而设。因方中用梅花冰片诸药，以消除生长在皮肤外之疔疮肿毒，故名。

"梅花点舌丹"包含着有三个意思。梅花，即指方中所用的梅花冰片。冰片为植物龙脑香树脂的加工品。《纲目》："龙脑者，因其状加贵重之称也。以白莹如冰，及作梅花片者良。故俗呼为冰片脑或云梅花脑。"点，含有灭或点注的意思。《尔雅·释器》："灭谓之点。"古人在修改文章时，将不需要的字抹去，即称为"点"。《后汉书·祢衡传》："衡揽笔而作，文无加点。"唐·孙思邈《千金宝要·疮痈痛肿》："艾蒿一担，烧作灰，于竹筒中淋取汁，以一二合和石灰如面浆，以针刺疮中，至痛，即点之，点三遍，其根自拔。"这里的点，就有点注的意思。舌，这里指器物的延伸部分，又称舌状物。《诗·大东》："维南有箕，载翕其舌。"言南方的簸箕星，其舌伸的很长。俗谓帽舌、鞋舌、火舌，均指延伸部分。上述三点，说明本方用梅花冰片等，能够消灭"外伸"于肌肤以外的如钉之疮，是以取名为"梅花点舌丹"。

# 屠 苏 酒

【出处】《肘后方》

【组成】大黄 37.5 克，川椒 37.5 克，白术 22 克，桂心 22 克，桔梗 30 克，乌头 7.5 克，菝葜 15 克。

【用法】上药切细，以绢囊包贮，十二月晦日正中时悬至井中至泥，正月朔旦取药，置酒中，煮数沸，先从小量饮起，多少不拘。

【功用】预防瘟疫。

【主治】时疫瘟瘴。

【方义】《肘后备急方》："岁中有疠气，兼挟鬼毒相注，名曰温病。"故方中用菝葜治时疾瘟瘴；用乌头、川椒、桂心等大热之品，补火温中，散寒止痛；大黄清热解毒；桔梗以"下蛊毒"。酒性大热，陶弘景曰："酒热辟恶，胜于他食之效。"故将诸药浸于酒中，以预防瘟疫。

【方名释】本方选自晋·葛洪《肘后方》。《通雅·植物》谓孙思邈有"屠苏酒"方。《陈延之小品方》云：屠苏酒"此华佗方也。元旦饮之，辟疫疠一切不正之气……除夜悬井底，元旦取出置酒中，煎数沸，举家向东，从少至长，次第饮之，药滓还投井中，岁饮此水，一世无病。"

关于"屠苏酒"之命名，历代大体有几种说法：

（1）唐·韩谔《岁华纪丽》："元日，进屠苏。"注云："俗说屠苏乃草庵之名。昔有人居草庵之中，每岁除夜遗闾里一贴药，令囊浸水中，至元日取水，置于酒樽，合家饮之，不病瘟疫。今得其方而不知其人姓名，但曰屠苏而已。"

（2）据杜甫诗注云，屠苏酒盖昔人居屠庑酿酒，故名。

（3）有一鬼，名叫苏魄。用此种药酒可以屠伤苏魄，故名屠苏。

由于"屠苏酒"有防病御邪的作用，所以饮屠苏就成为我国古代一种民间风俗。南朝·梁宗懔《荆楚岁时纪》："正月一日是三元之日也，长幼悉正衣冠，以次拜贺，进椒柏酒，饮桃汤，进屠苏酒，……次第从小起。"这样，屠苏酒影响很大，不少诗人骚客在其作品中，都引用了屠苏。如唐·方干《元日》："才酌屠苏定年齿，坐中唯笑鬓毛斑。"宋苏轼《除日》诗曰"年年最后饮屠苏，不觉年来七十余"等。

古人认为，这种药酒可"屠割鬼爽"，杀伤苏魄，而瘟疫又为"鬼毒相注"，故以此药酒驱疫疠、辟鬼毒，是以将此药酒命名为"屠苏酒"。

# 十 二 画

## 琼 字 诸 方

　　方名以琼字作首的诸方中，常见的有琼玉膏、琼花膏、琼珠膏、琼脂膏、琼液散、琼酥膏等。琼，多指美玉。在这些方剂中，或用药，或制剂间有与琼玉、琼花……相关者，便以其相关作喻，而立方名。

　　（一）琼玉膏：见于《洪氏集验方》、《古今医统》等医籍中，其功用为滋阴润肺，徐灵胎称"琼玉膏"为治血证第一方。该方以白蜜熬膏，膏白如玉。郭机曰："起吾沉瘵，珍赛琼瑶。"故以"琼玉"名之。

　　琼玉，即指美玉。如宋·苏辙《答孔武仲》诗曰："愧君赠桃李，永愿根琼玉。"

　　（二）琼花膏：见于《外科大成》，有清热解毒之功用。方中闹羊花，有大毒。据传，羊食其叶，则踯躅闹乱而死，故又名羊踯躅。闹羊花能够解毒，治疗杨梅疮，故美其称而喻为"琼花"。

　　琼花，是一种珍贵的花，多为八仙花接木移植。《齐东野语·琼花》中说："扬州后土祠琼花，天下无二本，绝类聚八仙，色微黄而有香。仁宗庆历中，尝分植禁苑，明年辄枯，遂复载还祠中，敷荣如故。谆熙中，寿皇亦尝移植南内，逾年憔悴无华，仍送还之。其后，宦者陈源，命园丁取孙枝移接聚八仙根上，遂活，然其香色则大减矣。杭之褚家塘，琼花园是也。今后土之花已薪，而人间所有者，特当时接本，仿佛似之耳。"

（三）琼珠膏：见于《遵生八笺》主治咳嗽，诸药研末调匀后，蜜炼如珠，故名"琼珠"。

琼珠，即指玉珠。如元代乔吉《一枝花》曲中，就有"进琼珠万玑琤，间骊珠一串分明"之句。

（四）琼脂膏：见于《医学正传》，有滋阴补血的功用。因方中鹿角胶、白沙蜜、真酥油同煎如饧，故名"琼脂"。

琼脂，指美食。元·柳贯诗曰："仗前桐酒进琼脂，翠络金钩向马垂。"这里琼脂即指美食。

（五）琼液散：见于《医宗金鉴》，为闹羊花一味为末，用酒调服，主治跌打损伤，有消肿止痛之功效。

琼液，即美酒。温庭筠在《兰塘词》云："东沟缲缲劳回首，欲寄一杯琼液酒。"因方中药末用酒调服，故名曰"琼液散"。

（六）琼酥膏：见于《外科大成》，方内由蟾酥、闹羊花等清热解毒药物组成，主治痈疽疮疡。因美称蟾酥之故，名曰"琼酥膏"。

琼酥，原是对酥酪的美称。如，元代杂剧《百花亭》中有"端的是腻胭脂红处红如血，润琼酥白处白如雪"之句。这里写的琼酥，即指酥酪。


# 斑 龙 丸

【出处】《澹寮方》

【组成】鹿茸30克，鹿角胶30克，鹿角霜30克，阳起石30克，大附子24克，当归24克，熟地黄24克，辰砂1.5克，肉苁蓉30克，酸枣仁30克，柏子仁30克，黄芪30克。

【用法】上为细末，酒煮糊为丸，如梧桐子大，每服50丸，空腹时温酒或盐汤下，即食少量糕粥压之。

【功用】补元阳，益精血。

【主治】元阳不足，精亏血虚，形体羸瘦，阳痿早泄，头目眩晕，腰膝冷痛。

【方义】本方出《医方类聚》卷一五二引《澹寮方》，又名茸珠丸。该方主治元阳不足，精血亏虚。故方中用鹿茸、鹿角胶、鹿角霜补肾阳，益精血，强筋骨；用附子、阳起石、肉苁蓉补火助阳；熟地养血滋阻，补精益髓；当归补血活血；黄芪补气升阳；辰砂、枣仁、柏子仁养心安神。诸药共用，以奏补元阳、益精血之功效。

【方名释】本方名为"斑龙丸"者，与方中用鹿茸、鹿角胶、鹿角霜有关。因为鹿，又名斑龙，故本方以斑龙丸命名。

斑龙，鹿的别名。唐·沈佺期在《幸白鹿观应制》中诗曰："紫凤真人府，斑龙太上家。"清·曹寅《小游仙》诗云："黄海仙人薛荔衣，斑龙偷跨迹如飞。"诗中斑龙俱都指鹿。古代医家认为，鹿睡时以首向尾，善通督脉，是以多寿；而且头为六阳之会，茸角又钟于鹿首，所以认为鹿为灵物，非寻常含血之属。

李时珍曰："斑龙名出《澹寮方》，按《乾宁记》云，鹿与游龙相戏，必生异角，则鹿得称龙。"又曰："按《澹寮方》云：昔蜀市中，尝有一道人货斑龙丸，一名茸珠丹。每天大醉高歌曰：尾闾不禁沧海竭，九转灵丹都漫说，惟有斑龙顶上珠，能补玉堂关下穴。朝野遍传之，其方盖用鹿茸、鹿角胶、鹿角霜也。"

# 越　婢　汤

【出处】《金匮要略》

【组成】麻黄 12 克，石膏 25 克，生姜 9 克，甘草 6 克，大枣 15 枚。

【用法】上药以水 1.2 升，先煮麻黄，去上沫，纳诸药，煮取 600 毫升，分三次温服。

【功用】宣肺泄热，散水消肿。

【主治】风水恶风，一身悉肿，自汗不渴，无大热，脉浮。

【方义】风水病人，因水潴留于皮肤经络，故一身悉肿，且自汗出，故无大热。是以方中以麻黄配生姜宣散水湿；以石膏清泄肺热；甘草、大枣和中养脾。诸药同用，共奏宣肺泄热、散水消肿之功。

【方名释】"越婢汤"一方，出自张仲景《金匮要略·水气病脉证并治第十四》，是为治疗风水而设。"越婢"，即是发越脾气，通行津液。

越，有宣散、宣扬之义。《左传·昭公四年》中说："风不越而杀，雷不发而震。"杜预注云："越，散也。"韦昭注："越，发闻也。"清·王引之《经义述闻·尔雅中》："越，扬也。扬、越一声之转，故发扬之转为发越，飞扬之转为飞越，播扬之转为播越……"所以越在这里作散越、发越解。婢，古称女之卑者为婢，《说文》中说，古之女子有罪，入于舂薹者谓之婢。婢相当于现代所说的女奴、使女，如《红楼梦》第四回中说："却是两家争买一婢，各不相让，以致殴伤人命。"故婢者即言卑也。

脾与胃共居中焦，在五行皆归属于土。胃为阳土，脾为阴土。且"脾脏者，常著胃土之精也。"（《素问·太阴阳明论》）即是说，脾常依附于胃，并且为之行其精液。这就说明，脾为"卑脏"，故亦称为婢。那么，脾为什么能够为胃行津液呢？《太阴阳明论》中说："足太阴者，三阴也，其脉贯胃属脾络嗌，故太阴为之行气于三阴。阳明者，表也，五脏六腑之海也，亦为之行气于三阳。脏腑各因其经而受气于阳明，故为胃行其津液。"说明五脏六腑都能借助脾经而接受阳明的水谷精气，故言脾能为胃输送津液。一旦脾病，为胃输送津液的功能就会减弱或失去。故《太阴阳明论》曰："今脾病不能为胃行其津液。"从而营卫不和，发生风水。所以，越婢汤在方中用麻黄之甘热，行气于三阴，以祛阴寒之邪；用石膏之甘寒，行气于三阳，以祛风热之邪。其味甘者以入土，其用寒、热者以和阴阳，并借其通行三阴三阳之性，而发越脾气，使脾"为胃行其津液"、消其水肿，故方以"越婢汤"名之。

柯琴在《伤寒附翼》中说："按《外台秘要》云：'越婢汤易此一字，便合《内经》脾不濡，脾不能为胃行其津液之义。'是脾经不足而无汗者，可用此起太阴之津，以滋阳明之液而发汗，如成氏所云，发越脾气者是也。"

# 越 鞠 丸

【出处】《丹溪心法》

【组成】苍术、香附、抚芎、神曲、栀子各等分。

【用法】上药为末，水泛为丸，如绿豆大。每服 6 ~ 9 克，温水送下。亦常用作汤剂，水煎服。

【功用】行气解郁。

【主治】气、血、痰、火、湿、食等郁，胸膈痞闷，脘腹胀痛，吞酸呕吐，饮食不化。

【方义】本方为治疗气郁乃至血、痰、火、湿、食诸郁轻症之常用方。因此本方着重于行气解郁。故方中主用香附行气解郁，以治气郁；川芎活血行气，以治血郁；苍术燥湿健脾，以治湿郁；栀子清热除烦，以治火郁；神曲消食和中，以治食郁。此方虽无治痰郁之品，然痰郁多由脾湿引起，并与气、火、食郁有关，所以方中没有另设治痰之药，亦治病求本之意。

【方名释】"越鞠丸"一方，是朱丹溪为治六郁而设，因方中用有越桃、山鞠䓖二药而得名。故李时珍说："丹溪朱氏治六郁越鞠丸中，用越桃、鞠䓖，故以命名。"越桃，即栀子；山鞠䓖，即川芎。所以方名取以栀子、川芎的异名。

山鞠䓖之名，源出于《左传》。在《左传·宣公十二年》中载：冬，楚子伐萧。……还无社与司马卯言，号申叔展。叔展曰："有麦麹乎？"曰："无。""有山鞠䓖乎？"曰："无。"
"河鱼腹疾奈何？"曰："目于眢井而拯之。""若为茅絰哭井，
则已。"明日，萧溃，申叔视其井，则茅絰存焉，号而出之。
上文叙述了在宣公十二年（公元前620年）冬，楚子攻打萧
国，萧国将亡的一段故事。文中还无社是萧国的大夫，司马
卯、申叔展是楚国的大夫。无社素识叔展，故因与卯言而呼
之。叔展问与无社答曰"无"的一段问答之辞，是叔展暗示
无社逃出泥水之中，奈于军中不便直言，故以有无此药为问，
但无社不解其意，所以连答曰：无。等申叔展再问"河鱼腹
疾奈何"时，无社闻言意解，遂曰："目于眢井而拯之"以祈
求叔展救之于枯井。

　　文中麦麹是指药酒，山鞠䓖即指川芎。古人认为此二药俱
为御寒湿、治腹痛之药。鞠䓖之名，即源出于此。

　　川芎，《本经》称芎藭，以四川灌县一带产者为佳，故名
川芎。川芎为多年生草本，药用其根茎，有行气开郁、祛风燥
湿、活血止痛之功效。栀子，《别录》称越桃。是一种常绿灌
木，入药用其成熟之果实。古人认为其果实如喝酒用的杯
子——卮，故称栀子。《本草图经》："入药者山栀子，方书所
谓越桃也。"

# 期　颐　饼

【出处】《医学衷中参西录》

【组成】生芡实180克，生鸡内金90克，白面250克，白
砂糖不拘多少。

【用法】先将芡实用水淘去浮皮，晒干轧细，过罗；再将
鸡内金轧细过罗，置盆内浸以滚水半日许，再入芡实、白糖、
白面，同所浸原水和作极薄小饼，烙成焦黄色，随意食之。

【功用】健脾助胃，补心益肾。

【主治】老人气虚不能行痰，致痰气郁结，胸次满闷，胁

下作痛；疝气。

【方义】老人痰涎壅盛，多是下焦虚惫，气化不摄，痰涎随冲气上泛。方中鸡内金补助脾胃，运化饮食，消磨瘀积，食化积消，痰涎自除；芡实敛冲固气，统摄下焦气化；且与麦面同用一补心，一补肾，使心肾相济，水火调和，而痰气自平。

【方名释】"期颐"语本《礼记》，指享寿百岁。《礼记·曲礼》："百年曰期颐。"郑玄注曰："期，犹要也；颐，养也。不知衣服食味，孝子要尽养道而已。"孙希旦集解云："百年者饮食、居处、动作，无所不待于养。方氏悫云：'人生以百年为期，故百年以期名之。'……《论语》：'期可已矣。'周匝之义，期为百年以周，颐为当养而已。"

本方为老人气虚不能行痰而设，有健脾助胃，补心益肾之功效。服之可使老人痰气自平，寿至百岁。如唐·李华《四皓铭》所云："抱和全默，皆享期颐。"故名为"期颐饼"。

# 敦　复　汤

【出处】《医学衷中参西录》

【组成】野台参12克，乌附子9克，生山药15克，补骨脂12克，核桃仁9克，萸肉12克，茯苓4.5克，生鸡内金4.5克。

【用法】水煎服。

【功用】温补肾阳。

【主治】下焦元气虚惫，相火衰微，致肾弱不能作强，脾弱不能健运，或腰膝酸痛，或黎明泄泻者。

【方义】敦复汤，为补相火之专方。方中用人参、萸肉、茯苓，能大补肾中元气，元气既旺，相火自生；乌附子、补骨脂大热纯阳，直达下焦，以助相火之热力；核桃仁之温润多脂，峻补肾脏，以厚相火之基址。且附子与人参同用，名参附汤，为回元阳之神丹，补骨脂与核桃仁并用，名青娥丸，为助相火之妙品。又恐药性太热，能伤下焦之真阴，故又重用生山药以滋下焦之真阴，固下焦之气化。至于鸡内金，既能健运脾气疏通补药之滞，又可收涩膀胱，逗留热药之性。诸药合用，共奏温补肾阳之功。

【方名释】本方名为敦复汤，其敦复一语，取自《易·复》："敦复，无悔。"敦复，有督促、往返之意。

复卦，下震上坤。复，有反复的意思。陈德明："复，返也，还也。""敦复，无悔"是复卦六五的爻辞，敦有督责促迫之义。《诗·北门》："王事敦我。"释文："韩诗云：敦，迫也。"故敦复有受之督责促迫而往返的意思。其复虽由于被动，然能复则无悔，故言："敦复，无悔。"

张锡纯在设制"敦复汤"时，首先观察了"火柴之划物而生热"与"两铁相磨而生电光"的现象。以此认为"人身之相火何莫不然"。于是他说："故凡欲补相火者，须兼补肾中元气，元气旺则流行于周身者速，磨荡于经络者必加力，而相火之热力，即因之而增也。故拙拟敦复汤。"

方名为"敦复汤"者，就是立方者意图通过元气磨荡，而补相火。这种磨荡恰似敦复之促迫往还，故取名为"敦复汤。"

# 惺　惺　散

【出处】《直指小儿方》

【组成】人参、茯苓、木香（焙）、天麻、白扁豆（制）、陈米（炒）、全蝎（焙）各等分。

【用法】上药为末。每次 1.5 克，加生姜、大枣，略煎服。

【功用】健脾益胃。

【主治】吐泻属脾困内虚者。

【方义】脾胃素虚，或因寒湿，致使脾胃失职而成吐泻，其主要责诸脾胃，治宜健脾益胃。故方中用人参健脾益气；木香健脾行气；茯苓、白扁豆健脾化湿；陈米健脾胃而止吐泻。若吐泻日久，脾阳内亏，肝木无制则易发生慢惊风证，故方中又用天麻、全蝎平肝潜阳，治疗脾虚慢惊。诸药同用，以行健脾胃、止吐泻、疗慢惊之功效。

【方名释】本方名为"惺惺散"，惺惺一语，见于宋·曾布《曾公遗录》。曾公曰："上谕：皇子……虽三岁未能行，然能语言，极惺惺。"惺惺即指小儿机灵聪明。

所谓惺，指静而不昧，如夜空星明。朱敦儒在《樵歌·忆帝京》词中曰："只为太惺惺，惹尽闲烦恼。"惺惺在这里即作聪明机灵解。

本方原为治疗小儿吐泻而设，服后又能使之惺惺，故名为"惺惺散"。

# 温 胆 汤

【出处】《外台秘要》

【组成】生姜12克，半夏6克（洗），橘皮9克，竹茹6克，枳实2枚（炙），甘草3克。

【用法】上六味，切碎，以水1.6升，煮取400毫升，去滓，分三次温服。

【功用】理气化痰，清胆和胃。

【主治】胆胃不和，痰热内扰，虚烦不眠，或呕吐呃逆，惊悸不宁，癫痫等。

【方义】胆为清静之府，喜温和宁谧。若木不疏土，湿痰内生，就会使胆失清静之性，胃失和降之常，故当化其湿痰。方中半夏、陈皮燥湿化痰，理气和胃；竹茹、枳实清热除烦，行气化痰；甘草、生姜益气和胃，调和诸药。诸药合俱，有清胆化痰，使胆复清静温和之功。

【方名释】"温胆汤"一方，为唐·孙思邈所创，并载于

《备急千金要方》，后录载于《外台秘要》。《千金方》谓："疗大病后虚烦不得眠，此胆寒故也。"说明在大病之后，脾胃失健，津不得运，停为湿痰，阻于少阳胆经，阳气被郁，心神受扰，故见虚烦失眠等症。此时，以本方去其湿痰，使阳气得升，胆经得温，而失眠等症自愈，故名为"温胆汤"。

胆为清净之府，喜宁谧，恶烦扰；且胆为甲木，其象应春，喜温而主生发。若胆虚则不能遂其生长发陈之令，出现木不疏土，土不达则痰易生。痰者乃百病之母，故本方以清胆化痰为治。方中陈皮、半夏、生姜性温质燥，主燥湿而和胃化痰；枳实取其行气化痰之效，并不以之清热；竹茹微寒，虽有清热化痰除烦的作用，但其清热之力微薄。所以本方温清并用，化痰与清胆同施，有温而不过，清而不甚，且温大于清的功效。

温，言胆木宜春气温和之意。本方即是通过燥湿化痰、清胆和胃以达到胆复清静温和之常的目的，且本方原载所治之证系为胆寒，故方名以"温胆汤"名之。

# 巽　顺　丸

【出处】《张氏医通》

【组成】乌骨白丝毛鸡 1 只，乌贼骨 120 克，蔄茹 30 克（即茜根），鲍鱼 120 克。

【用法】上三味，入鸡腹内，用陈酒、童便各 400 毫升，水适量，于砂锅内旋煮旋添，糜烂汁尽，捣烂焙干，骨用酥炙，共为细末，再用干山药末糊为丸，如梧桐子大。每次服用 50～70 丸，空腹时用百劳水送下。

【功用】清热、降逆，止血。

【主治】妇人倒经，血溢于上；男子咳嗽吐血，左手关尺脉弦，背上畏寒，有瘀血者。

【方义】本方主治妇人倒经。倒经是指妇女在月经来潮前，出现有规律的吐血和衄血，所以亦称"经行吐衄"。其原因主要是血热气逆，经血妄行，治则以清热降逆，引血下行兼以止血为主。方中茜根凉血止血，活血祛瘀；乌贼骨收敛止血；乌骨白毛鸡及鲍鱼均用治于妇女崩中，李时珍云："鸡属木而骨反乌者，巽变坎也，受水木之精气，故肝肾血分之病宜用之。"三药入于鸡腹内焙干，用百劳水服用，有清热、降逆、止血之效。百劳水，乃流水以瓢扬万遍用之，取其劳之则甘而轻，以益脾胃。

【方名释】本方名为"巽顺丸"者，是取"巽为鸡"，并具卑顺之义而命名。

巽，卦名。八经卦之一，卦画作☴。《易·说卦传》曰："巽入也。"并曰"巽为木，为风，……为白"、"巽为鸡"等，说明三画卦巽的取象是多方面的。其中，风为巽之本象，风吹而万物动，鸡于晨鸣则人与鸟兽等起而活动，故言"巽为鸡"。

巽也是六十四卦的第五十七卦，为卦巽下巽上，系三画卦自重而成。孔颖达在《周易正义》中说："巽者卑顺之名。《说卦》云'巽入也'，盖以巽是象风之卦，风行无所不入，故以入为训。若施于人事，能自卑巽者亦无所不容。然巽之为义，以卑顺为体，以容物为用，故受巽名矣。"

"巽为鸡"，且"以卑顺为体"，本方方中由于使用乌骨白丝毛鸡之故，便以巽顺之义，取名为"巽顺丸"。

# 紫 金 丹

【出处】《普济本事方》

【组成】胆矾90克，黄蜡30克，青州枣50个。

【用法】用头醋3升，放瓷盒内，先下矾、枣，慢火熬半日，取出枣，去皮、核，次下蜡，再煮半日如膏，入好蜡茶末60克同和，圆如梧子大。每服20～30丸，茶酒任下。如久患肠风痔漏，陈米饮下。

【功用】解毒祛腐，兼补脾胃。

【主治】食劳、气劳，遍身黄肿，欲变成水肿；久患痃癖，面目悉黄者。

【方义】由于本方主治气劳、食劳所致遍身黄肿、肠风下血等证，故方中用胆矾祛腐解毒，《唐本草》说胆矾"主下血赤白，面黄，女子脏寒"。黄蜡，补中益胃，因其性啬能止泄痢。配大枣者，苏颂说，黄蜡"但合大枣咀嚼，即易烂也"。

【方名释】方名"紫金丹"，言本方珍贵之意。

"紫金"，是一种珍贵矿物。《新唐书·西域传》载："南有钵露种，多紫金。"明·曹昭《格古要论》云："古云半两钱即紫金，今人用赤钢和黄金为之。然世人未尝见真紫金也。"

紫金丹，是古代方士所谓服之可以长生的丹药。《云笈七签》："合丹法，火至七十日，药成，五色飞华，紫云乱映，名曰紫金，其盖上紫霜，名曰神丹。"大诗人杜甫诗云："生理只凭黄阁老，衰颜欲付紫金丹。三年奔走空皮肉，信有人间行路难。"抒写他在生活上依靠着黄门侍郎严郑公，在身体上却凭借的是"紫金丹"。

另外，道家在修治内丹时，认为只要达到"紫金丹"的功夫，就会出现"犹如火龙涌起，金光万道罩全身；好似玉树亭立，鲜葩灿烂盖形体"的仙家骨气。

本方的制方人许叔微说，服用本方可使人面色鲜润、饮食倍常。如同服用长生之丹药，故以"紫金丹"名之。


# 紫 阳 丹

【出处】《疡医大全》

【组成】水银、银朱、生铅、百草霜、轻粉、杭粉、雄黄各等分，麝香少许。

【用法】　上药研极细末。每用少许搽患处，用膏药贴之。

【功用】　提脓拔毒。

【主治】　痈疽。

【方义】　痈疽一证，多由恣食膏粱厚味，内郁湿热火毒，外感六淫邪毒，或外来伤害，感染毒气等，致营卫不和，邪热壅聚，气血凝滞而成。治宜提脓拔毒为急，故本方用一派外用药，以提脓拔毒，消肿定痛，化腐生肌。

【方名释】　传说神农在咸阳山紫阳观辨识百药，始教人治病。所以本方取此传说，引"紫阳"作为方名，以言其方之神效。任昉在《述异记》中说："太原神釜冈，有神农尝药之鼎存焉。咸阳山中有神农鞭药处，一名神农原、药草山，山上有紫阳观，世传神农于此辨百药。"

神农，传说中的太古帝王名。生于姜水，以姜为姓。始制耒耜，教民务农，故号曰神农氏。神农以火德王，又称炎帝。在位时，曾尝百草以疗疾病；立日中为市，以通财货。初都陈，后迁鲁，立一百二十年而崩，葬长沙。

关于神农尝百草，史书多有记载，特采附于后：《搜神记》卷一："神农以赭鞭鞭百草，尽知其平毒寒温之性。"《淮南子·修务训》："古者民茹草饮水，采树木之实，食螺蚌之肉，时多疾病毒伤之害。于是神农乃始教民播种五谷，相土地之宜，燥湿肥垸高下；尝百草之滋味，水泉之甘苦，令民知所辟（避）就。当此之时，一日而遇七十毒。"《太平御览》卷七十八引《神农本草》："神农稽首再拜，问于太一小子曰：曾闻古之时，寿过百岁，而徂落之咎，独何气使然也？'太一小子曰：'天有九门，中道最良。'神农乃从其尝药，以救民命。"

由上说明，药性始于神农。本方因疗"毒伤之害"，故取神农辨药之处作为方名，以显明本方之奇效。

# 紫　雪　丹

【出处】《外台秘要》

【组成】黄金 3000 克，寒水石 1500 克，石膏 1500 克，磁石 1500 克，滑石 1500 克，玄参 500 克，羚羊角 150 克，犀角 150 克，升麻 270 克，沉香 150 克，丁子香 30 克，青木香 150 克，甘草 250 克。

【用法】上十三味，以水 60 升，先煮五分钟金石药，得 24 升，去滓；纳另八味，煮取 9 升，去滓；取消石 2.16 千克、芒硝 5 千克，投汁中，微火上煎，柳木篦搅勿住手，得 4.2 升，投在木盆中，半日欲凝，纳研朱砂 90 克，细研麝香当门子 37.5 克，纳中搅调，寒之二日，成霜如雪紫色，病人强壮者，一服 3 克，当利热毒；老弱人或热毒微者，一服 1.5 克。

【功用】清热开窍，镇痉安神。

【主治】温热病，热邪内陷心包。高热烦躁，神昏谵语，抽搐痉厥，口渴唇焦，尿赤便闭，以及小儿热盛惊厥。

【方义】本方证乃因热邪炽盛，内陷心包以及热动肝风所致。故当治以清热泻火、镇痉开窍之法。方中石膏、寒水石、滑石甘寒清热；元参、升麻、甘草清热解毒；犀角清心解毒；麝香、青木香、丁香、沉香行气开窍；羚羊角清肝息风；朱砂、磁石、黄金重镇安神；消石、朴硝泄热散结。诸药合用，共奏清热开窍、熄风镇痉之效。

【方名释】"紫雪丹"又名"紫雪"。方名谓"紫雪"者，是指本方在如法制成散剂后，其色发紫，其状如霜雪，且药性大寒又如霜雪之性，故方以"紫雪"名之。

# 紫 河 车 丸

【出处】《医学正传》

【组成】紫河车1具，草龙胆、炙甘草各6克，鳖甲15克，桔梗、胡黄连、大黄、苦参、知母、黄柏、秋石、贝母各7.5克，犀角屑、蓬莪术、消石各4.5克，败鼓皮心（米醋炙黄）7.5克，辰砂30克。

【用法】上共为细末，炼蜜为丸，如梧桐子大，辰砂为衣。每服20丸，加至30丸，温酒送下，胁热食前、膈热食后服。

【功用】滋阴养血，清热泻火。

【主治】劳损。

【方义】劳损，是由于脏腑亏损、元气虚弱而致的多种慢性病的总称。劳损证候虽多，但不越阴阳气血。本方主治阴虚火动、阴不敛阳等证。方中紫河车补气、养血、益精；《本草衍义》说："治虚劳当以骨蒸药佐之。"因此，方中配鳖甲、胡黄连、秋石等以清虚热；败鼓皮益阴补血；黄柏、胆草、苦参清热燥湿；大黄、消石、知母清热泻火；犀角凉血泻火；莪术活血行气；贝母、桔梗开宣肺气，止咳化痰；辰砂清热安神；甘草补中缓急。诸药合用，以共奏滋阴养血、清热泻火之效。

【方名释】本方名为"紫河车丸"者，是因方中用紫河车之故而名之。

紫河车，为人之胎盘，亦称胞衣。李时珍曰："人胞，包人如衣，故曰胞衣。方家讳之，别立诸名焉。"《丹书》谓胞衣"为天地之先，阴阳之祖，乾坤之橐籥，铅汞之匡廓，胚胎将兆，九九数足，我则乘而载之，故谓河车。"因河车有红、绿、紫三色，以紫者良，故为紫河车。

关于河车之名，在《钟吕传道记》中，通过吕洞宾问道于钟离权的对话，讲得颇为明晓。其云："吕曰：所谓河车者，何也？钟曰：昔有志智人，观浮云蔽日，可以取阴而作盖；观落叶浮波，可以载物而作舟；观飘蓬随风往来，运转而不已，退而作车。且车之为物，盖轸有天地之象，轮毂如日月之比。高道之士，起喻于车，且车行于地而转于陆。今以河车亦有说矣：盖人身之中，阳少阴多，言水之处甚众，车则取意于搬运，河乃主象于多阴，故此河车不行于陆而行于水。"所以道家将人胞称为河车，又因其色紫，故称为紫河车。

另外，道家将修炼成的仙液，亦称为紫河车。王琦在注李白《古风》"吾营紫河车，千载落风尘"诗时说："道家蓬莱修炼法，河车是水，朱雀是火，取水一斗铛中，以火炎之令沸，致圣石九两其中，初成姹女，次谓之玉液，后成紫色，谓之紫河车。"

# 疏 凿 饮 子

【出处】《重订严氏济生方》

【组成】泽泻12克，赤小豆（炒）15克，商陆6克，羌活9克，大腹皮15克，椒目9克，木通12克，秦艽9克，槟榔9克，茯苓皮30克。

【用法】上药㕮咀。每服12克，用水300毫升，加生姜5片，煎至210毫升，去滓，不拘时温服。

【功用】泻下逐水，疏风发表。

【主治】水湿壅盛，遍身肿满，喘呼气急，烦躁口渴，二便不利者。

【方义】此方治水湿泛溢表里，不偏寒热，遍身水肿，喘胀便秘者。故治宜用表里分消之法。方中商陆泻下逐水，通利二便；羌活、秦艽、腹皮、茯苓皮、姜皮，行在表之水，从皮肤而散；槟榔、赤小豆、椒目、泽泻、木通行在里之水，从二便而出。诸药同用，疏表攻里，内消外散，以使水湿之邪迅速分消。

【方名释】本方为逐水之剂，名为"疏凿饮子"者，是取夏禹疏凿三峡，以利水势之意。

疏凿，就是开凿。晋·郭璞《江赋》中说："若巴东之峡，夏后疏凿。"夏后，即指禹。唐·杜甫《柴门》诗云："峡门自此始，最窄容浮查。禹功翊造化，疏凿就欹斜。"宋·范成大在《初之巫峡》诗中亦云："伟哉神禹功，疏凿此山川。"这些都是在赞颂夏禹治水、疏凿三峡的业绩。

本方证治由于水湿泛溢表里，而见遍身尽肿，故用疏表攻里，外散内消之法，使水湿之邪从"上下、内外，分消其势，亦犹神禹疏凿江河之意"，故名为"疏凿饮子"。

# 普　贤　丸

【出处】《普济方》

【组成】龙骨（煨）、黄连、茱萸、蓬术各等分。（同炒色变为度）。

【用法】上为细末，丸如梧桐子大。每服 50 丸，空腹时用石菖蒲汤送下。

【功用】调胃厚肠。

【主治】脾胃虚弱，饮食不化，大便溏泄。

【方义】本方选自明·朱橚等辑成的《普济方》。主治饮食不化、便泄等症。方中蓬莪术行气止痛，用治于脾胃虚弱的积滞不化。龙骨有安神固涩的作用。黄连清热燥湿、吴茱萸散寒燥湿，二药并用，即为左金丸，以清中焦之湿热。诸药同用，共行清热燥湿、调胃厚肠之功效。

【方名释】本方名为"普贤丸"，普贤者，为佛教菩萨名。普贤，梵名为 samantabhadra（三曼多跋陀罗），又译作"遍吉"。与文殊菩萨并称为释迦牟尼佛之二胁士，侍立于释迦之右，专司"理德"，表"大行"。《大日经疏》中说："普贤菩萨者：普是遍一切处；贤，是最妙善义。谓菩提心所起愿行，遍一切处，纯一妙善，备具众德，故以为名。"《第二菩萨经迹》说："普贤菩萨，证穷法界，久成正觉，为辅助释迦，脱度众生，隐本垂迹，现菩萨相。其德无量无边，不可思议，今且约普贤二字，以示其概。"

据传，普贤为阿弥陀佛的第八子，《悲华经》等佛经中称："有转轮圣王，名无诤念（即阿弥陀佛）。……第八王子名泯图，即普贤菩萨。"因普贤学得于行，而行之谨审静重莫若象，所以普贤好象，常骑六牙白象。

因为普贤是一切诸佛的理德、行德者，被尊为"大行普贤"，所以深受佛教徒的敬仰。赵朴初在《僧伽和佛的弟子》中说："大乘经典特别称道文殊师利的大智，普贤的大行，观世音的大悲，地藏的大愿，所以这四大菩萨特别受到教徒的崇敬。"传说普贤有"延命之德"，又传本方为普贤所赐，故方以"普贤丸"命名。

# 普济消毒饮

【出处】《东垣试效方》

【组成】黄芩、黄连各15克，橘红、元参、生甘草各6克，连翘、鼠黏子、板蓝根、马勃、薄荷各3克，白僵蚕2.1克，升麻2.1克，柴胡6克，桔梗6克（一方有人参去薄荷）。

【用法】上药㕮咀，如麻豆大。每服15克，用水300毫升，煎至150毫升，去滓，稍热，时时服之。

【功用】清热解毒，疏风散邪。

【主治】大头瘟。症见恶寒发热，头面红肿焮痛，咽喉不利，舌燥口渴，舌红苔白兼黄，脉浮数有力。

【方义】本方证为风热疫毒所致，治宜疏散清解。故方中用芩、连清泄上焦热毒；牛蒡子、连翘、薄荷、僵蚕疏散上焦风热；元参、马勃、板蓝根、桔梗、甘草清利咽喉，并增强清热解毒作用。升麻、柴胡升阳散火，疏散风热，使郁热疫毒之邪宣散透发，并协助诸药上达头面。诸药合用，使疫毒得以清解，风热得以疏散。

【方名释】"普济消毒饮"一方，为李东垣于 1202 年所拟制。当时时行疫疠，大头天行，东垣即制此清热解毒、消散风邪之方，与民服之。凡用之者，无不效验，存活甚众，故将本方命名为"普济消毒饮"。

泰和二年（公元 1202 年），金章宗完颜璟在位。二十二岁的李东垣赴河南济源做主管税收的检察官。四月，这一带大头瘟、大头风、大头伤寒等传染病流行，挨门逐户，传染甚速。大多数医生无与对证，多不能救，故病者比比皆死。这时，张县丞之侄亦患此病，虽经延治，乃至危笃。于是，请东垣诊视。东垣恻然于心，废寝忘食，循流探源，察标求本，乃制一方与服，大效。李东垣将这一方剂刻印出来，贴在一些醒目的地方，让众人依方使用，凡用之者皆效。一时人们都以为此方为仙人所传，遂将其镌刻于石碑上，以传永久。这一方剂，就称为"普济消毒饮"。

普济，是普遍救济的意思，它与佛家"普度众生"、"普济众生"含义略同，谓广济一切生死苦海中的众生。因本方能够清热解毒，用治于时行疫疠，普遍救济众人脱离疾病之苦，故名为"普济消毒饮"。

# 十 三 画

## 瑞 莲 丸

【出处】《重订严氏济生方》

【组成】石莲肉、白茯苓、生龙骨、天门冬、麦门冬、远志（洗，去心，甘草水洗）、柏子仁（炒，别研）、紫石英（火煅七次，研令极细）、当归（去芦，酒浸）、酸枣仁（炒，去壳）、龙齿各30克，乳香15克（别研）。

【用法】上为细末，炼蜜为丸，如梧桐子大，朱砂为衣，每服70丸，空腹时用温酒或枣汤送下。

【功用】滋阴养心，益肾化瘀。

【主治】思虑伤心，便下赤浊。

【方义】本方主治思虑伤心，便下赤浊。凡因思虑太过，就会伤及心脾。伤于心则心血暗耗，神不守舍；伤于脾则脾不统血，血溢于肠内，出现便浊。故方中用石莲肉养心安神、益肾补脾；用当归、枣仁、柏子仁、远志等养血安神；用龙骨、龙齿、紫石英等镇心安神；二冬可滋阴润燥；白茯苓能健脾安神；用乳香以活血化瘀。诸药同用，以共俱滋阴养心、益肾化瘀之功效。

【方名释】本方名为"瑞莲丸"。瑞莲，象征吉祥之莲。一般将双头或并蒂莲称为瑞莲。唐·皇甫湜在《吉州刺史厅壁记》中说："瑞露溶溶，降味公松；瑞莲猗猗，合蒂公池。"唐·黄滔在《江州夜宴献陈员外》诗中，亦有"数枝黄蜡啼香泪，两面青娥拆瑞莲"之句。由于瑞莲为吉祥之物，且本方方中又用有石莲肉，所以严氏美称其方为"瑞莲丸"。

# 感 应 丸

【出处】《三因极一病证方论》

【组成】肉豆蔻、川姜（炮）、百草霜各 60 克，木香 45 克，荜澄茄、京三棱（炮）各 30 克，巴豆 100 粒（去皮、心、别研），杏仁 100 粒（去皮、尖、别研），酒蜡 120 克，油 30 克，丁香 30 克。

【用法】上除杏仁、巴豆外，并为细末，次下巴豆、杏仁等，和匀。先将油煎蜡令熔化，倾在药末内，和成剂。入臼内，杵千余下，旋丸如绿豆大。每服 3～5 丸，熟水吞下，食后临卧服。小儿如黍米大 2～3 丸。

【功用】温中消积。

【主治】寒积内阻，不能运化。心下坚满，两胁膨胀，心腹疼痛，噫宿腐气，及霍乱吐泻，久利赤白，脓血相杂，米谷不消。

【方义】本方证治寒邪阻滞而使脏腑失调所致诸症，故治当温中消积，散寒止痛。方中肉豆蔻、炮姜、荜澄茄、木香、丁香等均为温中之品，且有行气止痛、涩肠止泻的作用；巴豆泻下冷积；百草霜止血消积；三棱行气止痛；酒蜡止痢赤白；杏仁利气润肠。诸药同用，共奏温中散寒、消积止痛之功效。

【方名释】本方名为"感应丸"，其感应一语，出自《易·咸》"二气感应以相与"。感应者，是指本方有使阴阳、寒温之气交感相应的作用，故名。《易》咸卦，下艮上兑。咸卦《象》曰："咸，感也。柔上而刚下，二气感应以相与。"咸训为感，感为感应。"柔上"指咸卦二体兑居上，兑为阴卦，故称柔。"刚下"指咸卦二体艮居下，艮为阳卦，故称刚。按照常理，阴柔居下不居上，阳风居上不居下，但咸卦的二体则是"柔上而刚下"，相互一交换位置，天地阴阳二气就相感相应"以相与"了。与，是给予之与，犹如说互相交感各得其所求。该方由于以温中消积之功用，主治寒积内阻，以使阴阳寒温之气交感相应，从而达到阴阳协调、寒温相宜，故以"感应"而命名。

感应，亦为道家语。在道藏中有《太上感应篇》，该篇托为太上所说，太上是最上之称，谓为老君之师，篇中专明作善降祥，不善降殃之旨。感应，就是指凡人以其精神，感动神明，而神明自然相应，正所谓有感斯应，方名为"感应丸"者，亦寓此意。

"感应丸"又名"太乙神明再造丸"。太乙，亦作太一。《史记·封禅书》曰："天神贵者太一，太一佐曰五帝，古者天子以春秋祭太一东南郊。"《搜神记》中亦曰："太乙，天神也。"晋·葛洪《抱朴子·极言》中说："按《神仙经》皆云：皇帝及老子奉事太乙元君，以授要诀。"又在《勤求》中说："昔秦汉二代，大兴祈祷，所祭太乙、五神，陈宝八神之属。"

汉书载，刘向校书于天禄阁，夜间有一老人着黄衣，持青藜杖而进，见刘向在暗中，遂出杖端之火，照明刘向读书，刘向问之，答曰："我太乙之精也。"方名言"太乙神明再造丸"者，即取太乙神明杖端有火，可消寒积，若服此方，如同再造，故又名为"太乙神明再造丸。"

# 摄 生 饮

【出处】《仁斋直指》

【组成】圆白天南星（湿纸裹，煨）、南木香、苍术（生）、白羊眼半夏（用白沸汤就跳蘸少倾）各4.5克，辣细辛、甘草（生）、石菖蒲（细切）各3克。

【用法】上药锉散，分作二服。用水225毫升，生姜7厚片，煎取110毫升，乘热调苏合香丸3丸，灌下。

【功用】豁痰开窍，散寒熄风。

【主治】卒中。

【方义】卒中，即中风。本方证治是因痰浊素盛，引动痰湿流窜经络所致。故治当辛温开窍、豁痰熄风。方中南星、菖蒲豁痰开窍；半夏、苍术以治湿痰；木香行气调中；细辛祛风散寒；甘草缓急，调和药性。配合苏合香以辛温开窍，治疗中风痰厥。

【方名释】本方名为"摄生饮"。摄生，含保养身体与维持生命两个意思。通常讲，摄生就是养生。《老子》中说："盖闻善摄生者，陆行不遇兕虎，入军不被兵甲。"唐·白居易《病中作》诗云："久为劳生事，不学摄生道。"这里讲的摄生，都是指养生。

本方所谓摄生，是指维持生命。如张华《鹪鹩赋》中云："惟鹪鹩之微禽兮，亦摄生而受气。"左思在《吴都赋》中亦云："土壤不足以摄生，山川不足以周卫。"这些地方讲的摄生，就是指保持生命。卒中一证，多以猝然昏仆、不省人事为主症，病属危笃，故以本方豁痰开窍，以维持生命，故方以"摄生"而命名。

# 廓 清 饮

【出处】《景岳全书》

【组成】枳壳6克，厚朴4.5克，大腹皮3～6克，白芥子1.5～2.1克，萝卜子（生捣）3克，茯苓6～9克，泽泻6～9克，陈皮3克。

【用法】水220毫升，煎取160毫升，空腹时温服。

【功用】行气消肿，化湿利水。

【主治】三焦壅滞，胸膈肿胀，气道不清，小水不利，年力未衰，通身肿胀，或肚腹单胀者。

【方义】若情志郁结，气失调畅，就会导致脾胃不和，气滞湿阻而出现浊气充塞，升降失司，三焦壅滞，胸膈肿胀。治则宜疏肝理气，除湿散满。方中枳壳、厚朴行气宽中、消积除胀；陈皮、萝卜子理气化积，燥湿化痰；大腹皮下气宽中，利水消肿；白芥子利气散结，温肺祛痰；茯苓、泽泻渗湿利水。诸药合用，共行行气消肿、化湿利水之功效。

【方名释】方名廓清者，取义双关：一则言本方能除胸廓胀满；二则指该方可除邪无遗。由此，取名"廓清饮"。

廓清的原意，是指扫荡无遗。如《汉纪·高帝纪四》曰："征乱伐暴，廓清帝宇，八载之内，海内克定。"或谓廓清有澄清、肃清的意思，唐·李汉《〈昌黎先生集〉序》曰："先生于文，摧陷廓清之功，比于武事，可谓雄伟不常者矣。"这里讲的廓清，就有澄清的意思。

本方主治"三焦壅滞，胸膈肿胀"，立方者便以此取胸腔又称胸廓之义，并谓此方有荡尽诸邪的功效而取名为"廓清饮"。

# 十 四 画

## 碧 天 丹

【出处】《银海精微》

【组成】铜青15克，明矾12克，五倍子3克，白垩土3克，海螵蛸3克，薄荷叶1.5克。

【用法】上六味，俱为末，用老姜汁搅和为丸，如圆眼核大。每次1丸，用淡姜汤150毫升泡开，以水洗眼弦，每日1次，连用3~4次。

【功用】疏风清热，解毒止痒。

【主治】烂弦风眼。

【方义】本方证治烂弦风眼，多由脾胃蕴积湿热、复受风邪，风与湿热相搏，停于睑内而发。本方所选诸药，均具疏风、燥湿、清热之功，外用洗眼、则可解毒、消肿、止痒、而使眼睛开合自如，康复如初。

【方名释】烂弦风眼，即睑弦赤烂，多由脾胃蕴积湿热，复受风邪，风与湿热相搏，停于睑内而发。其症见眼边赤烂，痛痒不舒。因本方能够疏风、清热、解毒、止痒，使眼之开合自如，"仰视碧天际，俯瞰绿水滨。"（晋·王羲之《兰亭》诗）碧天者，即青天，故用"碧天"而名之。

## 碧 云 散

【出处】《医宗金鉴》

【组成】川芎、鹅不食草各30克，细辛、辛夷各6克，青黛3克。

【用法】上药共为细末，患者口含凉水，令人将药末吹入左右鼻孔内，取嚏为效。或以鼻嗅药，则效缓。

【功用】清风散热，止痛明目。

【主治】头风日久，连及眉棱骨酸痛，眼皮跳动，渐起蓝云遮睛，多致损目。

【方义】本方为治青光眼而设。青光眼，相当于中医学"青风"或"绿风内障"范畴，主因风热外袭、损伤目络而成，治宜清风散热，故方中用川芎、细辛、辛夷祛风止痛；青黛咸寒，入肝经，肝开窍于目，以清目络之热；鹅不食草通鼻利窍，明目去翳，且总以嗡鼻方法而奏效。诸药相合，共奏疏风散热、止痛明目之功。

【方名释】碧云，即青云，指碧空中的云霞。南朝·江淹《别怨诗》中说："日暮碧云合，佳人殊未来。"张铣注曰："碧云，青云也。"

本方证治类似"绿风内障"，即今所称之青光眼。该病初起头额偏痛，同时眼眶、鼻颊亦都牵痛。继而瞳神呈淡青色，古人称为"青风"或"绿风内障"，若迁延失治，成为"黄风"，视力则可丧失。本方可清风散热，治疗头风及蓝云遮睛损目。故此，立方者以碧云为喻并以此而名之。

# 碧 玉 丹

【出处】《重楼玉钥》

【组成】胆矾9克，白僵蚕18克（炒，去丝、嘴，拣直者佳）。

【用法】上为细末，加麝香0.3克，每用少许吹咽喉中。

【功用】豁痰开窍。

【主治】喉风急闭。

【方义】本方证治喉风急闭，主咽痰火邪毒停聚咽喉所致，症见咽喉肿痛，痰涎壅盛，语声难出，吞咽困难，甚则窒息，治宜豁痰开窍为急。故方中用胆矾性颇猛烈之品，涌吐风热痰涎；用僵蚕化痰散结，僵蚕辛能发散，咸能软坚，既能祛风化痰，又可消肿散结，而对咽喉肿痛，功效尤捷；麝香辛温芳香，能通十二经，以开窍醒神。三药合用，共奏豁痰消肿、开窍醒神之功。

【方名释】碧玉，本指含铁的石英石，因其有色绿者，所以也称为碧石。《山海经·北山经》云："又北三百里，曰维龙之山，其上有碧玉。"即指石英石。

本方名为碧玉者，是因方中用胆矾之故。胆矾，亦称石胆、君石。因其色有天蓝、蓝色有时微带浅绿，故又名翠胆矾或蓝矾。由此，将本方遂命名为"碧玉丹"。

# 碧　霞　丹

【出处】《太平惠民和剂局方》

【组成】石绿（研九度，飞）300 克，附子尖、乌头尖、蝎梢各 70 个。

【用法】后三味为末，入石绿拌匀，面糊为丸，如鸡头子大。每服 1 丸，以薄荷汁 80 毫升化下，再饮热酒适量，须臾吐出痰涎，然后随症治之，如牙关紧急，撬齿灌服，立验。

【功用】豁痰开窍，回阳固脱。

【主治】卒中急风，眩晕僵仆，痰涎壅塞，心神迷闷，牙关紧急，目睛上视；及五种痫病，涎潮搐搦。

【方义】本方证治卒中诸症，究其病机，多为生热动风，痰蒙清窍。邪阻经络，症情凶险，病候危急，治宜豁痰开窍、回阳固脱为急。故方用石绿豁痰开窍，蝎梢豁痰熄风，附子、乌头回阳固脱。用薄荷汁化下，是取其气芳烈，可通络解毒；再饮热酒，取其温通活络之义。

【方名释】方名"碧霞"取安逸自如之意。碧霞，原指青色的云霞，后多用以指隐士或神仙所居之处。如：《太平御览》引《上清经》曰："元始（天尊）居紫云之阙，碧霞为城。"

本方主治卒中诸症，这些病症在发作初期，由于生热动风，邪气鸱张，痰蒙清窍，横窜经络。所以症情凶险，病候危急，故当以本方豁痰开窍、回阳固脱，使之"言不变、智不乱"，心神安逸，处于"羡君无纷喧，高枕碧霞里"（李白《题元丹丘山居》诗），故名曰："碧霞丹"。

# 嘉 禾 散

【出处】《太平惠民和剂局方》

【组成】枇杷叶、薏苡仁、白茯苓、人参、缩砂仁各30克，大腹子、随风子、杜仲、石斛、藿香叶、木香、沉香、陈皮各22.5克，谷蘖、槟榔、丁香、五味子、白豆蔻、青皮、桑白皮各15克，白术、神曲、半夏各7.5克，炙甘草45克。

【用法】上药捣罗为末，每服6克，用水150毫升，加生姜2片，大枣3枚，同煎至100毫升，温服，不计时候。如疗五噎，入干柿1枚同煎；如疗膈气，吐逆羸困，入薤白10厘米，枣5枚同煎。

【功用】养气安神，健脾开胃。

【主治】五噎五膈，脾胃不和，胸膈痞闷，胁肋胀满，心腹刺痛，不思饮食，或多痰涎，口苦吞酸，胸满短气，肢体倦怠，面色萎黄；中焦虚痞，不任攻击，脏气虚寒，不受峻补，或因病气衰，食不复常，禀受怯弱，不能多食。

【方名释】"嘉禾散"一方，主治脾胃不和、不思饮食等症，具有健脾和胃、养气安神之功效。若食欲增进，谷以养人，则神气自生。李时珍说："谷得天地中和之气，同造化生育之功。"常物亦然如此，更何况"嘉禾"施人，其效尤殊。故立方者喻本方有"嘉禾"之殊效，因名为"嘉禾散"。

嘉禾，即大禾，指生长奇异的禾，古人以之为吉祥的征兆。嘉禾一语，典出《书·微子之命》："唐叔得禾，异亩同颖，献诸天子。王命唐叔，归周公于东，作《归禾》；周公即得命禾，旅天子之命，作《嘉禾》。"孔传释曰："唐叔，成王母弟，食邑内得异禾也，……禾各生一垄而合为一穗。异亩同颖，天下和同之象，周公之德所致。"孔颖达亦疏曰："此以善禾为书之篇名，后世同颖之禾遂名为'嘉禾'由此也。"

此后，历代对嘉禾都有一些论述，如：汉·班固《白虎通德论·封禅》："（王者）德至地，则嘉禾生，蓂荚起。"汉·王充《论衡·讲瑞》："嘉禾生于禾中，与禾中异穗，谓之嘉禾。"《宋书·符瑞志下》："嘉禾，五谷之长，王者德盛，则二苗共秀。于周德，三苗共穗；于商德，同本异穗；于夏德，异本同秀。"《清史稿·礼志二》："雍正二年，耤田产嘉禾，一茎三四穗，越二年，乃至九穗。"

由于古人认为嘉禾生长奇异，为瑞祥之兆，所以，北周庾信在《和李司禄喜雨》诗中曰："嘉禾双含颖，熟稻再含胎。"如将这种奇异之稻禾惠施于人，人们就可以饮食倍增，如同再造，是以本方喻"嘉禾"为名。

# 毓　麟　珠

【出处】《景岳全书》

【组成】人参、白术（土炒）、茯苓、芍药（酒炒）各60克，川芎、炙甘草各30克，当归、熟地（蒸、捣）、菟丝子（制）各120克，杜仲（酒炒）、鹿角霜、川椒各60克。

【用法】上药为末，炼蜜丸，弹子大，每服1～2丸，空腹时用酒或白汤送下。亦可为小丸吞服。

【功用】温肾益血，调补冲任。

【主治】妇人气血俱虚，经脉不调，或断续，或带浊，或腹痛，或腰酸，或饮食不甘，瘦弱不孕。

【方义】若妇人气血俱虚，则会致使脏腑功能失常，气血失调，冲任二脉不能相资，胞宫不能摄精成孕。故方中用四君益气健脾，助气血之生化；用四物补血养血以化肾精；用川椒温脾肾之阳；以菟丝子、鹿角霜、杜仲益精养血温肾。全方既温养先天肾气以生精，又培补后天脾气以化血，使精充血足，冲任得养，气血通调，自能摄精，胎孕乃成。

【方名释】本方名为"毓麟珠"，是指该方具有摄精成孕、融育成胎之功效，故名。

毓，为孕育、生育。《周礼·地官》："以蕃鸟兽，以毓草木。"郑玄注："毓，古育字。"所以，毓有孕育、产生的意思。"毓子孕孙"，也就是繁衍子孙。汉·蔡邕《刘镇南碑》中说："况乎将军，牧二川二纪，功载王府，赐命优备，赖而生者，毓子孕孙，能不歌叹！"

麟，《诗·周南》中有"麟之趾"篇，称颂周文王子孙公族众多而且都不同凡人。因此，后世以麟为喻，比作子孙多而且贤。如唐·李咸用在《轻薄怨》诗中云："凤雏麟子皆至交，春风相逐垂杨桥。"即言麟为子。

正由于本方能胎孕生子，故言"毓麟"；且其剂型为丸似珠，故名为"毓麟珠"。

# 缩　泉　丸

【出处】《魏氏家藏方》

【组成】天台乌药（细锉）、益智子（大者，去皮，炒）各等分。

【用法】上药为末，别用山药炒黄为末打糊，丸为梧桐子大，曝干。每服50丸，嚼茴香数十粒，盐汤或盐酒下。

【功用】温肾止遗。

【主治】肾经虚寒，小便频数，或遗尿不止。亦治白浊，梦遗。

【方义】若肾气不足，则膀胱虚冷不能约束水液，故见小便频数或遗尿，治则宜温肾止遗。方中乌药、益智仁均为入肾及膀胱之药，有温肾固涩、行气散寒之效；山药补脾益肾，并能增进乌药、益智仁益肾补脾的效力。三药同用，可使肾气复而膀胱约束有权，溺频遗尿即可自愈。

【方名释】本方具有温肾祛寒、缩尿止遗之功效，为治小便频数、小儿遗尿之有效方剂。正由于该方能约束膀胱，固涩小便，故名以"缩泉"。

缩，有敛缩、减少之义；泉，原意是指水由地出者，此处喻为小便。因为本方有止尿频、缩小便的功用，所以取"缩泉丸"而命名。

# 十五画及十五画以上

## 增 液 汤

【出处】《温病条辨》

【组成】元参30克，麦冬24克（连心），细生地24克。

【用法】上药用水1.6升，煮取600毫升，口干则与饮令尽。不大便，再服。

【功用】增液润燥。

【主治】阳明温病，无上焦证，数日不大便，其阴素虚，不可用承气汤者。

【方义】本方治证乃因热病耗损津液所致。故宜滋养阴液润燥为主。方中重用元参养阴生津，润燥清热；麦冬滋液润燥；生地黄养阴清热。三药合用，共奏滋液清热、润肠通便之功效。

【方名释】"增液汤"一方，出自吴鞠通《温病条辨·卷二中焦篇》。主治阳明温病，津液不足，大便不通之症。吴氏曰："因其阳明太热，津液枯燥，水不足以行舟，而结粪不下。"所以，吴氏创拟"增液"一方，用三味生津滋液之品，增加津液，助水行舟。于是吴氏又曰："三者合用，作增水行舟之计，故汤名增液。"

## 赞 育 丹

【出处】《景岳全书》

【组成】熟地250克（蒸，捣），白术（用冬术）250克，当归、枸杞子各 180 克，杜仲（酒炒）、仙茅（酒蒸一日）、巴戟肉（甘草汤炒）、山茱萸、淫羊藿（羊脂拌炒）、肉苁蓉（酒洗，去甲）、韭子（炒黄）各 120 克，蛇床子（微炒）、附子（制）、肉桂各 60 克。

【用法】上药研末，炼蜜为丸。每服 9 克，温开水送下。

【功用】补肾壮阳。

【主治】男子阳痿精衰，虚寒不育。

【方义】若肾阳不足，精气虚惫，则阳事痿而不举，治则宜补肾壮阳。故方中用巴戟天、仙茅、淫羊藿、肉苁蓉、蛇床子等补肾壮阳；用枸杞子、山萸肉、杜仲补益肝肾；韭子壮阳固精；附子、肉桂补火助阳；熟地、当归补血养血，补精益髓；白术补气益脾，以助后天。诸药同用，以共奏补肾壮阳、补精养血之功效。

【方名释】本方主治肾气虚寒，命门火衰，作强无能而致的阳痿不育。故用"赞育丹"资以佐助，使肾精充足，命火得扶，阳事坚举，则子嗣可望。

赞育，语出《礼·中庸》。在《中庸·二十二章》曰："能尽物之性，则可以赞天地之化育；可以赞天地之化育，则可以与天地参矣。"这里在讲，能够发挥万物的本性，就可以帮助天地培育万物；若能帮助天地培育万物，就可以与天地处在并列的地位了。赞，含帮助、佐助的意思。由于本方能补肾壮阳，有佐助生育之功效，故取《中庸》"赞天地之化育"之语，命名为"赞育丹"。

# 燮　理　汤

【出处】《医学衷中参西录》

【组成】生山药 24 克，金银花 15 克，生杭芍 18 克，牛蒡子（炒，捣）6 克，甘草 6 克，黄连 4.5 克，肉桂（去粗皮）4.5 克。

【用法】水煎前六味药，二十分钟后再加入肉桂同煎。

【功用】清热散寒，调理阴阳。

【主治】下痢数日未愈，及噤口痢。

【方义】《医学衷中参西录》列本方于"治痢方"中。其曰："痢疾古称滞下。所谓滞下，诚以寒火凝结下焦，瘀为脓血，留滞不下，而寒火交战之力又逼迫之，以使之下也。"所以，方中用黄连、肉桂清热散寒，调理阴阳；用白芍泻肝胆之火，以敛脓血；用山药收涩之性，以固下焦之气化；牛蒡子通大便，能泻寒火之凝结；二花、甘草善解热毒，并预防肠中溃烂。诸药合用，以行清热散寒、行血和营、调理阴阳、导滞止痢之功效。

【方名释】本方名为"燮理汤"。其燮理一语，出于书经。《书·周官》："仰惟前代时若，训迪厥官。立太师、太傅、太保，兹惟三公。论道经邦，燮理阴阳。"孔传："此惟三公之任，佐王论道，以经纬国事，和理阴阳，言有德乃堪之。"书经这段话讲的是：我想顺从前代之法，谈谈建立我们的官制。设立太师、太傅、太保，这是三公，阐明重要道理，治理国家，调和阴阳。阴阳在这里即是指矛盾。

燮，《尔雅·释诂》：燮"和也"。含有和顺、协和、调和的意思。燮理，蔡传云："燮理者，和调之也。"所以说，燮理阴阳，就是和理阴阳。明·唐顺之《观道士祈雨》诗云："巫舞商阳古有之，神灵风雨灌坛时。阴阳燮理输谁力？只遣儿童颂法师。"

张锡纯认为，痢疾形成的原因是由于寒火凝结，二者交战的结果。因此，他在拟制该方时说："方中黄连以治其火，肉桂以治其寒，二药等分并用，阴阳燮理于顷刻矣。用白芍者，《伤寒论》诸方，腹痛必加芍药协同甘草，亦燮理阴阳之妙品。"由于本方治痢之旨，在于协调寒热，和理阴阳，故方名取"燮理"名之。

# 蟠 龙 散

【出处】《活幼新书》

【组成】干地龙（蟠如钱样者佳，略去土）30 克，风化朴硝 6 克。

【用法】前药锉，焙，研为细末，与朴硝和匀。每用 6～9克，肛门湿润者干渗；如干燥，清油调涂。先以见消毒，荆芥、生葱煮水，候温浴洗，轻轻拭干，然后服药。

【功用】清热解毒，软坚消肿。

【主治】阳证脱肛。

【方义】小儿脱肛，多由久患泻痢，气虚下陷，不能摄纳而致肛脱于外。若肿硬作痛，属阳证脱肛，则宜除其积热。故用地龙、朴硝清热解毒，软坚消肿，以奏肛提之效。

【方名释】本方名"蟠龙散"者，是因方中用蟠状地龙（蚯蚓）之故，而命名。蟠，即盘曲、盘结的意思。蟠龙则是指盘伏或屈伏着的龙。《尚书大传·虞夏传》："于时八风循通，卿云蕖蕖，蟠龙贲信于其藏，蛟鱼踊跃于其渊。"郑玄注："蟠，屈也。"另有，《方言》第十二云"未升天龙谓之蟠龙"。《太平御览》卷九三〇引《沈怀远南越志》中云："蟠龙身长四丈，青黑色，赤带如锦文，常随水而下，入于海，有毒，伤人即死。"而本方所言蟠龙，是指盘伏着的龙。通常说"蟠龙卧虎"，就是指像盘绕着的蛟龙，像蹲卧着的猛虎。

由于本方所用蚯蚓，号称地龙，且以蟠如钱样者为佳，故本方喻以"蟠龙"而命名。

# 蟠 桃 果

【出处】《景岳全书》

【组成】芡实 500 克（炒），莲肉（去心）500 克，胶枣肉500克，熟地500克，胡桃肉（去皮）1000克。

【用法】上药研末，以猪腰6个，掺大茴香，蒸极熟，去筋膜，同前药末捣成饼，每日服2个，空腹时用滚白汤或好酒送下。

【功用】补脾滋肾。

【主治】遗精属脾肾虚弱者。

【方义】遗精之证，多由用心过度、伤及脾肾，以致肾虚不藏，精液自遗。故当补脾滋肾。方中熟地滋阴补精；胡桃肉补肾助阳；芡实、莲肉益肾固精，兼以补脾；枣肉补中养血，缓和药性。诸药同用，以成补脾滋肾之功效。

【方名释】本方名为"蟠桃果"。蟠桃，为传说中之仙桃，系取"王母蟠桃"之说。言服之补益，可以长寿，故后世多有以"蟠桃庆寿"为题材的故事传说。果者，草木之实皆曰果，方中用药大都为草木之果实，且王母称蟠桃为桃果，故张景岳依本方之功效，喻其名为"蟠桃果"。

"蟠桃"之名，出自汉·王充《论衡·订鬼》引《山海经》云："沧海之中，有度朔之山，上有大桃木，其屈蟠三千里。"至于蟠桃与西王母的关系，则见于汉·班固《汉武帝内传》，其云："王母命侍女更索桃果，须臾以玉盘盛仙桃七颗，大如鸭卵，形圆青色，以呈王母。母以四颗与帝，三颗自食，桃味甘美，口有盈味。帝食则收其核。王母问帝，帝曰：欲种之。母曰：此桃三千年一生实，中夏地薄，种之不生。帝乃止。"迄明，王世贞在其《宛委余编》中，又叙及其事，并说："洪武时出元内库所藏蟠桃核，长五寸，广四寸五分，前刻'西王母赐汉武桃宣和殿'十字。"以上两种传说，经后世不断加工，就逐渐产生了"王母蟠桃"之说。

旧题唐冯贽《云仙杂记》卷八中载："西王母居龙月城，城中产黄中李。花开则三影，结实则九影，花实上皆有'黄中'二字，王母惜之，过于蟠桃。"这便是蟠桃一词见诸载籍较早者。

# 鹭鸶咳丸

【出处】《中药制剂手册》

【组成】杏仁 60 克，牛子 30 克，生石膏 60 克，栀子 60 克，花粉 60 克，苏子 60 克，甘草 12 克，瓜蒌皮 60 克，麻黄 12 克，青黛 30 克，蛤壳 60 克，射干 30 克，白芥子 12 克，细辛 6 克。

【用法】上药十四味，共研细粉，过罗，每 552 克细粉兑龙涎香 1.5 克，麝香 0.6 克，共研细混合均匀，炼蜜为丸，每丸重 1.2 克，金衣三十六开，蜡皮封固。每服 1～2 丸，每日二次，温开水或煮梨汤送服。

【功用】清宣肺热，止嗽化痰。

【主治】小儿百日咳。咳嗽不已，连作数十声，甚则呛血，音哑，面目浮肿，经久不已。

【方义】本方证治小儿百日咳，究其病机，多由时行疫毒犯肺，肺气不宣，气郁化热，酿液成痰，阻于气道，气机上逆而成。治宜清宣肺热，止嗽化痰。故方中用石膏、栀子等清解肺热，杏仁、麻黄、苏子等宣肺平喘，瓜蒌、白芥子、射干、细辛等化痰止咳。诸药合用，共奏止咳之功。

【方名释】鹭鸶，是一种水鸟，又名白鹭。羽毛洁白，颈长脚高而喙强，常栖息于水边。鹭之头顶、胸背羽毛细长如丝，故称为鹭鸶。《诗·宛丘》有"值其鹭羽"之诗句，其疏曰："白鹭青脚，高尺八寸，头上有毛十数枚，长尺余，毵毵然与众毛异。"毵毵，即言细长貌。

百日咳，为小儿常见之传染病，由感受时邪病毒所致。一经发作咳声连续不断，最后以一深吸气而止。当其吸气之时，喉中发出吼声，宛如鹭啼鸟鸣，迨至声止。若咳嗽剧烈时，甚或痰中带血如丝，若白鹭毵毵之羽毛，故方取"鹭鸶"为名。

# 醴　泉　饮

【出处】《医学衷中参西录》

【组成】生山药 30 克，大生地 15 克，人参 12 克，玄参 12 克，生赭石（轧细）12 克，牛蒡子（炒，捣）9 克，天冬 12 克，甘草 6 克。

【用法】水煎服。

【功用】滋阴止嗽。

【主治】虚劳发热，或喘或嗽，脉数而弱。

【方义】虚劳发热，或喘或嗽，系因肺肾阴虚所致。故拟方者以山药、生地滋脏腑之阴；以元参、天冬之凉润，再补阴分；以人参补助气分、并借赭石重镇之力，使人参补益之力下行；以牛子与山药并用而止嗽；以甘草与天冬配合而润肺。诸药同用，以成滋阴退热、定喘止嗽之效。

【方名释】本方为张锡纯所拟制。张氏认为，劳热之证，责之阴虚，并说："阴虚之甚者，其周身血脉津液，皆就枯涸。必用汁浆最多之药，滋脏腑之阴，即以溉周身之液，若方中之山药、地黄是也。"张氏喻"浆汁最多之药"如醴泉，故方以"醴泉"名之。

醴泉，是指甘美的泉水。《论衡·是应》："泉从地中出，其味甘若醴，故曰醴泉。"醴，是一种甜酒，又为中药剂型之一，指药酒。《史记·大宛列传》引《禹本纪》言："河出昆仑。昆仑其高二千五百余里，日月所相避隐为光明也。其上有醴泉，瑶池。"在古时人们认为，醴泉出为瑞应之事，故《礼记·礼运》中曰："故天降甘露，地出醴泉。"

# 霹　雳　散

【出处】《太平圣惠方》

【组成】大黑附子 1 枚（入急火内烧，在临出火时便用瓷器合盖，不令去却烟焰）。

【用法】上药捣细罗为散，每服 3 克，不计时候，以热酒调下，汗出立愈。

【功用】退阴回阳。

【主治】伤寒二日，头痛，腰脊强硬，憎寒壮热，遍身疼痛。

【方义】霹雳散一方选自《太平圣惠方》卷九"治伤寒二日候诸方"中。本方"治伤寒二日，头痛，腰脊强硬"等症。伤寒二日，本当阳明受病，但伤寒一日的太阳之症未除。太阳者，膀胱之经，其脉络于腰脊，主于头颈，故有阴盛格阳之象，故用附子退阴回阳，汗出立瘥。

【方名释】本方单用附子一枚，因附子根古称霹雳散，有退阴回阳之力，起死回生之功。且附子服后，若雷霆霹雳，悚然于毛骨，阳回而立愈，故方以"霹雳"而名之。

霹雳，亦作劈历。《尔雅·释天》："疾雷为霆霓。"注曰："雷之急击者谓霹雳。"汉·枚乘《七发》："其根半死半生，冬则烈风漂霰，飞雪之所激也；夏则雷霆霹雳之所感也。"喻霹雳为雷霆。古时，由于时代条件所限，认为霹雳为雷公所磨。《荆州记》中说："皋亭屯有青石，方三丈许，石上有磨刀斧迹，春夏明净，有新磨处；秋冬渐生苔秽。传云是雷公磨霹雳。"

霹雳，亦指星名。《星经》："霹雳五星在云雨北，主天威击劈万物。"亦言霹雳为雷之急击者。

清代文学家袁枚，在《徐灵胎先生传》中，选录了一例徐氏医案，写得活生活现、风趣传神，特录于下：

芦墟迮耕石卧病，六日不食不言，目炯炯直视。先生曰："此阴阳相搏证也。"先投一剂，须臾目瞑能言；再饮以汤，竟跃然起。唶曰："余病危时，有红黑二人缠绕作祟，忽见黑人为雷震死，顷之，红人又为白虎衔去，是何祥也？"先生笑

曰："雷震者，余所投附子霹雳散也；白虎者，余所投天生白
虎汤也。"迨惊，以为神。

医案中所说天生白虎汤，即西瓜内瓤；所说附子霹雳散，
即指霹雳散。

# 蠲痹汤

【出处】《医学心悟》

【组成】羌活（向上力大）、独活（行下力专）各3克，
桂心1.5克，秦艽3克，当归9克，川芎2.1克（治风先治
血），甘草（炙）1.5克，海风藤6克，桑枝9克，乳香（透
明者）、木香各2.4克（止痛须理气）。

【用法】水煎服。

【功用】祛风除湿，散寒止痛。

【主治】通治风寒湿三气合而成痹。

【方义】若人体受风寒湿邪侵袭后，由于病邪阻闭，使气
血运行不畅而引起的筋骨、肌肉、关节等处疼痛、酸楚、重
着、麻木，乃至关节肿大屈伸不利等症，统称为痹证。治当祛
风散寒，除湿通络。故方中用羌活、独活、秦艽、海风藤祛风
除湿，通络止痛；川芎祛风止痛兼活血行气；桂心散寒止痛，
并温通经脉；木香行气止痛；桑枝祛风通络；当归、乳香养血
活血，通络止痛。诸药同用，以共行祛风散寒、除湿止痛之
功效。

【方名释】"蠲痹汤"一方，为治痹证而设，是治疗痹证
之通用方剂。方名蠲痹者，是因本方具有治愈痹证之功效，
故名。

《素问·痹论》："风寒湿三气杂至，合而为痹也。"说明
致痹之因，为风寒湿三气杂合，或间有偏胜。若风气胜者为行
痹，以其风性善行；若寒气胜者为痛痹，以其寒主收引；若湿
气胜者为着痹，以其湿主重滞。《医学心悟》亦曰："痹者，

痛也。风寒湿三气杂至，合而为痹也。"

　　蠲（juān 音涓），在这里一方面有免除的意思。如：汉·荀悦《申鉴·政体》："四患既蠲，五政既立，行之以诚，守之以固。"在《镜花缘》第三十六回中说："后来同国舅议定治河一事，思来思去，留此无用，只得将他送归楼上，索性把缠足、抹粉一切功课也都蠲了。"另一方面，蠲指疾病治愈。唐·李德裕《雨后净望河西连山怆然成咏》诗云："惟怀药饵蠲衰病，为惜余年报主恩。"清·刘献廷《广阳杂记》卷五中说："蒙山在蜀雅州，其中峰顶极为险秽，蛇虺虎狼所居，得采其茶，可蠲百病。"上所言蠲者，均指治愈。故素将治愈疾病称为"蠲痾"。

　　正因为本方能够治愈、除去痹病，故有"蠲痹"之名。

# 主要参考书目

黄帝素问灵枢经合注　　　　本草纲目

伤寒论　　　　　　　　　　万病回春

金匮要略　　　　　　　　　遵生八笺

备急千金要方　　　　　　　景岳全书

外台秘要　　　　　　　　　医宗必读

医心方　　　　　　　　　　医宗金鉴

太平圣惠方　　　　　　　　成方切用

太平惠民和剂局方　　　　　温病条辨

小儿药证直诀　　　　　　　医醇剩义

中藏经　　　　　　　　　　傅青主女科

普济本事方　　　　　　　　中华名医方剂大全

三因极一病证方论　　　　　周易正义

素问病机气宜保命集　　　　周易浅述

内外伤辨　　　　　　　　　尚书

妇人大全良方　　　　　　　诗经

脾胃论　　　　　　　　　　左传

重订严氏济生方　　　　　　论语

医学纲目　　　　　　　　　山海经

普济方　　　　　　　　　　黄庭经